MANESSE BIBLIOTHEK DER WELTLITERATUR

MICHELANGELO

LEBENSBERICHTE
BRIEFE
GESPRÄCHE
GEDICHTE

Herausgegeben und aus dem
Italienischen übersetzt von
Hannelise Hinderberger

Mit 20 Zeichnungen

MANESSE VERLAG
ZÜRICH

Revidierter Nachdruck der Ausgabe von 1947

CIP-Kurztitelaufnahme der Deutschen Bibliothek

Michelangelo ⟨Buonarroti⟩:
Michelangelo: Lebensberichte, Briefe, Gespräche, Gedichte
hrsg. u. aus d. Ital. übers. von Hannelise Hinderberger
Zürich: Manesse Verlag, 1985
(Manesse-Bibliothek der Weltliteratur)
ISBN 3-7175-1702-3 Gewebe
ISBN 3-7175-1703-1 Ldr.

NE: Michelangelo ⟨Buonarroti⟩: [Sammlung ⟨dt.⟩];
Hinderberger, Hannelise [Hrsg.]; HST

DIE BEDEUTENDSTEN EREIGNISSE IM LEBEN MICHELANGELOS

1475 6. März: Geburt Michelangelos in Caprese.

1488 1. April: Eintritt Michelangelos in die Werkstatt des Malers Domenico Ghirlandajo.

1489 Michelangelo wird Schüler des Bildhauers Bertoldo und Schützling der Mediceer.

1490/91 Entstehung des «Alten Fauns» und des Marmorreliefs vom «Zentaurenkampf».

1492/93 Michelangelo schafft den «Herkules» für den König von Frankreich und das hölzerne «Kruzifix» für den Hauptaltar von Santo Spirito.

1494 Flucht nach Bologna; dort meißelt er die Statue des «Knienden Engels».

1495 Rückkehr nach Florenz und Ausführung des «Cupido».

1496 25. Juni: Reise nach Rom. Arbeit am «Bacchus».

1500 Vollendung der «Pietà».

1501 Michelangelo weilt wieder in Florenz; dort entsteht die Marmorstatue des «David».

1503/04 Zeichnung des Kartons der «Kampfszene aus der Schlacht bei Pisa» (unvollendet). Die «Madonna von Brügge». Rundbild der «Heiligen Familie» für Agnolo Doni.

1505 März: Papst Julius II. beruft Michelangelo nach Rom.
November: 1. Vertrag über das Juliusgrabmal.

1506 7. April: Entzweiung mit Julius II. und Flucht nach Florenz.
November: Reise nach Bologna, Versöhnung mit Julius II.

1507 Guß der Bronzestatue Julius' II. in Bologna.

1508 Februar: Enthüllung der Bronzefigur Julius' II. Rückkehr Michelangelos nach Rom. Beginn der Ausmalung der Sixtinischen Decke.

1509 1. November: Enthüllung eines Teils der Sixtinischen Decke.

1511 30. Dezember: Die Bronzestatue Julius' II. in Bologna von den Bentivogli zerstört.

1512 Oktober: Beendigung der Sixtinischen Decke.

1513 Mai (nach dem Tode Julius' II.): 2. Vertrag über das Juliusgrabmal mit den Erben des Papstes.

1515 Modell für die Fassade von San Lorenzo im Auftrag des Papstes Leo X.

1516 Juli: 3. Vertrag über das Juliusgrabmal.

1518/19 Aufenthalt in Carrara und Seravezza wegen der Marmorblöcke für das Grabmal des Julius und für die Fassade von San Lorenzo.

1519 Die Akademie in Florenz ernennt Michelangelo zu ihrem Mitglied.

1520/21 Der Meister schafft den «Christus der Minerva» und beginnt die Arbeiten für die Mediceerkapelle in San Lorenzo.

1521 Erkrankung Michelangelos.

1522/23 Fortsetzung der Arbeiten für das Juliusgrabmal.

1524/25 Erstellung der Mediceergrabmäler.

1529 6. April: Michelangelo wird zum Generalkommissär und Prokurator der Festungsarbeiten von Florenz ernannt.
August/September malt er die «Leda mit dem Schwan».
29. September: Während der Belagerung von Florenz flieht er nach Ferrara und Venedig.
20. November: Rückkehr nach Florenz. Befestigung von San Miniato.

1530 Nach der Kapitulation von Florenz verbirgt sich Michelangelo im Haus eines Freundes.

1532 April: 4. Vertrag über das Juliusgrabmal mit dem Gesandten des Herzogs von Urbino.

1533 Freundschaft mit Tommaso Cavalieri.

1534 Lodovico, der Vater Michelangelos, stirbt in Florenz. Endgültige Übersiedlung nach Rom.

1535 Papst Paul III. ernennt Michelangelo zum obersten Baumeister, Bildhauer und Maler des vatikanischen Palastes.

1536 Michelangelo beginnt das «Jüngste Gericht» an der Hauptwand der Sixtinischen Kapelle zu malen.

1538 Freundschaft mit Vittoria Colonna, Marchesa von Pescara. Zeichnung des «Christus» für Vittoria Colonna.

1541 25. Dezember: Enthüllung des «Jüngsten Gerichts».

1542 August: 5. und letzter Vertrag über das Juliusgrabmal.

1543/44 Fresken in der Paulinischen Kapelle.

1544 Michelangelo erkrankt schwer und wird im Hause des Luigi del Riccio gepflegt.

1545 Beendigung des Juliusgrabmals in San Pietro in vincoli.

1547 1. Januar: Nach dem Tode des Antonio da Sangallo wird Michelangelo von Paul III. zum Baumeister von St. Peter ernannt.
25. Februar: Tod der Vittoria Colonna.
Juni: Sein Freund Sebastiano del Piombo stirbt.

1549/50 Vollendung der Fresken in der Paulinischen Kapelle und Beginn der «Kreuzabnahme» für den Dom von Florenz.

1551 1. Ausgabe der «Vite» von Giorgio Vasari.

1553 1. Ausgabe der «Vita di Michelangelo» von Ascanio Condivi.

1555 3. Dezember: Tod des Urbino, des Gehilfen und Dieners Michelangelos.

1558 Modell für die Kuppel von St. Peter.

1559/60 Entwürfe für die Kirche San Giovanni dei Fiorentini.

1563 Michelangelo wird Vorsitzender der Zeichenakademie in Florenz.

1564 18. Februar: Tod Michelangelos in Rom.

1564 14. Juli: Leichenfeier in San Lorenzo zu Florenz.

LEBENSBERICHTE

Durch *Sternchen* * im Text wird auf eine *Anhangsnote* verwiesen, durch *hochgestellte Zahlen* [1] auf eine *Fußnote* zum unmittelbaren Verständnis des Textes selbst.

Aus dem

«LEBEN DES MICHELANGELO BUONARROTI»

*Von Ascanio Condivi**

Michelangelo Buonarroti, der einzigartige Maler und Bildhauer, entstammt der Familie der Grafen von Canossa*, einem edlen Geschlecht aus der Gegend von Reggio, das berühmt ist sowohl durch eigene Tüchtigkeit und hohes Alter wie auch durch seine Verwandtschaft mit kaiserlichem Geblüt. Denn Beatrice, die Schwester Heinrichs II., wurde dem Grafen Bonifazio von Canossa, dazumal Herr von Mantua, zur Gemahlin gegeben, und aus dieser Ehe entsproß die Gräfin Mathilde*, eine Frau von seltener und einzigartiger Klugheit und Frömmigkeit, welche, nach dem Tode ihres Gemahls Gottfried, in Italien außer Mantua noch Lucca, Parma und Reggio sowie jenen Teil der Toscana innehatte, der heute das Patrimonium des heiligen Petrus genannt wird; und dieweil sie zu ihren Lebzeiten viele denkwürdige Taten vollbracht, wurde sie nach ihrem Tode in der Nähe von Mantua in der Abtei von San Benedetto beigesetzt, welche sie erbaut und reichlich beschenkt hatte.

Aus dieser Familie kam anfangs 1250 ein Herr Simone als Podestà[1] nach Florenz und

[1] Der Podestà hatte die polizeiliche Gewalt und die Rechtsprechung inne; seine Amtsdauer betrug ein Jahr.

erreichte es durch seine Tüchtigkeit, zum Bürger dieser Stadt und zum Sechstel-Meister gemacht zu werden; denn in so viele Bezirke war dazumal die Stadt eingeteilt, die heutzutage aus Vierteln besteht. Und da in Florenz die Partei der Guelfen regierte, wurde er, der zuvor ein Ghibelline gewesen war, um der vielen Wohltaten willen, die er von jener Partei empfangen hatte, ein Guelfe und änderte die Farbe seines Wappens, so daß, wo ehemals ein weißer Hund mit einem Knochen im Maul durch ein rotes Feld aufwärts stieg, nunmehr ein goldener Hund auf blauem Grund zu sehen war. Das alte Wappen des Herrn Simone* ist im Palast des Podestà zu sehen, allwo jener es in Marmor hat meißeln lassen, wie dies der größte Teil derjenigen zu tun pflegte, welche ein solches Amt bekleideten.

Der Grund, weshalb die Familie in Florenz den Namen änderte und anstatt von Canossa inskünftig von Buonarroti genannt wurde, war folgender: Dieweil der Name Buonarroto von Geschlecht zu Geschlecht in ihrem Hause immer wieder vorgekommen war bis auf die Zeit Michelangelos, welcher einen Bruder hatte, der ebenfalls Buonarroto hieß — und dieweil viele von diesen Buonarroti Mitglieder der Signorie gewesen waren (so nannte sich die höchste Behörde jener Republik), und insbesondere der genannte Bruder, der zu ihr zählte zur Zeit, da der Papst Leo* in Florenz weilte, wie man aus den Annalen dieser Stadt ersehen kann —, ging dieser Name, der sich an vielen von ihnen wiederholt hatte, als Beiname in die Familie ein, und dies geschah um so leichter, als es in Florenz Brauch ist, bei Wahlen und anderen Ernennungen hinter den eigenen Namen des Bürgers jenen des Vaters zu setzen, ja selbst den des Großvaters, des Urgroßvaters und mitunter sogar noch weiterer Vorfahren, so daß sie sich — nach den vielen Buonarroti, die so aufeinander folgten, und nach jenem Simone, welcher der erste dieses Namens aus der Familie in jener Stadt war —, wiewohl sie aus dem Hause derer von Canossa stammten, inskünftig die Buonarroti Simoni nannten, und so nennen sie sich noch heute.

Aus solchem Hause also wurde Michelangelo geboren, dessen Vater Lodovico* di Leonardo Buonarroti Simoni hieß. Dieser war ein frommer und gütiger Mann und eher von altväterischem Gehaben. Und während er Podestà von Chiusi und von Caprese* im Gebiet von Casentino war, bekam er diesen Sohn im Jahre unseres Heils 1474[1], am 6. März, vier Stunden vor Tag, an einem Montag. Es war eine bedeutende Geburtsstunde, welche schon anzeigte, wie der Knabe werden sollte und von welch überragender Art. Denn sintemal Merkur selbander mit der Venus im Hause des Jupiter einen holden Aspekt bildete, versprach dies — was darnach sich erfüllte —, daß ein so Geborener von edlem und hohem Geiste sein

[1] Condivi hält sich an die florentinische Zeitrechnung, nach welcher das Jahr am 25. März begann.

..üsse, der allüberall in jeglichem Unternehmen Erfolg haben werde, insbesondere aber in den Künsten, welche die Sinne erfreuen, wie Malerei, Bildhauerei und Baukunst. Als seine Amtszeit um war, kehrte der Vater nach Florenz zurück und übergab den Sohn einer Amme in einem Dorf, namens Settignano, von der Stadt drei Meilen entfernt, allwo die Familie jetzt noch ein Landgut zu eigen hat, das eines der ersten Besitztümer war, die Herr Simone von Canossa in jener Gegend erworben hatte. Die Amme war die Tochter eines Steinmetzen und auch mit einem Steinmetzen verheiratet. Deshalb, pflegt Michelangelo zu sagen, sei es kein Wunder, daß er so große Freude am Meißeln habe. Entweder sagt er solches im Spaß oder vielleicht meint er es wirklich, weil er weiß, daß die Milch der Amme auf uns einen solchen Einfluß hat, daß sie oftmals, die Veranlagung des Körpers verändernd, eine Neigung in eine andere zu verwandeln vermag, die von der natürlichen sehr verschieden ist.

Da nun der Knabe heranwuchs und zu Jahren kam, erkannte der Vater seine Klugheit. Und weil er wünschte, daß er sich den Wissenschaften widme, schickte er ihn in die Schule des Meisters Francesco von Urbino*, welcher zu jener Zeit in Florenz Grammatik lehrte. Allein, wiewohl der Knabe darin etwelche Fortschritte machte, zogen ihn doch der Himmel und die Natur, denen man schwerlich zu widerstehen vermag, hin zur Malerei, und zwar so, daß man ihn davon nicht abhalten konnte; denn wenn er sich ein wenig Zeit zu stehlen wußte, so eilte er da- und dorthin, um zu zeichnen und den Umgang mit Malern zu suchen. Unter diesen war er mit einem gewissen Francesco Granacci*, einem Schüler des Domenico Ghirlandajo*, bald sehr bekannt, der, da er die Neigung und den glühenden Wunsch des Knaben sah, sich bereit erklärte, ihm zu helfen. Und in der Folge ermunterte er ihn zum Malen, indem er ihn bald mit Zeichnungen versah, bald ihn mit sich nahm in die Werkstatt seines Meisters und anderswohin, wo ein Werk sich befand, aus dem er etwas lernen konnte. Dieses Unterfangen vermochte viel über ihn; denn indem es die Natur unterstützte, brachte es ihn schließlich dahin, daß er die Wissenschaften völlig aufgab. Deshalb wurde er vom Vater und von den Brüdern des Vaters, welche ein solches Handwerk haßten, scheel angesehen und auch des öftern heftig geschlagen; denn ihnen, die nichts von der Erhabenheit und dem Adel der Kunst wußten, erschien es als eine Schande, daß dieselbe in ihrem Hause Einzug hielt. Dies aber — wiewohl es ihm viel Verdruß bereitete — genügte doch nicht, ihn davon abzubringen; er wurde im Gegenteil noch mehr davon eingenommen und versuchte, nun auch Farben anzuwenden. Als ihm von Granacci ein Bilddruck vorgelegt wurde, worauf die Geschichte des heiligen Antonius dargestellt war, wie er von den Teufeln geplagt wird — ein Bild, das Martin von Holland* gemalt hatte, ein zu jener Zeit berühmter Mann —, zeichnete er es auf eine Holztafel, und da ihm sein Freund Farben und Pinsel verschaffte, entwarf und malte er es so, daß es nicht nur jeden, der es sah, in Erstaunen versetzte, sondern, wie einige es wahrhaben wollen, den Neid des Domenico erweckte, des geschätztesten Malers jener Zeit.

Dies konnte man später auch an etwas anderem erkennen, da Ghirlandajo, um das Werk weniger wunderbar erscheinen zu lassen, zu sagen pflegte: es sei aus seiner Werkstatt hervorgegangen, gleichsam, als hätte er Anteil daran gehabt. Während Michelangelo dieses Bildchen malte, auf dem außer der Gestalt des Heiligen viel seltsame Gebilde und Mißgestalten von Dämonen zu sehen waren, wandte er einen solchen Eifer daran, daß er keinen Gegenstand in Farben ausführte, den er nicht zuvor mit der Natur verglichen hatte. Deshalb ging er auf den Fischmarkt und beobachtete, von welcher Form und Farbe die Flossen der Fische wären und von welcher Farbe die Augen und jeder andere Körperteil, und stellte sie in seinem Bilde also dar. Dadurch brachte er es zu jener Vollkommenheit, deren nur er fähig war, versetzte die Welt seither in Erstaunen und erweckte, wie ich es schon gesagt habe, den Neid des Ghirlandajo. Dieser sein Neid wurde deutlich offenbar; denn als er von Michelangelo eines Tages um eines seiner Zeichenbücher gebeten wurde, in welchem Hirten mit ihren Schafen und Hunden abgebildet waren sowie Landschaften, Gebäude, Ruinen und dergleichen Dinge, wollte er es ihm nicht leihen. Und in der Tat wurde er etwas mißgünstig genannt, dieweil er nicht nur gegen Michelangelo wenig entgegenkommend erschien, sondern auch gegen seinen eigenen Bruder, den er, als er sah, wie dieser Fortschritte machte und zu großen Hoffnungen berechtigte, nach Frankreich sandte, nicht so sehr zu dessen Nutzen, wie etliche sagen, als vielmehr, um in seiner Kunst der Erste zu sein in Florenz. Hievon habe ich Kunde geben wollen, dieweil mir gesagt wurde, daß der Sohn des Domenico die Vortrefflichkeit und höchste Vollendung Michelangelos zum großen Teil dem Umstand zuzuschreiben pflegt, daß Michelangelo der Schüler seines Vaters war, wenngleich ihm dieser durchaus keine Hilfe hatte angedeihen lassen, wiewohl Michelangelo sich darüber nicht beklagt, vielmehr den Domenico lobt, sowohl was seine Kunst als auch was seine Sitten betrifft. Doch dies mag eine kleine Abschweifung gewesen sein; kehren wir zurück zu unserer Erzählung.

Nicht weniger setzte zu jener Zeit eine seiner andern Arbeiten in Erstaunen, wobei es indes ohne einen Scherz nicht ablief. Es war ihm das Bild eines Kopfes gegeben worden, auf daß er ihn abzeichne, und er bildete ihn so genau nach, daß, als er dem Meister sein Bild an Stelle der Vorlage zurückgab, die Täuschung von diesem zunächst nicht bemerkt wurde. Und erst, als der Knabe mit einem seiner Gefährten davon sprach und darüber lachte, wurde sie entdeckt. Viele wollten den Vergleich anstellen und fanden keinen Unterschied; denn außer der Vollkommenheit der Zeichnung hatte Michelangelo sie durch Anwendung von Rauch ebenso alt erscheinen lassen, wie es das Vorbild war. Dies machte ihn sehr bekannt. — Da nun der Knabe bald das, bald jenes zeichnete und keinen bestimmten Ort noch Arbeitsraum hatte, geschah es, daß er eines Tages von Granacci in den Garten der Mediceer in San Marco* geführt wurde. Jenen Garten hatte Lorenzo il Magnifico (der Vater des Papstes Leo, ein Mann von eigenartigen Vorzügen) mit verschiedenen antiken Statuen und Bildwerken geschmückt. Da Michelangelo diese sah und die Schönheit der Werke in sich aufnahm, ging er nicht mehr in die Werkstatt des Domenico noch anderswohin, sondern blieb hier den ganzen Tag als in der besten Schule für derlei Künste und arbeitete immerzu irgend etwas. Eines Tages betrachtete er unter anderem den Kopf eines Fauns, dessen Angesicht, mit langem Bart und lachender Miene, schon alt war, und dessen Mund man infolge des Alters des Bildwerkes kaum mehr sah, so daß man nicht mehr erkennen konnte, wie er gewesen war. Da der Faun ihm über alles gefiel, nahm er sich vor, ihn in Marmor nachzubilden. Und dieweil Lorenzo il Magnifico an jenem Ort dazumal Marmor bearbeiten ließ oder, wir wollen sagen, Marmorblöcke, um die herrliche Bibliothek zu schmücken, die er und seine

Altvordern in aller Welt gesammelt hatten — da man also, sage ich, diese Marmorblöcke bearbeitete, ließ sich Michelangelo von jenen Meistern ein Stück davon geben, und nachdem er von diesen mit Meißeln versehen worden war, machte er sich mit so viel Aufmerksamkeit und Eifer daran, den Faun nachzubilden, daß er ihn in wenigen Tagen vollendete, indem er aus seiner Einbildungskraft alles das hinzufügte, was an dem antiken Vorbild fehlte, nämlich den offenen Mund, nach der Art eines Mannes, der lacht, so daß man die Mundhöhle sah mit allen Zähnen. Da mittlerweile der Magnifico kam, um zu sehen, wie weit sein Bau gediehen sei, fand er den Knaben, der dabei war, seinem «Faun» den letzten Schliff zu geben, und indem er sich ihm näherte und zunächst die Vortrefflichkeit des Werkes beachtete und alsdann das Alter des Bildners, verwunderte er sich sehr; und es geschah, daß er das Werk lobte. Nichtsdestoweniger scherzte er mit Michelangelo wie mit einem Kind: «Sieh da, du hast diesen alten Faun gemeißelt und hast ihm alle seine Zähne belassen! Weißt du nicht, daß den Greisen in diesem Alter immer der eine oder andere fehlt?» Es schien dem Michelangelo tausend Jahre zu währen, bis Lorenzo il Magnifico sich entfernte, dieweil er seinen Fehler verbessern wollte, und sowie er allein gelassen war, schlug er seinem Alten einen der obern Zähne weg und bohrte den Kiefer aus, als ob der Zahn mitsamt der Wurzel herausgefallen wäre, und er erwartete anderen Tages den Magnifico mit großer Ungeduld. Als dieser kam und die Treuherzigkeit und Einfalt des Knaben sah, lachte er laut darüber. Da er alsdann aber bei sich selbst die Vollkommenheit des Werkes und das jugendliche Alter des Knaben bedacht hatte, beschloß er, als ein Vater aller Talente, eine solche Begabung zu fördern und zu unterstützen und den Knaben in sein Haus zu nehmen. Und als er von ihm erfuhr, wessen Sohn er sei, sagte er: «Geh hin und sage deinem Vater, daß ich gerne mit ihm reden würde!»

Da nun Michelangelo heimgekommen war und die Botschaft des Magnifico ausgerichtet hatte, konnte sich der Vater, der erriet, weshalb er gerufen wurde, erst entschließen hinzugehen, nachdem er von Granacci und andern dazu gedrängt worden war. Er beklagte sich vielmehr darüber, daß jener ihm den Sohn vom rechten Weg abbringe, und beharrte darauf, er werde es nie dulden, daß sein Sohn Steinmetz werde. Es nützte dem Granacci nichts, weder ihm klarzulegen, welch ein großer Unterschied zwischen einem Bildhauer und einem Steinmetzen bestehe, noch lange darüber hin und her zu reden. Gleichwohl, als der Vater vor den Magnifico gekommen war und von ihm ersucht wurde, er möge ihm den Sohn als wie einen eigenen überlassen, da konnte er nicht nein sagen. «Fürwahr», fügte er sogar bei, «nicht nur Michelangelo, wir andern alle stehen mit unserem Leben und unseren Fähigkeiten Eurer Magnifizenz zu Diensten.»

Nachdem Lorenzo den Alten entlassen hatte, ließ er dem Michelangelo ein schönes Zimmer in seinem Hause geben und gewährte ihm alle Bequemlichkeiten, welche dieser sich wünschte, und behandelte ihn wie seinen eigenen Sohn, sowohl in andern Dingen als auch an seiner Tafel, an welcher, wie es bei einem solchen Manne üblich ist, täglich die vornehmsten und geachtetsten Persönlichkeiten saßen.

Michelangelo war, da er ins Haus des Magnifico kam, zwischen fünfzehn und sechzehn Jahre alt, und er blieb daselbst bis zum Tode des Herzogs — der im Jahre 1492 eintrat —, also ungefähr zwei Jahre.

Mittlerweile lag er seinen Studien ob und zeigte jeden Tag dem Herzog irgendeine Frucht seiner Bemühungen. Im selben Hause wohnte Polizian*, ein sehr gelehrter und scharfsinniger Mann, wie jedermann weiß und was seine Schriften vollauf bezeugen. Da dieser den Michelangelo als einen begabten Menschen erkannte, liebte er ihn sehr und spornte ihn immerfort zum Studium an (wiewohl dies nicht nötig gewesen wäre), indem er ihm stets viel erklärte und ihm etwas zu tun gab. Eines Tages schlug er ihm als Arbeit den Raub der Dejaneira vor und den Kampf der Zentauren*, indem er ihm Stück für Stück der ganzen Fabel erklärte. Michelangelo unternahm es, sie in Marmor als Halbrelief zu bilden, und so sehr glückte ihm das Unterfangen, daß ich mich erinnere, ihn sagen gehört zu haben: wenn er es wieder ansehe, erkenne er, welch ein Unrecht er seiner Veranlagung zugefügt habe, nicht allsogleich die Kunst der Bildhauerei ergriffen zu haben, weil er aus diesem Werke schließe, was er darin hätte leisten können. Solches sagt er nicht, um sich zu rühmen, denn er ist ein sehr bescheidener Mann, sondern weil es ihm wirklich leid tut, so unglücklich gewesen zu sein und durch die Schuld anderer oft zehn oder zwölf Jahre gelebt zu haben, ohne etwas zu schaffen, wie man weiter unten sehen wird. Dies sein Werk ist noch in Florenz in seinem Hause vorhanden. Die Figuren sind ungefähr zwei Palmen[1] hoch. Kaum hatte er besagtes Werk vollendet, als Lorenzo il Magnifico aus diesem Leben schied. Michelangelo kehrte ins Haus seines Vaters zurück und empfand über den Tod des Herzogs solchen Schmerz, daß er mehrere Tage lang nichts arbeiten konnte. Dann aber, als er zu sich selbst zurückgefunden hatte, kaufte er sich ein großes Stück Marmor, das viele Jahre lang in Wind und Regen gelegen hatte, und aus diesem Block meißelte er einen vier Ellen hohen «Herkules», der später nach Frankreich gebracht wurde.

Während er diese Statue schuf, war in Florenz viel Schnee gefallen. Da wollte Piero* de' Medici, der älteste Sohn des Lorenzo — der als Nachfolger seines Vaters indes nicht das Ansehen genoß wie dieser — als ein Junge, der er war, inmitten seines Hofes eine Statue aus Schnee errichten lassen und erinnerte sich

---

[1] Eine Palme = zwanzig Zentimeter

des Michelangelo. Und nachdem er ihn hatte rufen lassen, hieß er ihn die Statue machen und wollte, daß er im Hause bleibe wie zu Lebzeiten des Vaters, und gab ihm das nämliche Zimmer und behielt ihn weiter an seiner Tafel wie zuvor.

Zu der Zeit schuf Michelangelo aus Gefälligkeit gegenüber dem Prior von Santo Spirito (einer in der Stadt Florenz sehr angesehenen Kirche) ein «Kruzifix» aus Holz*, wenig kleiner als natürliche Größe, das man bis heute auf dem Hauptaltar der erwähnten Kirche sieht. Er verkehrte mit dem besagten Prior in sehr vertraulicher Weise, sowohl deshalb, weil er von ihm viele Artigkeiten genoß, als auch, weil ihm dieser einen Raum und Leichen zur Verfügung stellte, damit er Anatomie treiben könne, denn ein größeres Vergnügen konnte man ihm nicht bereiten. Dies war der Anfang davon, daß er sich mit solchen Unternehmungen beschäftigte, die er alsdann fortsetzte, solange es ihm vom Schicksal gewährt wurde. — Im Hause Pieros verkehrte ein gewisser Mann mit dem Zunamen Cardiere. Dieser, der ein Freund Michelangelos war, besprach sich mit ihm über eine Vision, die er so beschrieb: Lorenzo de' Medici sei ihm erschienen in einem schwarzen Gewande, das über der nackten Haut gänzlich zerfetzt gewesen sei, und er habe ihm befohlen, er solle dem Sohne sagen, daß dieser binnen kurzem aus seinem Hause gejagt und nie mehr dahin zurückkehren werde. Michelangelo redete seinem Freunde zu, dies müsse er dem Piero erzählen, und er müsse den Befehl Lorenzos ausführen; allein der Cardiere, welcher Pieros Heftigkeit fürchtete, behielt es bei sich. An einem der folgenden Morgen, da sich Michelangelo im Hofe des Palastes aufhielt, siehe, da kommt der Cardiere ganz entsetzt und verstört und sagt ihm, in dieser Nacht sei ihm Lorenzo in dem nämlichen Gewande wie zuvor wiederum erschienen, und da er ihn erblickte, habe er ihm eine gewaltige Ohrfeige gegeben, weil er seinen Traum dem Piero nicht erzählt hätte. Da schalt ihn Michelangelo und wußte so eindringlich mit ihm zu reden, daß der Cardiere Mut faßte und sich auf den Weg machte, um nach Careggi zu gehen, dem Ort, wo das Landhaus der Medici stand, von der Stadt ungefähr drei Meilen entfernt*. Allein, als er beinahe die Hälfte des Weges zurückgelegt hatte, traf er den Piero, der nach Hause zurückkehrte, und indem er ihn anhielt, erläuterte er ihm, was er gesehen und gehört habe. Piero hielt es indes für einen Schabernack, und nachdem er seine Reitknechte herbeigewinkt hatte, ließ er ihn verspotten und verhöhnen, und sein Kanzler, der später Kardinal von Bibbiena* wurde, sagte zu Cardiere: «Du bist ein Narr! Wem, meinst du, ist Lorenzo besser gesinnt, seinem Sohne oder dir? Wenn dem Sohne — hätte er alsdann nicht eher ihm zu erscheinen als einem andern?» Nachdem sie ihn so verspottet hatten, ließen sie ihn gehen. Und als er nach Hause zurückgekehrt war und sich bei Michelangelo beklagt hatte, sprach er ihm so eindringlich von der Vision, daß jener die Sache für untrüglich hielt und zwei Tage später mit zwei Gefährten von Florenz wegreiste und nach Bologna ging und von dort nach Venedig, dieweil er fürchtete, daß, wenn das, was der Cardiere weissagte, sich erfüllte, er in Florenz nicht sicher wäre.

Allein, wenige Tage später gedachte er — weil ihm sein Geld ausging, das er mit den Gefährten teilte — nach Florenz zurückzukehren. Doch da er nach Bologna kam, begegnete ihm folgendes: Es gab in jener Stadt zur Zeit des Herrn Giovanni Bentivoglio* ein Gesetz, welches besagte, daß jeder Fremde, der nach Bologna käme, auf dem Daumennagel ein Siegel aus rotem Wachs empfangen sollte. Da nun aber Michelangelo versehentlich ohne das Siegel in die Stadt gekommen war, wurde er selbander mit seinen Gefährten zum Zollamt geführt und zu fünfzig Bologneser Lire verurteilt. Und dieweil er keine Möglichkeit hatte, diese Buße zu bezahlen, und da in dem Amtszimmer ein Herr Giovanfrancesco Aldobrandi*, ein Bologneser Edelmann, anwesend war, der damals zu den Sechzehn gehörte, und ihn dort sah und den Fall vernahm, ließ dieser ihn befreien, insbesondere, als er erfahren hatte, daß er ein Bildhauer sei. Doch als er ihn in sein Haus einlud, dankte ihm Michelangelo dafür und entschuldigte sich: er habe zwei Gefährten bei sich, die er nicht verlassen wolle und mit denen er ihm nicht zur Last fallen

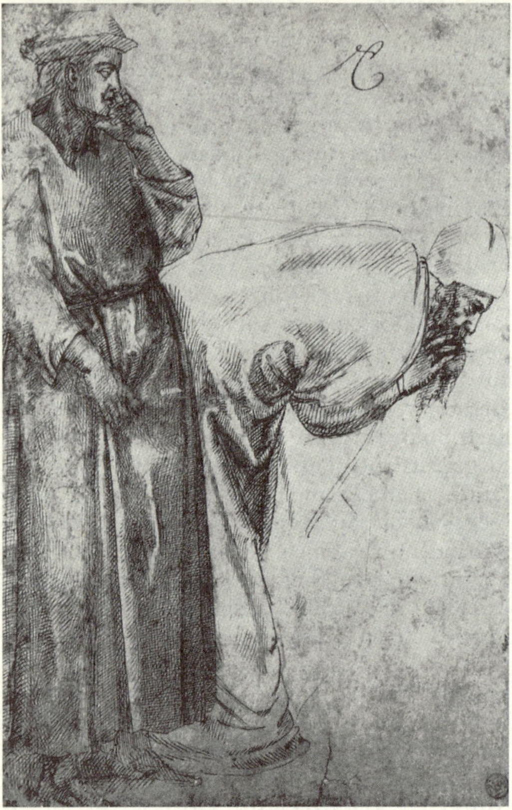

Zwei Figuren; Kopie nach Giottos Fresko der Peruzzi-Kapelle in Santa Croce, Florenz

möchte. Darauf entgegnete der Edelmann: «Dies würde mir auch gefallen, mit dir durch die Welt zu reisen, wenn du mir die Ausgaben bezahlen würdest.» Durch solche und ähnliche Worte ließ sich Michelangelo überreden, und nachdem er sich bei den Gefährten entschuldigt hatte, entließ er sie, indem er ihnen das wenige Geld, das er noch besaß, gab. Und alsdann ging er, um bei dem Edelmann zu wohnen.

Als der ihn eines Tages durch Bologna geleitete, zeigte er ihm den Marmorsarg* des heiligen Domenico (in der Kirche, die dem genannten Heiligen geweiht ist), woran zwei Marmorfiguren fehlten, nämlich ein San Petronio und ein kniender Engel mit einem Leuchter in der Hand. Er fragte Michelangelo, ob er sich getraute, sie zu schaffen, und da dieser es bejahte, veranlaßte er, daß sie ihm übertragen wurden. Für diese beiden Figuren ließ er ihm dreißig Dukaten bezahlen, für den «San Petronio» achtzehn und für den «Engel» zwölf. Die Figuren sind drei Palmen hoch, und man kann sie an jenem Ort noch sehen.

Nachdem Michelangelo in seine Vaterstadt zurückgekehrt war, begann er einen marmornen «Liebesgott» zu schaffen, der etwa sechs bis sieben Jahre alt scheinen mochte, liegend, in der Art eines schlafenden Kindes. Als Lorenzo*, der Sohn des Piero Francesco de' Medici, diesen sah und ihn sehr schön fand, sagte er: «Wenn du ihn so herrichten würdest, daß es schiene, als habe er unter der Erde gelegen, würde ich ihn nach Rom schicken, und man würde ihn für einen antiken halten, und du könntest ihn viel teurer verkaufen.» Sobald Michelangelo dies hörte, richtete er ihn also her, daß es schien, als sei er viele Jahre früher entstanden, sintemal seinem Talent kein Mittel und Weg verborgen blieb. Als das Bildwerk so nach Rom gesandt worden war, kaufte es der Kardinal von San Giorgio*, in der Meinung, es sei eine antike Statue, um zweihundert Dukaten. Derjenige aber, welcher dieses Geld in Empfang nahm, schrieb nach Florenz, es seien dem Michelangelo dreißig Dukaten auszuzahlen, so viel habe er für den Cupido erhalten — so betrog er beide, den Lorenzo und den Michelangelo. Doch mittlerweile war es dem Kardinal zu Ohren gekommen, der Putto sei in Florenz gemacht worden. Entrüstet darüber, daß er betrogen worden war, sandte er einen seiner Edelleute dorthin, welcher vorgab, er suche einen Bildhauer, der in Rom gewisse Arbeiten zu machen hätte. Nachdem er bei einigen Künstlern gewesen war, wurde er ins Haus des Michelangelo geführt, und als er den Jüngling sah, bat er ihn, ihm etwas zu zeigen, denn er suchte behutsam Licht in die Sache zu bringen, die er erforschen wollte. Da Michelangelo aber nichts hatte, was er ihm vorweisen konnte, nahm er eine Feder (da zu der Zeit der Bleistift noch nicht im Gebrauch war) und zeichnete ihm mit solcher Leichtigkeit eine Hand, daß jener sich wunderte. Alsdann fragte der ihn, ob er jemals ein Bildwerk geschaffen habe, und als Michelangelo es bejahte und unter anderem einen Cupido von der und der Größe und Haltung erwähnte, vernahm der Edelmann, was er wissen wollte. Und da er ihm erzählt hatte, wie alles vor sich gegangen sei, versprach er ihm, wenn er mit ihm nach Rom kommen wolle, ihm den Rest des Geldes auszahlen zu lassen und die Sache mit seinem Gönner ins reine zu bringen; denn er wisse, daß dieser ihm sehr gewogen sein würde. Also ging Michelangelo mit ihm, teils aus Unwillen darüber, daß er betrogen worden war, teils um Rom zu sehen, das der Edelmann so sehr gelobt hatte. Und er wohnte in dessen Haus, gegenüber dem Palast des Kardinals. Dieser, der mittlerweile durch Briefe davon unterrichtet worden war, wie die Dinge stünden, ließ die Hand auf denjenigen legen, der ihm die Statue für antik verkauft hatte, und nachdem er sein Geld zurückbekommen, gab er sie jenem wieder*. Allein, niemand litt darunter mehr als Michelangelo, der außer dem, was er in Florenz dafür erhalten, nichts weiter bekam. Und daß der Kardinal von San Giorgio sich wenig auf Statuen verstand und sich nicht daran ergötzte, erhellt genugsam daraus, daß Michelangelo in all der Zeit, die er bei ihm war, was ungefähr ein Jahr dauerte, für ihn nie auch nur irgend etwas schuf. Immerhin fehlte es nicht an Leuten, die eine solche Gelegenheit nicht erkannt und sich ihrer nicht bedient hätten: Herr Jacopo Galli* zum Beispiel, ein römischer Edelmann von hohem Geist, ließ ihn in seinem Hause einen marmornen «Bacchus» von zehn Palmen Höhe schaffen*, dessen Form und Gestalt in allen Teilen der Vorstellung der alten Schriftsteller entspricht. Der besagte Herr Jacopo wollte weiterhin, daß Michelangelo einen «Cupido» schaffe, und das eine wie das andere dieser beiden Werke kann man heutzutage im Hause des Herrn Giuliano und des Herrn Paolo Galli sehen, welche liebenswürdige und wohlhabende Edelleute sind, mit denen Michelangelo stets Freundschaft gepflogen hat.

Wenig später schuf er im Auftrag des Kardinals von San Dionigi, welcher der Kardinal Rovano genannt wird*, aus einem Stück Marmor jene wunderbare Statue Unserer Lieben Frau, welche sich heute in der Kapelle der Madonna della Febbre befindet*. Diese Madonna sitzt auf dem Stein, wo das Kreuz aufgerichtet war, mit dem toten Sohn auf dem Schoß, und ist von solch großer und seltener Schönheit, daß keiner sie ansehen kann, der im Herzen nicht von Mitleid bewegt würde. Ein Bildwerk, das jenes Menschentums wahrhaft würdig ist, wie es dem Sohne Gottes und einer solchen Mutter zukommt, wennschon es etliche gibt, die an dieser Mutter rügen, sie sei im Vergleich mit dem Sohne zu jung. Darüber sprach ich eines Tages mit Michelangelo. «Weißt du nicht», entgegnete er mir, «daß die keuschen Frauen sich viel länger jung erhalten als die unkeuschen? Um wieviel mehr eine Jungfrau, an welche nie auch nur die kleinste

Begierde heranreichte, welche diesen Körper verändert haben würde! Ich will dir sogar noch sagen: daß solche Frische und Blüte der Jugend, außer daß sie auf diesem natürlichen Wege sich in ihr erhielt, auch dadurch glaubhaft wird, daß durch göttliche Macht bewirkt wurde, der Welt die Jungfräulichkeit und immerwährende Reinheit der Mutter zu bezeugen. Dies war nicht notwendig beim Sohne, vielmehr eher das Gegenteil; denn da ich zeigen wollte, daß der Sohn Gottes wahrlich menschliche Gestalt annahm, wie er es tat, und all dem unterworfen war, was ein gewöhnlicher Mensch erduldet, mit Ausnahme der Sünde, war es nicht notwendig, durch das Göttliche das Leibliche zurückzuhalten, sondern diesem den Lauf und seine Ordnung zu lassen, so daß er jenes Alter aufweist, das er wirklich hatte. Derhalben hast du dich nicht zu wundern, wenn ich aus diesem Grunde die heiligste Jungfrau, die Mutter Gottes, im Vergleich zum Sohne sehr viel jünger schuf, als es ihr Alter gemeinhin fordert, den Sohn aber in seinem Alter beließ.» Eine Betrachtung, die irgendeines Theologen würdig wäre, wundersam vielleicht bei einem andern, nicht aber bei ihm, den Gott und die Natur erschaffen haben, nicht nur, auf daß er mit der Hand arbeite, sondern auch als auserwählten Künder irgendeines göttlichen Planes, wie man es nicht nur aus Gegenwärtigem, vielmehr auch aus zahlreichen seiner Betrachtungen und Schriften erkennen kann. Michelangelo mochte, da er dieses Werk schuf, vierundzwanzig oder fünfundzwanzig Jahre alt sein. Er erlangte durch seine Arbeit großen Ruhm und viel Ehrung, so, daß es schon die Meinung der Welt war, er habe nicht nur jeden andern aus seiner Zeit und aus jener, die vor ihm war, weitaus überflügelt, sondern er mache auch den Alten den Ruhm streitig.

Nachdem er solche Werke vollendet hatte, war er wegen seiner häuslichen Angelegenheiten gezwungen, nach Florenz zurückzukehren, allwo er einige Zeit blieb und jene Statue schuf, welche bis heute vor dem Tor des Palastes der Signorie steht, am äußersten Ende der Vorhalle, und die von allen der «Gigant»* genannt wird. Die Sache spielte sich folgendermaßen ab: Die Bauleute von Santa Maria del Fiore besaßen ein Stück Marmor von neun Ellen Höhe, welches vor hundert Jahren von einem Künstler aus Carrara hergeführt worden war, der nach dem, was man sehen konnte, nicht so geschickt war, wie es nötig gewesen wäre. Dieser hatte den Block, damit er ihn bequemer und mit weniger Mühe fortschaffen konnte, schon im Steinbruch behauen, aber in einer Art, daß weder er noch andere jemals Mut genug hatten, weiter Hand an ihn zu legen, um eine Statue daraus zu machen, und zwar nicht nur eine bei weitem nicht so große, sondern auch nicht eine viel kleinere Figur. Da man nun aus einem solchen Stück Marmor nichts meißeln konnte, was gut gewesen wäre, meinte ein gewisser Andrea dal Monte San Savino*, er könnte den Block von den Bauleuten von Santa Maria del

Fiore bekommen, und er ersuchte sie darum, sie möchten ihn ihm als Geschenk überlassen, indem er sagte, er könnte, wenn er noch einige Stücke hinzufügte, eine Figur daraus meißeln. Sie aber schickten, bevor sie sich entschlossen, den Block wegzugeben, zu Michelangelo, und nachdem sie ihm von dem Wunsch und der Ansicht des Andrea erzählt und er ihnen gesagt hatte, nach seiner Meinung könnte man noch etwas Gutes daraus machen, gaben sie den Block schließlich ihm. Michelangelo nahm ihn an, und ohne andere Stücke hinzuzufügen, schuf er daraus die genannte Statue, und zwar so genau, daß, wie man am Scheitel des Kopfes und am Sockel erkennen kann, noch die alte Oberschicht des Marmors erscheint. Dasselbe hat er auch an andern Werken gemacht, wie zum Beispiel am Grabmal des Papstes Julius II., bei jener Statue, welche die «Vita contemplativa» darstellt; und dies dürfte nur einem Meister gelingen, welcher die Kunst beherrscht. Bei der Statue des «Giganten» aber erscheint es noch wunderbarer; denn er fügte keine Stücke daran; auch ist es, wie Michelangelo zu sagen pflegt, unmöglich oder mindestens sehr schwierig, in der Bildhauerkunst die Fehler der ersten Bearbeitung auszumerzen. Er bekam für dieses Werk vierhundert Dukaten und vollendete es in achtzehn Monaten.

Und auf daß es keine Materie gebe, welche unter die Bildhauerei fällt, an die er nicht Hand angelegt hätte, goß er nach dem «Giganten» — von Piero Soderini, seinem guten Freund, darum nachgesucht — eine bronzene Statue in natürlicher Größe*, welche nach Frankreich geschickt wurde. In Bronze goß er auch eine «Madonna» mit ihrem Kind auf dem Schoß, welche ihm von gewissen flandrischen Kaufleuten, den Moscheroni, einer edlen, in ihrer Heimat hochangesehenen Familie, um hundert Dukaten abgekauft und nach Flandern verbracht wurde*. Um auch die Malerei nicht gänzlich beiseite zu lassen, malte er auf eine runde Tafel «Unsere Liebe Frau» für Herrn Agnolo Doni, einen Florentiner Bürger*; für dieses Bild erhielt er von ihm siebzig Dukaten. Daraufhin schuf er in dieser Kunst eine Zeitlang fast nichts, da er sich dem Lesen der Dichter und Redner hingab und zu seinem Vergnügen Sonette schrieb, bis er, als Papst Alexander VI. starb*, von Papst Julius II.* nach Rom berufen wurde, nachdem er in Florenz für seine Reise hundert Dukaten bekommen hatte. Zu der Zeit mochte Michelangelo neunundzwanzig Jahre alt sein.

Da er jedoch in Rom angekommen war, vergingen viele Monate, bis Julius II. sich entschließen konnte, wie Michelangelo ihm zu dienen hätte. Zu guter Letzt kam es dem Papst in den Sinn, ihn sein Grabmal machen zu lassen, und als er die Zeichnungen dazu gesehen hatte, gefielen sie ihm so gut, daß er ihn alsogleich nach Carrara sandte, damit er dort jene Menge Marmorblöcke breche, die er zu einem solchen Unternehmen brauchen würde. In Florenz ließ er ihm zu diesem Zweck von

Alamanno Salviati tausend Dukaten auszahlen*. Michelangelo blieb wohl acht Monate lang in jenen Bergen; er hatte zwei Gehilfen bei sich und ein Reittier und erhielt keine andere Provision außer den Lebensmitteln. Eines Tages, da er über die Gegend schaute von einem Berg aus, der auf das Meer hinaussah, stieg in ihm der Wunsch auf, einen Koloß zu schaffen, der den Schiffern von weitem erscheinen würde; hauptsächlich ward er dazu angeregt durch die günstige Gelegenheit, mit der man in dem Felsmassiv nach Belieben Marmor brechen konnte, sowie durch den Gedanken, es den Alten gleichzutun, welche vielleicht zu demselben Zweck wie Michelangelo auf diesen Ort gestoßen waren und dort, entweder um den Müßiggang zu fliehen oder aus irgendeinem andern Grund, gearbeitet und etwelche unvollendete und roh behauene Denkmale zurückgelassen hatten, welche einen sehr guten Begriff von ihrer Kunstfertigkeit geben*. Sicherlich würde er seinen Plan ausgeführt haben, wenn ihm die Zeit dazu gereicht oder wenn das Unternehmen, dem zuliebe er gekommen war, es ihm erlaubt hätte; das habe ich ihn eines Tages sehr bedauern hören. Als er nun so viele Marmorblöcke gebrochen und ausgewählt hatte, daß es ihm genügend schien, und als er sie an den Strand gebracht und dort einen seiner Leute zurückgelassen hatte, welcher sie aufladen sollte, kehrte er nach Rom zurück. Und dieweil er sich ein paar Tage in Florenz aufgehalten, fand er, als er in Rom anlangte, daß ein Teil der Blöcke schon in Ripa angekommen war*. Als sie dort ausgeladen waren, ließ er sie auf den St. Petersplatz bringen hinter Santa Caterina*, wo er neben dem Corridor* seinen Arbeitsplatz hatte. Die Menge der Marmorblöcke war so groß, daß sie, als sie auf dem Platz ausgebreitet lagen, allen Verwunderung einflößten, dem Papst aber Freude machten. Und er bewies dem Michelangelo viele und sehr große Gunstbezeugungen, und als dieser zu arbeiten angefangen hatte, ging der Heilige Vater oft und oft bis zu dessen Haus, um ihn aufzusuchen, und unterhielt sich mit ihm über das Grabmal und über weitere Dinge nicht anders, als wie er es mit einem Bruder getan hätte. Um bequemer zu ihm kommen zu können, hatte er befohlen, daß vom Corridor bis zum Arbeitsraum Michelangelos eine Zugbrücke gebaut werde, über die er insgeheim gehen konnte.

Diese vielen und so deutlichen Gunstbezeugungen waren die Ursache, daß sich (wie es gar oft bei Hofe geschieht) der Neid gegen ihn erhob und nach dem Neid unaufhörliche Verfolgung. Denn der Baumeister Bramante, der vom Papst sehr geschätzt wurde*, legte diesem nahe, was gewöhnlich der Volksmund sagt, daß es von schlechter Vorbedeutung sei, zu seinen Lebzeiten sein Grabmal machen zu lassen, und derlei andere Märchen mehr, und dies ließ den Papst in seinem Entschluß wankend werden. Bramante wurde, außer vom Neid, von der Furcht dazu getrieben, die er vor dem Urteil Michelangelos empfand, der viele seiner Fehler aufdeckte. Denn da Bramante, wie jedermann weiß, aller Art von Vergnügungen ergeben war und viel Geld ausgab, reichte ihm die Provision, die ihm vom Papst ausbezahlt wurde, nicht, wiewohl sie groß war, und so suchte er aus seinen Arbeiten Geld zu gewinnen, indem er die Mauern aus schlechtem Material errichtete und sie, verglichen mit ihrer Höhe und Dicke, nicht stark und sicher genug baute. Dies kann ein jeder deutlich sehen am Bau von St. Peter beim Vatikan, am Corridor des Belvedere, am Kloster von San Pietro in vincoli* und an andern Bauten, die er ausführte; bei all diesen ist es nötig geworden, neu zu fundieren und sie mit Stützmauern und Strebepfeilern zu verstärken, da sie entweder einstürzten oder binnen kurzem eingestürzt wären. Dieweil er nun nicht im Zweifel darüber war, daß Michelangelo diese seine Fehler kannte, suchte er ihn immerfort aus Rom wegzutreiben oder ihn wenigstens der Gunst des Papstes zu berauben und um jenen Ruhm und Vorteil zu bringen, die er noch durch seinen Fleiß erringen konnte. Solches gelang ihm bei diesem Grabmal, über welches, wenn es ausgeführt worden wäre, wie es zuerst geplant war, kein Zweifel besteht, daß Michelangelo in seiner Kunst (ich sage dies, ohne jemanden kränken zu wollen) den Preis davongetragen hätte über jeden, der je als Künstler erachtet worden ist. Doch wessen er fähig war, das bezeugen seine andern Werke und die beiden

«Gefangenen», die er für das Grabmal schon gemacht hatte, von denen jeder, der sie gesehen hat, sagt, es sei nie etwas Wertvolleres geschaffen worden.

Nachdem der Heilige Vater die Zeichnungen zu dem Grabmal gesehen hatte, sandte er Michelangelo in den St. Peter, damit er schaue, wo man es am besten aufstellen könne. Die Kirche war dazumal kreuzförmig; an ihrem Kopfende hatte Papst Niklaus V. begonnen, eine neue Tribuna zu errichten, und schon war sie drei Ellen hoch über die Erde gediehen, als er starb. Es schien Michelangelo, diese Stelle wäre sehr geeignet, und als er zum Papst zurückgekehrt war, legte er ihm seine Ansicht dar, indem er hinzufügte, wenn es Seiner Heiligkeit so passen würde, wäre es notwendig, den Bau auszuführen und einzudecken. Der Papst fragte ihn: «Wie hoch würden die Kosten hiefür sein?» Michelangelo entgegnete ihm: «Hunderttausend Scudi!» — «Es sollen», sagte Julius, «zweihunderttausend sein!» Und er schickte den Baumeister Sangallo* und den Bramante hin, damit sie den Platz ansähen. Unter solchen Anstalten kam den Papst der Wunsch an, die ganze Kirche neu zu errichten. Und nachdem er mehrere Zeichnungen hatte machen lassen, wurde diejenige des Bramante angenommen als die anmutigste und die am besten ausgedachte. So ward Michelangelo der Urheber davon, daß jener schon begonnene Teil des Baues vollendet wurde (denn wenn dies nicht gewesen wäre, so stünde die Kirche vielleicht noch so, wie sie damals war) und auch, daß der Papst sich entschloß, den Rest nach einem neuen und schöneren und herrlicheren Plan zu erweitern.

Um indes zu unserer Erzählung zurückzukehren: Bald gewahrte Michelangelo, daß der Papst in seinem Entschluß wankend geworden war. Er hatte ihm befohlen, wenn er Geld brauche, so solle er zu niemand anderem gehen denn zu ihm, auf daß er nicht dahin und dorthin zu laufen brauche. Nun geschah es eines Tages, daß in Ripa der Rest jener Marmorblöcke eintraf, die in Carrara liegengeblieben waren. Nachdem Michelangelo sie hatte ausladen und nach St. Peter bringen lassen, wollte er die Fracht und den Lohn für das Verladen und Herführen bezahlen. Er ging daher zum Papst, ihn um Geld zu bitten. Allein, er fand den Zugang erschwert und den Heiligen Vater beschäftigt. Darum kehrte er nach Hause zurück und bezahlte alles von seinem Geld, um jene armen Leute, welche ihren Lohn haben mußten, nicht in Verlegenheit zu bringen; denn er dachte, er würde die Summe bei Gelegenheit vom Papst zurückerhalten. An einem andern Morgen, da er wiederum in den Palast ging und ins Vorzimmer kam, um eingelassen zu werden, siehe, da trat ihm ein Kämmerer entgegen und sagte: «Verzeiht mir, aber ich habe den Befehl, Euch nicht eintreten zu lassen.» Ein Bischof war zugegen, und als dieser die Worte des Kämmerers hörte, schalt er ihn und sprach: «Solltest du denn diesen Mann nicht kennen?» — «Wohl kenne ich ihn», entgegnete der Kämmerer, «aber ich bin gehalten, das zu tun, was mir von meinen Vorgesetzten befohlen wird, ohne weiter zu fragen.» Als Michelangelo, dem bis anhin noch nie die Türe verschlossen und der Eingang verwehrt worden war, sich also abgewiesen sah, antwortete er ihm, empört durch diesen Vorfall: «Ihr aber sagt dem Papst, daß, wenn er von nun an etwas von mir will, er mich anderswo suchen soll.» Und nachdem er zu Hause angelangt war, befahl er seinen beiden Dienern, sie sollten all seinen Hausrat verkaufen, und wenn sie das Geld dafür erhalten hätten, sollten sie ihm nach Florenz folgen. Er selber bestieg ein Postpferd und langte des Nachts um die zweite Stunde[1] in Poggibonsi an, in einem Kastell auf dem Gebiet von Florenz, von der Stadt achtzehn bis zwanzig Meilen entfernt. Und dort, als an einem sichern Orte, ruhte er sich aus.

Wenig später holten ihn fünf Reiter des Julius ein, welche den Auftrag hatten, ihn zurückzubringen, wo immer sie ihn finden würden. Aber da sie ihn an einem Ort eingeholt hatten, wo sie keine Gewalt anwenden konnten, und Michelangelo ihnen drohte, er werde sie totschlagen lassen, wenn sie das Geringste gegen ihn versuchten, verlegten sie sich aufs Bitten, und als dies nichts fruchtete, flehten sie ihn an, er möge wenigstens auf den Brief des Papstes antworten, welchen sie ihm überreicht hatten, und möge vor allem schreiben, sie

[1] Zwischen 20 und 21 Uhr.

hätten ihn nicht eher denn auf florentinischem Boden eingeholt, damit der Papst erkenne, daß sie ihn nicht gegen seinen Willen hatten zurückführen können. Der Brief des Papstes aber lautete also: Wenn er dies Schreiben gelesen habe, solle er alsogleich, unter Vermeidung seiner Ungnade, nach Rom zurückkehren. Darauf antwortete Michelangelo kurz: Er werde niemals zurückkehren, denn er verdiene es nicht, für seine guten und treuen Dienste mit einem solchen Gesinnungswechsel belohnt und von dem Angesicht Seiner Heiligkeit weggejagt zu werden wie ein Schuft. Und da der Heilige Vater sich nicht mehr um das Grabmal kümmern wolle, sei er, Michelangelo, davon befreit und wolle sich zu nichts anderem verpflichten. Und nachdem er den Brief, wie gesagt, geschrieben und die Reiter entlassen hatte, ging er nach Florenz. Dorthin wurden in den drei Monaten, in denen er daselbst weilte, drei päpstliche Erlasse an die Signorie gesandt, voller Drohungen, sie sollten ihn zurückschicken, entweder mit Güte oder mit Gewalt.

Piero Soderini*, der dazumal Gonfaloniere von Florenz auf Lebenszeit war, hatte Michelangelo nur sehr widerwillig nach Rom ziehen lassen, weil er geplant hatte, sich seiner zu bedienen und ihm den Ratssaal zum Ausmalen zu geben. Er drängte ihn daher, als der erste Erlaß eintraf, nicht, zurückzukehren, denn er hoffte, der Zorn des Papstes werde sich verflüchtigen. Als aber der zweite und der dritte Erlaß kam, ließ er Michelangelo rufen und sagte zu ihm: «Du hast den Papst auf die Probe gestellt, wie es ein König von Frankreich nicht gewagt hätte; nun aber ist es nicht mehr an der Zeit, sich bitten zu lassen. Wir wollen nicht deinetwegen einen Krieg mit ihm anfangen und unsere Stadt einer Gefahr aussetzen; rüste dich daher zur Rückkehr!» Als Michelangelo sah, daß es dahin gekommen war, gedachte er, weil er den Zorn des Papstes fürchtete, nach der Levante zu gehen, insbesondere da er, durch Vermittlung gewisser Franziskanermönche, von der Türkei mit großen Versprechungen ersucht worden war, dorthin zu kommen; denn sie wollten sich seiner bedienen, um eine Brücke von Konstantinopel nach Pera zu bauen, sowie auch noch zu andern Zwecken. Als aber der Gonfaloniere dies hörte, ließ er Michelangelo rufen und brachte ihn von solchen Gedanken ab, indem er sagte, er solle eher den Tod vorziehen und zum Papst gehen, als das Leben wählen und in die Türkei reisen. Er brauche sich indessen nicht zu fürchten, denn der Papst sei sehr gnädig und rufe ihn zurück, weil er ihm wohlwolle, und nicht, um ihm Übles anzutun. Sollte er sich aber dennoch fürchten, so würde die Signorie ihn als Gesandten ausschicken; denn solch einer öffentlichen Persönlichkeit dürfe keine Gewalt angetan werden, die nicht auch dem angetan würde, der sie aussende. Infolge dieser und anderer Worte entschloß sich Michelangelo, zurückzukehren.

Während er aber in Florenz weilte, begaben sich zwei Dinge: Das eine war, daß er jenen wundervollen Karton vollendete, den er für den Ratssaal begonnen hatte und auf dem er den Krieg zwischen Florenz und Pisa darstellte sowie mancherlei Vorkommnisse, die sich dabei ereigneten*. Das andere, was geschah, war, daß Papst Julius nach der Einnahme von Bologna dorthin reiste* und infolge seiner Eroberung sehr wohlgemut war. Daher getraute sich Michelangelo, ihm mit etwelcher Hoffnung entgegenzugehen.

Da er nun eines Morgens in Bologna anlangte und in die Kirche von San Petronio ging, um die Messe zu hören, siehe, da kam ein Reitknecht des Papstes einher, der ihn erkannte und vor Seine Heiligkeit führte, die gerade im Palast der Sechzehn bei Tische saß. Als der Heilige Vater ihn erblickte, sprach er mit zornigem Antlitz zu ihm: «Du hättest Uns aufsuchen sollen und hast gewartet, bis Wir dich aufsuchten.» Dadurch wollte er zu verstehen geben, daß, indem Seine Heiligkeit nach Bologna gekommen war, einer Stadt, die näher bei Florenz liegt als Rom, der Papst ihn sozusagen aufgesucht habe. Michelangelo bat ihn kniend mit lauter Stimme um Vergebung und entschuldigte sich, er habe nicht aus Bosheit gefehlt, sondern aus Unwillen; denn er habe es nicht ertragen können, so weggejagt zu werden, wie ihm geschehen sei. Der Papst hörte gesenkten Hauptes zu, ohne zu antworten, und schien erregt zu sein. Da wollte ein Bischof, der vom Kardinal Soderini gesandt* worden war, um Michelangelo zu entschuldigen und zu empfehlen, sich ins Mittel legen und sprach: «Eure Heiligkeit möge seinen Fehler nicht ansehen; denn er hat aus Unwissenheit gehandelt. Die Maler sind, wenn es sich nicht um ihre Kunst handelt, alle so.» Ihm antwortete der Papst zornentbrannt: «Du tust ihm Schimpf an, was Wir nicht getan haben. Der Unwissende bist du und der Niederträchtige, und nicht er. Hebe dich von mir mit deiner Taktlosigkeit!» Und da jener nicht gehen wollte, wurde er von Dienern des Papstes mit tollen Püffen, wie Michelangelo zu sagen pflegte, hinausbefördert. Da nun der Papst seinen größten Zorn an dem Bischof ausgelassen hatte, rief er den Michelangelo näher und vergab ihm. Und er befahl ihm, nicht von Bologna wegzureisen, ehe er ihm nicht einen andern Auftrag erteilt habe. Es währte nicht lange, so schickte er nach ihm und sprach, er wünsche, daß Michelangelo ihn in einer großen Bronzestatue abbilde, die er auf dem Frontispiz der Kirche von San Petronio aufstellen wolle. Und als er zu diesem Zweck bei der Bank des Herrn Antonmaria aus Legnano tausend Dukaten hinterlegt hatte, kehrte er nach Rom zurück. Ehe er jedoch abreiste, hatte Michelangelo schon ein Tonmodell von der Statue gemacht. Und da er nicht wußte, was er ihr in die linke Hand geben sollte, dieweil er die Rechte dargestellt hatte, als ob sie den Segen spende, fragte er den Papst, der die Statue anzusehen gekommen war, ob es ihm gefallen würde, wenn er ihm ein Buch in

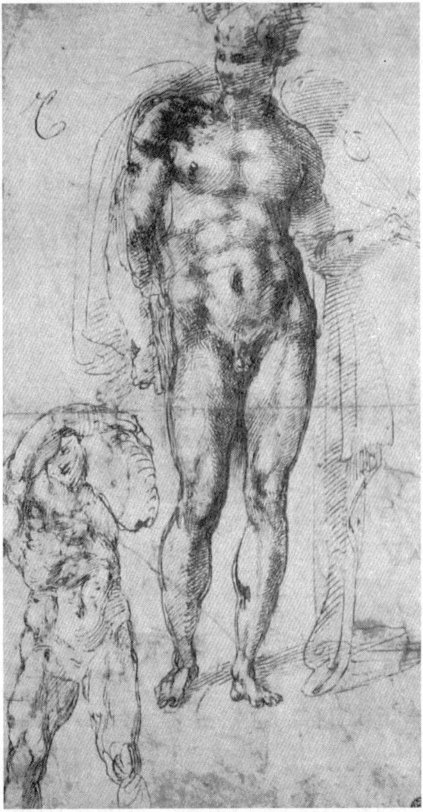

Jünglingsakt

die Hand gäbe. «Was, ein Buch?» entgegnete dieser, «gib mir ein Schwert; denn ich bin kein Gelehrter!»* Und indem er über die Rechte scherzte, die eine kühne Haltung einnahm, sagte er lächelnd zu Michelangelo: «Diese deine Statue — spendet sie Segen oder Fluch?» Darauf antwortete Michelangelo: «Sie droht, Heiliger Vater, diesem Volk, wenn es nicht verständig ist.» Jedoch blieb Michelangelo, wie ich schon gesagt habe, während Papst Julius nach Rom zurückkehrte, in Bologna und brachte mit der Vollendung der Statue und mit dem Aufstellen derselben alldort, wo der Papst es geboten hatte, sechzehn Monate zu. Die Statue wurde später, als die Bentivogli nach Bologna zurückkehrten*, von der Volkswut zu Boden geschmettert und zerstört. Ihre Höhe betrug mehr als die dreifache natürliche Größe.

Als Michelangelo dieses Werk vollendet hatte, ging er nach Rom, wo Papst Julius sich seiner bedienen wollte. Doch da dieser sich vorgenommen hatte, sein Grabmal nicht errichten zu lassen, wurde ihm von Bramante und andern Nebenbuhlern Michelangelos in den Kopf gesetzt, er solle ihm die Decke der Kapelle des Papstes Sixtus IV.* zum Ausmalen übergeben, wobei sie ihm Hoffnung machten, der Meister würde dort Wunder schaffen. Diesen Dienst erwiesen sie Michelangelo aus Bosheit, um den Papst von den Werken der Bildhauerei abzulenken; denn sie hielten es für gewiß, daß Michelangelo, wenn er sich auf ein solches Unternehmen nicht einließe, den

Papst gegen sich aufbrächte oder, wenn er darauf einginge, es ihm alsdann viel weniger gelingen würde als dem Raffael von Urbino, dem sie aus Haß gegen Michelangelo jede Gunst liehen*; und sie dachten, seine hauptsächlichste Kunst sei, wie sie es auch tatsächlich war, die Bildhauerei. Michelangelo, der bis anhin nichts gemalt hatte und der wußte, daß das Ausmalen eines Gewölbes etwas Schwieriges sei, versuchte mit aller Macht, sich dieses Auftrages zu entledigen, indem er den Raffael vorschlug und sich entschuldigte, es sei nicht seine Kunst und es würde ihm nicht gelingen. Er weigerte sich so sehr, daß der Papst beinahe zornig wurde. Doch da Michelangelo sah, daß der Heilige Vater darauf bestand, schickte er sich an, dieses Werk zu schaffen, das man heute im päpstlichen Palast zur Verwunderung und zum Erstaunen der ganzen Welt sehen kann und das ihm so viel Ruhm einbrachte, daß er ihn über allen Neid erhaben machte.

Bei dieser Arbeit fehlte es ihm jedoch nicht an Verdruß; denn da er sie begonnen und das Gemälde von der Sintflut vollendet hatte, begann das Werk zu schimmeln, und zwar so sehr, daß man die Figuren kaum mehr erkennen konnte. Michelangelo glaubte daher, dieser Entschuldigungsgrund müßte genügen, ihn von einer solchen Last zu befreien, ging zum Papst und sagte zu ihm: «Ich habe es ja Eurer Heiligkeit gesagt, dies sei nicht meine Kunst. Was ich gemacht habe, ist verdorben, und wenn Ihr es nicht glaubt, so schickt einen ihn, damit er nachschaue.» Da sandte der Papst den Sangallo, der, als er die Decke sah, erkannte, daß Michelangelo den Kalk zu wässerig aufgetragen hatte und daß deshalb die Feuchtigkeit, welche durchdrang, das Schimmligwerden bewirkte. Als dies dem Michelangelo kundgetan worden war, veranlaßte Sangallo, daß er weiterfahre, und keine Entschuldigung nützte ihm.

Während er malte, wollte Papst Julius das Werk mehrere Male ansehen; er stieg daher auf einer Leiter hinauf, und Michelangelo reichte ihm die Hand und half ihm, auf das Gerüst zu klettern. Doch da der Papst von Natur heftig und ungeduldig war und nicht warten konnte, wollte er, als die Hälfte fertig war, das heißt von der Tür bis zur Mitte des Gewölbes, daß Michelangelo sein Werk enthülle, wiewohl es unvollendet und noch nicht die letzte Hand daran gelegt worden war. Die Meinung, die man von Michelangelo hatte, und die Erwartung, die man auf ihn setzte, zogen ganz Rom zu der Kapelle, das Werk zu sehen. Und auch der Papst ging mit, noch bevor sich der Staub, der sich beim Abnehmen des Gerüstes erhoben, gesetzt hatte.

Nachdem Raffael an diesem Werk die neue und wunderbare Art zu malen gesehen hatte, suchte er als einer, der im Nachahmen bedeutend war, mit Hilfe von Bramante den Rest der Decke zum Ausmalen zu bekommen. Darüber wurde Michelangelo sehr aufgebracht, und als er vor den Papst Julius kam, beklagte er sich bitter über die Kränkung, die Bramante ihm antue, und in dessen Gegenwart beschwerte er sich beim Papst und enthüllte ihm all die Verfolgungen, die er von jenem schon erduldet hatte, und viele andere Dinge, von denen es nicht notwendig ist, daß man sie erzählt, so daß der Papst, nachdem er diese Schurkereien angehört hatte, wollte, Michelangelo solle weiterarbeiten. Auch bewies er ihm mehr Gunst, als er es bisher getan hatte. So beendete Michelangelo das Werk in zwanzig Monaten ohne jede Hilfe, sogar ohne jemanden, der ihm die Farben gerieben hätte. Es ist allerdings wahr, daß ich ihn habe sagen hören, das Werk sei nicht so vollendet, wie er es hätte haben wollen; denn die Ungeduld des Papstes habe ihn daran gehindert. So fragte Julius ihn eines Tages, wann er jene Kapelle beenden würde, und als er ihm antwortete, sobald er es vermöchte, erwiderte jener zornig: «Du willst wohl, daß ich dich von diesem Gerüst herunterwerfen lasse!» Als Michelangelo dies hörte, sagte er bei sich: «Mich wirst du nicht herunterwerfen lassen.» Und als der Papst weggegangen war, ließ er das Gerüst abbrechen und enthüllte das Werk am Tag von Allerheiligen. Die Decke wurde vom Papst, der an jenem Tag in die Kapelle ging, mit großer Befriedigung betrachtet, und ganz Rom strömte herbei und bestaunte sie und wunderte sich darüber. Da dies Werk vollendet war, konnte Michelangelo, weil er beim Malen die Augen so lange Zeit zur Decke hatte richten müssen, nurmehr wenig sehen, wenn er abwärts blickte, so daß er, wenn er einen Brief oder andere kleingeschriebene Sachen zu lesen hatte, sie mit den Armen über den Kopf halten mußte. Nichtsdestoweniger gewöhnte er sich nach und nach wieder daran, auch zu lesen, wenn er niederwärts schaute. Daraus können wir erkennen, mit welcher Aufmerksamkeit und Beharrlichkeit er das Werk schuf. Viele andere Dinge fielen ihm zu Lebzeiten des Papstes Julius noch zu, der ihn herzlich liebte und sich mehr und mit größerem Eifer um ihn kümmerte als um irgendeinen andern, den er bei sich hatte: dies kann man aus dem, was wir bisher geschrieben haben, sehr klar erkennen. Ja, eines Tages, als der Papst nicht sicher war, ob er ihn erzürnt habe, schickte er sogleich jemanden zu ihm, um ihn zu besänftigen. Dies begab sich folgendermaßen: Michelangelo wollte auf den Tag des San Giovanni nach Florenz gehen und erbat sich vom Heiligen Vater Geld; als dieser ihn fragte, wann er endlich die Kapelle beendet haben würde, antwortete ihm Michelangelo nach seiner Gewohnheit: «Sobald ich kann.» Der Papst, der von Natur sehr heftig war, schlug ihn mit einem Stab, den er in der Hand hielt, und rief dazu: «Sobald ich kann, sobald ich kann!» Da Michelangelo nach Hause zurückgekehrt war, bereitete er sich vor, ohne weiteres nach Florenz zu reisen, als Accursio, ein Jüngling, der sehr begünstigt wurde, vom Heiligen Vater gesandt kam und dem Michelangelo fünfhundert Dukaten brachte, indem er ihn, so gut er konnte, besänftigte und den Papst entschuldigte. Michelangelo nahm die Entschuldigung an und reiste nach Florenz ab. So schien es, Julius kümmere sich um nichts so sehr wie darum, diesen Mann bei sich zu behalten. Und nicht nur in seinem Leben wollte er sich seiner bedienen, sondern auch noch im Tod; denn als er zum Sterben kam, befahl er, es solle jenes Grabmal für ihn vollendet werden, das man schon begonnen hatte, und er übertrug die Aufsicht darüber dem Kardinal Santi Quattro und dem Kardinal von Agen, seinem Neffen*. Diese aber ließen Michelangelo einen neuen Entwurf dazu machen, da ihnen der erste als ein zu großes Unternehmen vorkam. So begann für Michelangelo zum zweiten Male die Tragödie dieses Grabmals, wobei es ihm nicht besser ging als zuvor, im Gegenteil, sogar viel schlechter, dieweil ihm unendliche Hindernisse in den Weg gelegt wurden und ihm Verdruß und Mühsal daraus erwuchsen und, was schlimmer ist — durch die Bosheit gewisser Männer —, Unehre, von der er sich erst nach vielen Jahren zu reinigen vermochte. Michelangelo begann also von neuem, an dem Werk zu arbeiten, nachdem er von Florenz etliche Meister hatte kommen lassen. Doch kam er nicht recht vorwärts, da er zu seinem großen Verdruß an der Arbeit gehindert wurde; denn Papst Leo, der Nachfolger des Julius, hatte den Wunsch, die Fassade von San Lorenzo in Florenz mit Werken und Arbeiten aus Marmor ausschmücken zu lassen*. Diese Kirche war von dem großen Cosimo de' Medici erbaut worden* und war, mit Ausnahme der Hauptfassade, ganz und gar vollendet. Da Papst Leo sich nun entschloß, diesen Teil ausschmücken zu lassen, gedachte er, sich des Michelangelo zu bedienen, und schickte nach ihm und ließ ihn eine Zeichnung entwerfen. Zu guter Letzt wollte er, daß Michelangelo nach Florenz gehe und die ganze Last auf sich nehme. Der Meister, der mit großer Liebe begonnen hatte, das Grabmal des Julius zu schaffen, weigerte sich, so sehr er konnte, indem er sich darauf berief, daß er dem Kardinal Santi Quattro und dem von Agen verpflichtet sei und seine Pflicht nicht versäumen dürfe. Allein der Papst, der in solchen Dingen sehr hartnäckig war, antwortete ihm: «Laß mich mit ihnen verhandeln, ich werde sie zufriedenstellen.» Als er es den beiden kundgetan hatte, ließ er sie den Michelangelo beurlauben, zum großen Schmerz desselben und der Kardinäle, insbesondere desjenigen von Agen, eines Neffen, wie gesagt, des Papstes Julius. Immerhin versprach Papst Leo diesen beiden, daß Michelangelo in Florenz am Grabmal arbeiten könne und daß er ihn nicht daran hindern wolle. So gab Michelangelo das Grabmal voll Trauer auf und ging nach Florenz. Nachdem er dort angekommen war und seine Befehle in bezug auf alle Dinge, welche mit der Fassade zusammenhingen, erteilt hatte, ging er nach Carrara, um die Marmorblöcke herbeizuschaffen, nicht allein für die Fassade, sondern dazu auch noch für das Grabmal, da er glaubte, er könne daran weiterarbeiten, wie es ihm von Papst Leo versprochen worden war. Mittlerweile wurde an Papst Leo geschrieben, daß in den Bergen von Pietrasanta, einem Kastell der Florentiner, Marmor von derselben Schönheit und Güte zu finden sei wie in Carrara, daß aber, als man mit Michelangelo darüber gesprochen habe, dieser, weil er ein Freund des Marchese Albergo sei und sich gut mit ihm verstehe, lieber bei den Carraresen Marmor brechen wolle als in jenen andern Brüchen, die im Staate Florenz gelegen seien. Der Papst schrieb an Michelangelo und befahl ihm, nach Pietrasanta zu gehen und nachzusehen, ob es sich so verhalte, wie man ihm geschrieben habe. Als dieser dort ankam, fand er den Marmor schwer zu bearbeiten und wenig zweckentsprechend. Und selbst wenn er brauchbar gewesen wäre, so war es doch schwierig und mit viel Kosten verbunden, ihn zur Küste zu schaffen; denn es mußte eine Straße von mehreren Meilen Länge gebaut werden, über die Berge mit der Picke und mit Pfahlwerk durch die Ebene, da diese sumpfig war. Als Michelangelo dem Papst solches kundgetan hatte, glaubte dieser jenen mehr, welche ihm aus Florenz geschrieben hatten, als ihm und befahl, die Straße zu errichten. In der Folge führte dieser den Befehl des Papstes aus und ließ die Straße bauen und auf ihr eine große Menge Marmor zur Küste führen, darunter fünf Säulen von gewaltiger

Höhe, von denen eine auf dem Platz von San Lorenzo zu sehen ist. Die andern vier liegen noch jetzt am Strand, dieweil der Papst mittlerweile seinen Willen geändert und die Gedanken auf anderes gerichtet hatte. Allein, der Markgraf von Carrara glaubte, Michelangelo habe, da er Florentiner Bürger war, es verursacht, daß man in Pietrasanta Marmor brechen solle, und wurde ihm feindlich gesinnt. Er wollte später auch nicht, daß Michelangelo nach Carrara zurückkehre, um gewisse Marmorblöcke holen zu lassen, die er dort gebrochen hatte; daraus entstand für Michelangelo ein großer Schaden.

Da er nach Florenz zurückgekehrt war und gefunden hatte, daß der Eifer des Papstes Leo ganz erloschen war, blieb er lange bekümmert und ohne etwas zu arbeiten, dieweil er bis anhin bald in einer Sache, bald in einer andern zu seinem großen Verdruß viel Zeit verloren hatte. Nichtsdestoweniger richtete er sich in seinem Hause mit einigen Marmorblöcken ein, um die Arbeit am Grabmal fortzusetzen. Allein, als Leo gestorben war* und Hadrian zum Papst gewählt wurde*, ward er abermals gezwungen, seine Arbeit zu unterbrechen, denn man beschuldigte ihn, er habe von Julius für sein Werk wohl sechzehntausend Dukaten erhalten und kümmere sich nicht darum, es zu vollenden, sondern gehe in Florenz seinem Vergnügen nach. Aus diesem Grunde wurde er nach Rom zurückberufen. Doch der Kardinal de' Medici, der spätere Clemens VII., welcher dazumal die Regierung von Florenz in Händen hatte, wollte nicht, daß er fortgehe, und um ihn zu beschäftigen und dadurch eine Entschuldigung zu haben, ließ er ihn die Ausstattung der Bibliothek der Medici in San Lorenzo machen und weiterhin die Sakristei mit den Grabmälern seiner Vorfahren, indem er versprach, er wolle den Papst seinetwegen zufriedenstellen und die Sache in Ordnung bringen. So wurde während der wenigen Monate von Hadrians Papsttum und, als Clemens sein Nachfolger* ward, für eine Zeitlang vom Grabmal des Julius kein Wort mehr gesprochen. Da Michelangelo aber erfuhr, daß der Herzog von Urbino, Francesco Maria, der Neffe des Papstes Julius seligen Angedenkens*, sich bitter über ihn beklage und sogar Drohungen ausstoße, ging er nach Rom, wo er die Sache mit Papst Clemens besprach. Dieser riet ihm, er solle die Agenten des Herzogs rufen lassen, um mit ihnen über all das abzurechnen, was er von Julius erhalten, und über das, was er für ihn gearbeitet habe; denn er wußte, daß Michelangelo, wenn man seine Werke einschätzte, eher der Gläubiger als der Schuldner sein würde. Daher blieb Michelangelo zunächst, wenn auch ungern, in Rom, und erst nachdem er alle seine Sachen geordnet hatte, kehrte er nach Florenz zurück, insbesondere weil er die Zerstörung fürchtete, die wenig später über Rom kam.

Inzwischen wurden die Medici von der Gegenpartei aus Florenz vertrieben*, weil sie mehr Macht an sich gerissen hatten, als eine freie Stadt ertragen kann, die als Republik regiert sein will. Und da die Signorie nicht bezweifelte, daß der Papst alles tun werde, um die frühere Regierung wieder einzusetzen, und da sie den Krieg erwartete, richtete sie ihr Augenmerk auf die Befestigung der Stadt und ernannte Michelangelo zum Generalkommissär darüber. Dieser nun — zu einem solchen Unternehmen ausersehen — umgab, außer vielen andern Vorkehrungen, die er traf, den Hügel von San Miniato, der über das Land emporragt und ringsum die Gegend beherrscht, mit guten Befestigungen; denn er dachte, wenn der Feind diesen Hügel einnehmen könnte, so bestünde kein Zweifel, daß er sich auch der Stadt bemächtigen würde. Es wurden daher solche Vorkehrungen zum Heil des Landes und zum größten Schaden für den Feind getroffen. Nachdem Michelangelo solches getan, blieb er auf diesem Hügel, um jeglichem Zufall, der eintreten konnte, zu begegnen. Als er ungefähr sechs Monate dort gewesen war, begannen die Soldaten in der Stadt von einem angeblichen Verrat zu munkeln. Da Michelangelo dies teils selber vernommen hatte, teils von einigen befreundeten Hauptleuten davon unterrichtet worden war, ging er zur Signorie und eröffnete ihr, was er gehört und gesehen hatte, indem er ihr aufzeigte, in welcher Gefahr die Stadt sich befinde, und sagte, noch sei es Zeit, sich vorzusehen, wenn sie nur wolle. Aber anstatt ihm Gehör zu schenken, wurden ihm Grobheiten gesagt, und er ward als ein ängstlicher und allzu argwöhnischer Mensch getadelt. Doch hätte derjenige, welcher ihm also antwortete, besser daran getan, ihm ein offenes Ohr zu leihen; denn als die Medici in Florenz wieder eingedrungen waren, wurde jenem der Kopf abgeschlagen; ansonst wäre er vielleicht noch am Leben*. Als Michelangelo merkte, wie wenig man auf seine Worte achtete, und da er den sichern Untergang der Stadt voraussah, ließ er sich, kraft seiner Amtsgewalt, ein Tor öffnen, ging mit zweien von seinen Leuten hinaus und reiste nach Venedig*. Die Abreise Michelangelos erregte in Florenz viel Aufsehen, und er fiel bei den Regierenden in Ungnade. Nichtsdestoweniger wurde er mit vielen Bitten zurückgerufen, indem man ihm die Vaterstadt ans Herz legte und ihm sagte, er möchte doch das Unternehmen, das er auf sich genommen habe, nicht verlassen, und viele andere Dinge, durch die er sich schließlich überreden ließ. Und nachdem er für zehn Tage freies Geleit zugesichert erhalten hatte von dem Tag an, da er in Florenz ankäme, kehrte er dorthin zurück — doch nicht ohne Gefahr für sein Leben.

Das erste, was er tat, als er in Florenz ankam, war, daß er den Kampanile von San Miniato befestigen ließ, der durch die fortwährenden Einschläge feindlicher Kugeln voller Risse war und einzustürzen drohte. Als aber dann die Feinde* eingezogen waren und viele Bürger gefangennahmen und töteten, kamen die Häscher auch ins Haus Michelangelos, um ihn gefangenzunehmen. Und es wurden alle Kammern und alle Kästen geöffnet, bis auf den Rauchfang und den Abort. Allein Michelangelo, der befürchtet hatte, was erfolgt war, hatte sich ins Haus eines seiner Freunde geflüchtet, wo er viele Tage lang verborgenblieb, ohne daß jemand wußte, daß er in diesem Hause sei, außer dem Freund; und so rettete er sich. Dann, als der Aufruhr sich gelegt hatte, schrieb Papst Clemens nach Florenz, man solle den Michelangelo suchen, und er befahl, wenn man ihn finden sollte und er das Werk der schon begonnenen Grabmäler vollenden wolle, so solle man ihn freilassen und ihm jede Gnade gewähren. Als Michelangelo dies vernahm, kam er hervor, und wiewohl er ungefähr fünfzehn Jahre lang keinen Meißel mehr angerührt hatte, machte er sich mit solchem Eifer hinter die Arbeit, daß er in wenigen Monaten alle jene Statuen schuf, welche in der Sakristei von San Lorenzo zu sehen sind; doch wurde er dazu mehr von der Furcht getrieben als von der Liebe. Es ist wahr, daß an keines dieser Bildwerke die letzte Hand angelegt worden ist; doch sind sie bis zu einem solchen Grad ausgeführt, daß man die Vortrefflichkeit des Künstlers wohl erkennen kann, und das Unfertige daran beeinträchtigt die Vollkommenheit und die Schönheit des Werkes nicht.

Dieses Geschenk verdanken wir dem Papst Clemens, welcher, wenn er in seinem Leben sonst nichts Löbliches getan (wiewohl er dessen viel vollbrachte), damit genügend geleistet hätte, um jeden seiner Fehler auszutilgen, da die Welt durch ihn ein solch edles Werk besitzt. Als Michelangelo von Papst Clemens nach Rom berufen wurde, ward er dort wegen des Grabmals des Julius von den Agenten des Herzogs von Urbino gequält. Clemens, welcher sich seiner hätte in Florenz bedienen wollen, suchte ihn auf alle Arten zu befreien und gab ihm als Sachverwalter einen Herrn Tommaso da Prato, der später Datarius* wurde. Michelangelo aber, der um das Übelwollen des Herzogs Alessandro wußte und sich sehr davor fürchtete*, für die Gebeine des Papstes Julius sowie für das erlauchteste Haus derer von Rovere hingegen Liebe und Ehrfurcht hegte, tat alles, um in Rom bleiben und sich mit dem Grabmal beschäftigen zu können, und dies um so mehr, als er von überallher beschuldigt wurde, er habe von Papst Julius, wie gesagt, für diesen Zweck wohl sechzehntausend Dukaten erhalten und lasse es sich damit wohl sein, ohne zu tun, wozu er verpflichtet wäre. Da er — als einer, der in seiner Ehre sehr empfindlich ist — diese Schmach nicht ertragen konnte, wollte er, daß die Sache sich aufkläre, und obwohl er schon alt war, weigerte er sich nicht, das schwere Unternehmen auf sich zu nehmen und zu vollenden, was er begonnen hatte. Als er nun mit den Agenten darüber aneinander geraten war und die Gegner keine Quittungen vorweisen konnten, die auch nur einen Teil jener Summe belegten, von der zuerst das Gerücht ging, ja sogar mehr als zwei

Drittel der ganzen Zahlung fehlten, wie sie zuvor im Übereinkommen mit den beiden Kardinälen festgesetzt worden war, da glaubte Clemens, es sei ihm eine herrliche Gelegenheit geboten, Michelangelo zu befreien und sich alsdann ungehindert seiner zu bedienen. Er ließ ihn daher rufen und sagte zu ihm: «Wohlan denn, sag, daß du dieses Grabmal vollenden wirst, daß du aber wissen willst, wer dir den Rest zu bezahlen gedenkt.» Michelangelo, der um die Absicht des Papstes wußte, der ihn in seinem Dienste beschäftigen wollte, antwortete: «Und wenn sich dann einer findet, der mir die Summe bezahlt?» Darauf Papst Clemens: «Du bist fürwahr ein Narr, wenn du glaubst, es könnte geschehen, daß einer dir auch nur einen Heller anbiete.» Als nun Herr Tommaso, sein Sachverwalter, vor Gericht den Agenten des Herzogs diesen Vorschlag machte, begannen sie einer den andern anzusehen und beschlossen einhellig, er solle wenigstens für das, was er schon erhalten habe, ein Grabmal machen. Da es Michelangelo schien, dies sei recht und billig, erklärte er sich bereitwillig damit einverstanden. Der Vertrag lautete also: Michelangelo solle ein Fassadengrabmal schaffen und sich dazu jener Marmorblöcke bedienen, die er schon für das vierseitige Grabmal habe bearbeiten lassen, indem er sie so gut wie möglich dazu verwende. Sodann wurde er verpflichtet, sechs Statuen eigenhändig dafür zu arbeiten. Dem Papst Clemens wurde immerhin zugebilligt, daß er sich Michelangelos in Florenz, oder wo es ihm passe, bedienen könne, vier Monate im Jahr, da Seine Heiligkeit ihn für die Werke in Florenz nötig hatte. Dergestalt war der Vertrag beschaffen, welcher zwischen Seiner Exzellenz, dem Herzog, und Michelangelo geschlossen wurde.

Allein, hier muß man wissen, daß, da schon alle Abrechnungen gemacht waren, Michelangelo, der den Anschein erwecken wollte, er sei dem Herzog von Urbino mehr verpflichtet, wodurch er dem Papst Clemens die Zuversicht verminderte, ihn nach Florenz schicken zu können (wohin er auf keinen Fall gehen wollte), heimlich mit dem Gesandten des Herzogs vereinbarte, daß man sagen würde, er habe einige tausend Dukaten mehr erhalten, als er wirklich bekommen hatte. Und da dies nicht nur mit Worten bekräftigt, sondern ohne sein Wissen und seine Einwilligung in den Vertrag aufgenommen worden war — nicht als dieser entworfen, sondern als er geschrieben wurde —, beunruhigte ihn das sehr. Indessen überzeugte ihn der Gesandte davon, daß dies für ihn kein Nachteil sei, da es nicht darauf ankomme, ob der Vertrag auf zwanzigtausend Dukaten laute oder auf tausend mehr, da sie vereinbart hätten, daß das Grabmal nach Maßgabe der wirklich erhaltenen Gelder ausgeführt werden solle, wobei er hinzufügte, niemand habe diese Dinge zu untersuchen außer ihm, und seiner könne er sicher sein wegen des Übereinkommens, das zwischen ihnen bestehe. Daraufhin beruhigte sich Michelangelo, denn es schien ihm, er könne auf ihn zählen; auch wünschte er, daß dies ihm beim Papst zu dem Zweck, der oben erwähnt wurde, als Vorwand dienen könnte. So ging die Sache für diesmal hin, aber sie war noch nicht zu Ende, denn nachdem er die vier Monate in Florenz gedient hatte und nach Rom zurückgekehrt war, suchte ihn der Papst anderweitig zu beschäftigen und wollte ihn die Stirnwand der Sixtinischen Kapelle ausmalen lassen. Und als einer, der ein gutes Urteil hatte, und nachdem er je und je darüber nachgedacht, entschloß sich Clemens endlich, ihn den Tag des Jüngsten Gerichts malen zu lassen; denn er glaubte, durch die Mannigfaltigkeit und Großartigkeit des Vorwurfs diesem Mann einen Spielraum zu gewähren, allwo er von seiner Kunst nach seinem ganzen Vermögen eine Probe ablegen könnte. Michelangelo, der um die Verpflichtung wußte, die er gegen den Herzog von Urbino eingegangen war, suchte diesen Auftrag so sehr er konnte zu vermeiden; als es ihm aber nicht gelang, sich davon zu befreien, zog er die Sache in die Länge, und indem er tat, als ob er sich, wie er es zum Teil auch machte, mit dem Karton beschäftigte, arbeitete er heimlich an jenen Statuen, welche zum Grabmal gehören sollten.

Mittlerweile starb Papst Clemens, und Paul III. wurde gewählt*. Dieser ließ nach Michelangelo schicken und ersuchte ihn, in seinem Dienste zu bleiben. Der Meister, der befürchtete, er werde an seinem Werk gehindert, antwortete, das könne er, da er dem

Herzog von Urbino durch einen Vertrag verpflichtet sei, nicht tun, bevor er das Werk nicht vollendet hätte, das er in Händen habe. Der Papst wurde darüber zornig und sprach: «Schon dreißig Jahre lang habe ich diesen Wunsch, und jetzt, da ich Papst bin, soll ich ihn mir nicht erfüllen können? Wo ist dieser Vertrag? Ich will ihn zerreißen!» Als Michelangelo sich dahin gebracht sah, wäre er am liebsten von Rom abgereist und in die Gegend von Genua gegangen auf eine Abtei des Bischofs von Aleria, eines Günstlings des Julius, mit dem er sehr befreundet war, um dort sein Werk zu beenden; denn es war ein Ort, der von Carrara aus bequem zu erreichen war; er hätte dort die Marmorblöcke leicht herschaffen können, weil das Meer eine günstige Gelegenheit dazu bot. Er dachte auch daran, nach Urbino zu gehen als an einen ruhigen Ort, allwo er früher schon zu wohnen beabsichtigt hatte und wo er um des Angedenkens des Julius willen hoffte, gern gesehen zu werden. Er hatte daher einige Monate zuvor einen seiner Leute dorthin geschickt, um ein Haus und ein Stück Land zu kaufen. Allein, da er die Macht des Papstes fürchtete, wie er sie verdientermaßen zu fürchten hatte, reiste er nicht weg und hoffte, mit guten Worten den Papst zu beschwichtigen.

Dieser aber bestand auf seinem Vorsatz, und eines Tages suchte er den Michelangelo in dessen Haus auf, begleitet von acht oder neun Kardinälen, und wollte den Karton sehen, den er unter Clemens für die Wand der Sixtinischen Kapelle gezeichnet, sowie die Statuen, die er für das Grabmal schon gemacht hatte, und zwar alles aufs genaueste. Als der hochwürdigste Kardinal von Mantua, der zugegen war*, den «Moses» sah, sagte er: «Diese Statue allein genügt, um dem Grabmal des Papstes Julius Ehre zu machen.» Nachdem Papst Paul alles gesehen hatte, drängte er, in Gegenwart vieler Kardinäle und des schon erwähnten hochwürdigsten und erlauchtesten Kardinals von Mantua, den Michelangelo aufs neue, er solle in seinen Dienst treten, und als er den Meister hartnäckig fand, sagte er: «Ich werde veranlassen, daß der Herzog von Urbino sich mit drei Statuen von deiner Hand begnügen wird und daß die übrigen drei einem andern in Arbeit* gegeben werden.» So brachte er es mit den Agenten des Herzogs zustande, daß ein neuer Vertrag geschlossen wurde, der von Seiner Exzellenz, dem Herzog, anerkannt ward, da er in dieser Sache dem Papst nicht mißfallen wollte. Doch bestand Michelangelo, wiewohl er es hätte vermeiden können, da er kraft des Vertrages nicht dazu verpflichtet war, nichtsdestoweniger darauf, die Kosten für die drei Statuen zu tragen, und hinterlegte dafür sowie für den Rest des Grabmals eintausendfünfhundertundachtzig Dukaten. Sodann gaben die Gesandten Seiner Exzellenz die Statuen einem andern in Arbeit, und die Tragödie des Grabmals und das Grabmal selbst kamen zum Ende*.

Aus dem

«LEBEN DES MICHELANGELO BUONARROTI»

*Von Giorgio Vasari**

MICHELANGELO entschloß sich, da er nichts anderes tun konnte, dem Papst Paul zu dienen, und dieser wollte, daß er das Werk fortführe*, das ihm von Clemens befohlen worden war, ohne irgend etwas an der Erfindung oder dem Plan, den er ihm vorgelegt hatte, zu ändern; denn er empfand große Achtung vor dem Können Michelangelos und brachte ihm so viel Liebe und Verehrung entgegen, daß er nichts anderes suchte, als wie er ihm zu Gefallen sein könnte. Dies wird ersichtlich daraus, daß Seine Heiligkeit wünschte, es möchte unter der Statue des Jonas in der Kapelle, wo schon das Wappen des Papstes Julius' II. prangte, auch das seine angebracht werden. Da aber Michelangelo weder dem Julius noch dem Clemens Unrecht widerfahren lassen wollte, mochte er es nicht dort einfügen und sagte, es würde sich nicht gut ausnehmen. Da gab der Heilige Vater sich zufrieden, nur um ihm nicht zu mißfallen; denn er erkannte die Trefflichkeit dieses Mannes wohl und wußte, wie sehr er nach Ehre und Gerechtigkeit handelte ohne falsche Ehrbezeugung und Schmeichelei; etwas, was die großen Herren nur selten zu erfahren gewohnt sind. So ließ denn Michelangelo vor die Stirnwand der erwähnten Kapelle eine Mauer aus festgefügten, ausgewählten und gut gebrannten Backsteinen errichten, die zuvor nicht dort gewesen war, und er wollte, daß sie sich oben um eine halbe Elle vorneige, auf daß kein Staub oder Schmutz sich darauf festsetzen könne. Ich will nicht auf die Einzelheiten der Erfindung oder Gestaltung dieses Gemäldes eingehen; denn es wurden davon so viele große und kleine Abbildungen und Stiche hergestellt, daß es nicht nötig ist, mit seiner Beschreibung Zeit zu verlieren. Es genügt, wenn man weiß, daß die Absicht dieses einzigartigen Mannes in nichts anderem als darin bestand, die vollkommene und wohlausgewogene Bildung des menschlichen Körpers in den mannigfachsten Stellungen zu malen, und nicht allein dies, sondern dazu auch die Äußerungen der Leiden und Seligkeiten der Seele.

Um zur Erzählung zurückzukehren: Michelangelo hatte schon mehr als drei Viertel des Werkes vollendet, als Papst Paul es ansehen ging. Und da Messer Biagio da Cesena, der Zeremonienmeister und ein sehr gewissenhafter Mann, welcher mit dem Papst in der Kapelle war, befragt wurde, was er davon halte, sagte er, es sei etwas sehr Unschickliches, an einem solch verehrungswürdigen Ort so viele nackte Gestalten zu malen, die dermaßen unehrbar ihre Blöße zeigten, und dies sei kein Werk für eine päpstliche Kapelle, sondern für Badestuben oder Schenken*. Da solches dem Michelangelo mißfiel und er sich rächen wollte, malte er den Zeremonienmeister, sobald dieser weggegangen war, ohne ihn mehr vor sich zu haben, in der Gestalt des Minos in der Hölle mit einer großen Schlange, die sich um seine Beine wand, inmitten eines Haufens von Teufeln. Und es half dem Messer Biagio nichts, daß er sich an den Papst und an Michelangelo wandte und bat, er möge ihn wieder austilgen; denn er ließ ihn trotz allem zum Andenken dort stehen, wo man ihn jetzt noch sieht*.

Und so viel Gewalt verlieh er den Gestalten dieses Werkes, daß er den Ausspruch Dantes bewahrheitet hat: «Tote erscheinen wie tot und Lebend'ge wie lebend.» Er mühte sich acht Jahre lang, das Werk zu Ende zu führen, und enthüllte es im Jahre 1541 (wie ich glaube) am Weihnachtstag zum Erstaunen und zur Verwunderung ganz Roms, ja sogar der ganzen Welt; auch ich, der ich in Venedig weilte und in jenem Jahr nach Rom ging, um es zu sehen, stand erstaunt davor*.

Der Geist und die Begabung Michelangelos vermochten indes nicht untätig zu bleiben, und da er nicht malen konnte, nahm er einen Marmorblock, um daraus vier überlebensgroße Figuren zu meißeln, nämlich den «Tod Christi»; dies schuf er zu seiner Freude und zum Zeitvertreib und, wie er zu sagen pflegte, weil ihm das Arbeiten mit dem Hammer den Leib gesund erhalte. Es gibt kein Bildwerk eines toten Körpers, das diesem Christus vergleichbar wäre, welcher mit gelösten Gliedern herabsinkt und in der Haltung nicht nur gänzlich verschieden ist von all den andern Figuren, die Michelangelo geschaffen hat, sondern auch von allen, die überhaupt je gebildet worden sind, ein Werk, das viel Mühe gekostet hat, wie es selten aus einem Block herausgearbeitet wird, und wahrhaft göttlich. Dieses Bildwerk blieb unvollendet und erfuhr viel Unheil, wiewohl Michelangelo im Sinne gehabt hatte, es sollte ihm als Grabmal dienen am Fuß jenes Altars, wo er dereinst zu ruhen gedachte*.

Da geschah es, daß im Jahre 1546 Antonio da Sangallo starb*, und weil nun niemand zur Stelle war, der den Bau von St. Peter hätte leiten können, entstanden Meinungsverschiedenheiten zwischen den Abgesandten der Bauhütte und dem Papst darüber, wem man die Leitung übertragen solle. Endlich entschloß sich Seine Heiligkeit, ich glaube auf göttliche Eingebung hin, Michelangelo holen zu lassen. Als man ihn jedoch ersuchte, dieses Amt zu übernehmen, lehnte er es ab, indem er, um einer solchen Last zu entfliehen, sagte, die Baukunst sei nicht sein eigentlicher Beruf. Und da alles Bitten nichts nützte, befahl ihm der Papst schließlich, das Amt zu übernehmen. Mit höchstem Mißbehagen und ganz gegen seinen Willen mußte er dieses Unternehmen auf sich laden. Als er eines Tages mit andern zusammen zum St. Peter ging, um das Holzmodell anzusehen, welches Sangallo gemacht hatte, und um den Bau zu besichtigen, fand er dort die ganze Sangallische Sippe, die sich vordrängte und dem Michelangelo, so gut sie es konnte, sagte, wie sie alle sich freuten, daß er den Bau zu leiten habe und daß das Modell eine Wiese sei, worauf er niemals zu weiden unterlassen werde. «Ihr sagt die Wahrheit», entgegnete ihnen Michelangelo, indem er andeuten wollte (wie er es einem Freunde kundtat), sie seien Schafe und Ochsen, die nichts von Kunst verständen. Öffentlich pflegte er alsdann zu sagen, Sangallo habe dem Bau zu wenig Licht verliehen, habe außen zu viele Säulenreihen angebracht, eine über der andern, und habe mit den zahlreichen Risaliten, Spitzpfeilern und gekräuselten Gliedern viel mehr von den Deutschen als von der guten antiken oder von der anmutigen und schönen modernen Art übernommen; und darüber hinaus könne man bei der Vollendung des Baues wohl fünfzig Jahre Zeit und dreihunderttausend Scudi Kosten ersparen und ihn mit mehr Erhabenheit, Größe und Leichtigkeit, nach besserer Zeichnung und Regel schöner und bequemer errichten. Dies zeigte er an einem Modell, das er herstellte, um der Kirche die Gestalt zu verleihen, welche man heute an ihr sieht. Sein Modell kostete fünfundzwanzig Scudi und wurde in vierzehn Tagen hergestellt, jenes des Sangallo hatte mehr als viertausend Scudi und viele Jahre Zeit gekostet. Daraus und aus anderem konnte man erkennen, daß mit diesem Bau ein Geschäft und ein Handel getrieben wurde und daß man ihn in die Länge zog mit der Absicht, ihn nicht zu beenden, dieweil ein jeder, der ihn übernahm, ihn als einen Ankauf betrachtete.

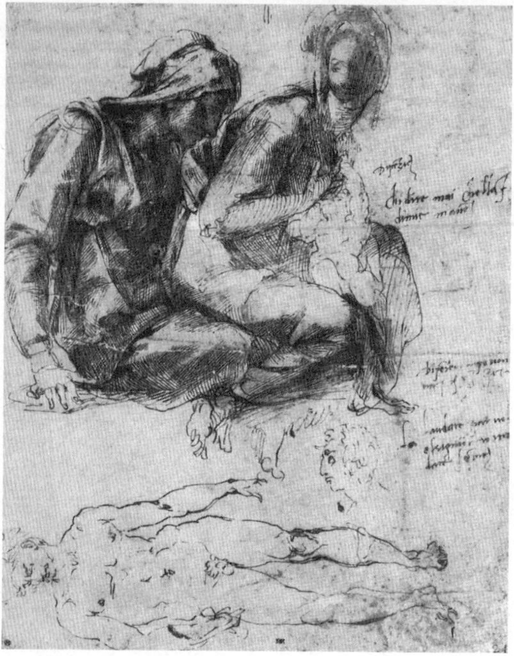

Studie zu einer Anna-Selbdritt-Gruppe

Solcherlei Maßnahmen gefielen einem rechtschaffenen Mann, wie Michelangelo einer war, nicht, und um sich jener Leute zu entledigen, sagte er ihnen eines Tages offen — dieweil der Papst ihn dazu zwang, das Amt des Baumeisters dieser Kirche zu übernehmen —, sie hülfen sich mit Freunden weiter und unternähmen alles, damit er die Leitung des Baues nicht antrete; wenn er daher dieses Amt annehme, so wolle er keinen von ihnen bei dem Bau haben. Diese Worte, die er öffentlich geäußert hatte, gereichten ihm sehr zum Schaden, wie man es wohl glauben kann, und waren die Ursache davon, daß jene ihn mit wildem Haß überschütteten, der Tag um Tag anwuchs, da sie sahen, wie die ganze Anordnung des Baues innen und außen verändert wurde; und sie ließen ihn nicht mehr ruhig leben, sondern suchten ihn jeden Tag immer wieder mit neuen und andern Angriffen zu quälen.

Endlich stellte ihm der Papst ein Motuproprio aus*, worin er ihn zum Leiter des Baues mit aller Machtbefugnis ernannte, so daß er bauen konnte und niederreißen, was schon da war, hinzufügen und wegnehmen und ändern, ganz nach seinem Belieben, und der Papst wollte, daß alle in der ganzen Baubehörde von Michelangelos Willen abhängig seien. Als dieser sah, daß der Heilige Vater ihm so viel Verständnis und Vertrauen entgegenbrachte, wünschte er, um sein Entgegenkommen zu zeigen, daß in dem Motuproprio erklärt werde, er diene dem Bau um Gottes Lohn und ohne jede Vergütung. Und wiewohl ihm der Papst verschiedene Male Geld schickte als Besoldung, wollte er es doch nie annehmen, wie Messer Alessandro Ruffino, der dazumal Kämmerer beim Papst war, und Messer Piero Giovanni Aliotti, der Bischof von Forlì, bezeugen.

Schließlich wurde vom Papst das Modell gutgeheißen, das Michelangelo gemacht hatte, nach welchem St. Peter auf einen kleineren Umfang, aber zu größerer Wirkung gebracht wurde, zur Befriedigung aller urteilsfähigen Leute, obwohl gewisse Personen, welche sich als Kenner ausgeben (es in Wirklichkeit aber nicht sind), dies nicht billigen.

Beim Bau von St. Peter bemühte sich Michelangelo fortwährend durch siebzehn Jahre hindurch um nichts anderes, als ihn von allen Seiten her gänzlich festzulegen; denn er fürchtete, der Dom möchte, wegen der neidischen Verfolgungen, nach seinem Tode dereinst wieder geändert werden; heute aber steht er so sicher, daß man ihn ruhig überwölben kann. Hieraus ersieht man, daß Gott, welcher ein Beschützer der Guten ist, ihn behütet hat, solange er lebte, und immerdar die Dinge zum Heil dieses Baues gelenkt und diesen Mann beschirmt hat bis zu seinem Tode. Und es geschah, daß Pius IV., der den Meister überlebte*, befahl, es dürfe nichts geändert werden an dem, was Michelangelo angeordnet habe. Und mit noch größerer Strenge beharrte Pius V., sein Nachfolger, darauf, daß man die Entwürfe, die Michelangelo gemacht hatte, unangetastet lasse und sie so ausführe*, wiewohl die Baumeister Pirro Ligorio und Jacopo Vignola den Bau leiteten, und als Pirro diesen Befehl selbstherrlich umstoßen und verletzen wollte, wurde er zu seiner Unehre von diesem Bau entfernt und Vignola allein dabei gelassen*. Doch um zu Michelangelo zurückzukehren, sage ich, daß ungefähr ein Jahr vor dessen Tod Vasari insgeheim dahin gewirkt hatte, daß der Herzog Cosimo de' Medici den Papst veranlaßte, er möge, dieweil Vasari sah, daß Michelangelo sehr hinfällig war, sorgsam darauf achten, wer um ihn sei und ihn pflege und wer in seinem Hause verkehre; und man möge, falls ihm plötzlich etwas zustoßen sollte, wie es bei Greisen oft geschieht, ein Verzeichnis seiner Besitztümer, Zeichnungen, Kartons, Modelle und seines Geldes sowie alles dessen, was ihm gehörte, anlegen, und alles solle in Sicherheit gebracht werden, was für den Bau von St. Peter und ebenso für die Sakristei und die Bibliothek von San Lorenzo und die Fassade vorhanden wäre, und man möge dafür sorgen, daß nicht Sachen weggeschafft würden, wie es oft zu geschehen pflegt — eine Sorgfalt, die vollkommen gerechtfertigt war und alles zu einem glücklichen Ende führte.

Lionardo, sein Neffe*, wünschte zu den Fasten nach Rom zu gehen; denn er ahnte, daß Michelangelo am Ende seines Lebens angelangt sei, und dieser war es zufrieden. Als er an einem schleichenden Fieber erkrankte, ließ er alsogleich schreiben, Lionardo möge kommen. Und als das Übel zunahm, wiewohl Messer Federigo Donati, sein Arzt, und die andern um ihn waren, machte er bei klarem Bewußtsein sein Testament, und zwar in drei Worten: er übergebe seine Seele Gott, seinen Leib der Erde und sein Hab und Gut seinen nächsten Verwandten. Und er legte es den Seinen ans Herz, sie möchten ihn beim Scheiden aus diesem Leben an die Leiden Jesu Christi erinnern, und so hauchte er sein Leben aus am 17. Februar des Jahres 1563 um die 23. Stunde[1] nach florentinischer Zeitrechnung (was nach römischer 1564 wäre), um in ein besseres Leben hinüberzugehen.

Michelangelo war den Werken der Kunst sehr ergeben, da er sah, daß ihm jede noch so schwierige Sache gelang, dieweil er von der Natur einen sehr geschickten und zu der herrlichen Kunst des Zeichnens sehr geeigneten Geist erhalten hatte. Um darin ganz und gar vollkommen zu werden, befaßte er sich unendlich viel mit Anatomie, indem er Leichen sezierte, um bis zum letzten Grund vorzudringen und die Verbindungen der Knochen, Muskeln, Nerven und Adern zu sehen, die verschiedenartigen Bewegungen und alle Stellungen des menschlichen Körpers zu erkennen, und nicht allein der Menschen, sondern auch der Tiere und insbesondere der Pferde, an denen er solche Freude hatte, daß er sich welche hielt. In all dem wollte er auf den Grund sehen und

[1] Zwischen 16 und 17 Uhr.

den Zusammenhang in bezug auf die Kunst kennenlernen, und er zeigte dies so eindringlich in den Dingen, welche er behandelte, daß auch der, welcher sich mit nichts anderem abgibt als mit diesem, nicht mehr darin leisten kann. Dadurch hat er vermocht, seine Werke mit dem Pinsel sowohl wie mit dem Meißel dahin zu bringen, daß sie beinahe unnachahmlich sind, und er hat, wie gesagt, so viel Kunst, Anmut und Leichtigkeit in alle seine Werke hineingelegt, daß er — und dies sei gesagt, ohne jemandem nahetreten zu wollen — die Alten übertroffen und besiegt hat, indem er die Dinge so ungehindert ihrer Schwierigkeiten entkleidete, daß sie nicht mit Mühe geschaffen zu sein scheinen, wiewohl derjenige, welcher seine Werke alsdann abzeichnet, die Mühsal beim Nachahmen gar wohl darin findet.

Das Können Michelangelos wurde zu seinen Lebzeiten anerkannt und nicht, wie es vielen zu geschehen pflegt, erst nach seinem Tode. Wir haben gesehen, daß die allerhöchsten Päpste Julius II., Leo X., Clemens VII., Paul III. und Julius III., Paul IV. und Pius IV. ihn immerdar um sich haben wollten, und, wie man weiß, ebenso auch Soliman, der Sultan der Türken, Franz von Valois, der König von Frankreich, Kaiser Karl V. und die Signorie von Venedig und endlich der Herzog Cosimo de' Medici; und alle wollten ihm ein ehrenvolles Gehalt bezahlen, aus keinem andern Grunde als aus dem, seiner großen Kunst teilhaftig zu werden; und dies geschieht nur

Männern von so hohem Wert, wie er einer war, da man erkannt und gesehen hatte, daß alle drei Künste in ihm dermaßen vollkommen ausgebildet waren, wie man es ähnlich weder bei antiken noch bei modernen Meistern gefunden hat und wie in so unendlich vielen Jahren, als die Sonne kreist, Gott dies keinem andern gewährt hat außer ihm allein. Er besaß eine so starke und vollkommene Einbildungskraft, daß er die Dinge, die er im Geiste in großen und schrecklichen Gedanken sich vorstellte, mit den Händen oft nicht nachbilden konnte und daß er seine Werke manchmal stehenließ, ja deren viele sogar verdarb; wie ich denn weiß, daß er, kurz bevor er starb, eine große Anzahl von Zeichnungen, Skizzen und Kartons, die er eigenhändig gearbeitet hatte, verbrannte, auf daß niemand die Mühsal sehen könne, die er erduldet, noch die Art und Weise, wie er seinen Geist geprüft hatte, um nicht anders denn vollkommen zu erscheinen. Ich habe einige Zeichnungen von seiner Hand in Florenz aufgefunden und habe sie in unser Zeichenbuch eingefügt; und wiewohl man daraus die Größe dieses Geistes ersieht, erkennt man doch auch, daß er, als er die Minerva aus dem Haupte Jupiters heben wollte, des Hammers des Vulkan bedurfte.

Niemand möge es seltsam finden, daß Michelangelo die Einsamkeit suchte als einer, welcher in seine Kunst verliebt war, die den Menschen für sich allein und seine Gedanken ganz haben will; darum ist es notwendig, daß einer, der sich ihr völlig widmen möchte, die Gesellschaft fliehe; denn wer sich mit der Betrachtung der Kunst abgibt, der ist niemals allein oder ohne Gedanken, und jene, welche ihm dies als Verstiegenheit oder Wunderlichkeit auslegen, haben unrecht; denn wer gute Werke hervorbringen will, der muß sich von allen Sorgen und Plagen fernhalten, dieweil die Kunst Versenkung fordert und Einsamkeit und ein stilles Gemüt und nicht will, daß der Geist herumschweife.

Bei all dem liebte er zu gegebener Zeit die Freundschaft mit vielen berühmten und gelehrten Menschen und mit geistreichen Männern und wußte sie sich zu erhalten, wie zum Beispiel mit dem großen Kardinal Hippolyt de' Medici, der ihn außerordentlich liebte. Sein guter Freund war auch der erlauchteste Kardinal Polo, und Michelangelo liebte dessen Trefflichkeit und Güte* sehr; ferner der Kardinal Farnese und Santa Croce, der spätere Papst Marcellus*; der Kardinal Ridolfi*, der Kardinal Maffeo*, Monsignore Bembo*, Carpi und viele andere Kardinäle, Bischöfe und Prälaten, die nicht alle genannt werden müssen; Monsignore Claudio Tolomei*, der prachtliebende Ottaviano de' Medici, sein Gevatter, dem er ein Söhnchen aus der Taufe hob; Messer Bindo Altoviti, welchem er den Karton von dem Gemälde in der Kapelle schenkte, wo Noah, betrunken, von einem seiner Söhne verspottet und von den beiden andern zugedeckt wird; Messer Lorenzo* Ridolfi und

Messer Annibale Caro* sowie Messer Giovanni Francesco Lottini de Volterra*; unendlich mehr als diese alle liebte er jedoch Messer Tommaso de' Cavalieri, einen römischen Edelmann*, welcher jung und der Kunst sehr geneigt war und welchem Michelangelo, damit er zeichnen lerne, viele wundervolle, mit schwarzem und rotem Stift ausgeführte göttlich-schöne Köpfe schenkte, und weiterhin zeichnete er ihm einen «Ganymed», den der Vogel des Jupiter zum Himmel emporträgt, sowie einen «Tityos», dem der Geier das Herz frißt, und den «Phaethon», der mit dem Sonnenwagen in den Po stürzt, und ein «Bacchanal» von Kindern. Jedes einzelne dieser Blätter ist unvergleichlich, und es sind Zeichnungen, wie sie sonst nirgends gesehen werden können. Michelangelo zeichnete den Messer Tommaso auf einem großen Karton nach der Natur, er, der weder zuvor noch späterhin jemals von irgendeinem ein Bildnis gemacht hätte; denn es war ihm ein Greuel, etwas nach dem Leben zu zeichnen, wenn es nicht von unendlicher Schönheit war. Diese Blätter waren der Grund dafür, daß Messer Tommaso, der sich an solchen Sachen sehr ergötzte, noch ein gut Teil von jenen erhielt, die Michelangelo ehemals für Fra Sebastiano Veneziano gezeichnet hatte, damit er sie als Gemälde ausführe*. Und fürwahr schätzte sie Messer Tommaso wie Reliquien und stellte sie den Künstlern mit großer Gefälligkeit zur Verfügung. Michelangelo schenkte seine Liebe in der Tat stets edlen, verdienstvollen und würdigen Menschen, denn er besaß ein gutes Urteil und viel Geschmack in allen Dingen. Messer Tommaso ließ ihn viele Zeichnungen für seine Freunde anfertigen, wie zum Beispiel für den Kardinal de Cesis diejenige zu dem Tafelbild mit der «Verkündigung Mariä», etwas ganz Neues in seiner Art, welches alsdann von Marcello von Mantua gemalt* und in der Marmorkapelle aufgestellt wurde, die dieser Kardinal in der Kirche della Pace in Rom hat erbauen lassen; und ebenso noch eine andere «Verkündigung», die von der Hand des Marcello auf einem Tafelbild in der Kirche von San Giovanni in Laterano in Farben ausgeführt wurde; die Zeichnung dazu besitzt der Herzog Cosimo de' Medici; denn nach Michelangelos Tod schenkte sie dessen Neffe, Lionardo Buonarroti, Seiner Exzellenz, die sie als ein Kleinod hütet. Michelangelo liebte seine Kunstgenossen und pflegte Umgang mit ihnen, so mit Jacopo Sansovino*, mit Rosso, mit Puntormo, mit Daniello da Volterra und Giorgio Vasari aus Arezzo, dem er unzählige Freundlichkeiten erwies; auch gab er den Anstoß, daß dieser sich mit Baukunst beschäftigte im Hinblick darauf, sie dereinst ausüben zu können, und er unterhielt sich gerne mit ihm und sprach mit ihm über Gegenstände der Kunst. Jene, welche behaupten, Michelangelo habe nicht unterrichten wollen, sind im Unrecht; denn er pflegte es immerfort mit seinen Vertrauten zu tun und mit solchen, die ihn um Rat fragten; ich war oftmals zugegen, wenn dies geschah; doch ich schweige mit Rücksicht auf diejenigen, deren Fehler ich nicht aufdecken möchte. Das steht allerdings fest, daß er mit denen, die er bei sich im Hause hatte, eitel Mißgeschick erfuhr; denn es waren Leute, die sich wenig dazu eigneten, ihn nachzuahmen. Pietro Urbano aus Pistoja, sein Schüler*, war wohl klug, wollte sich aber niemals Mühe geben; Antonio Mini hätte dies gewollt, allein, er war nicht gescheit genug, und wenn das Wachs hart ist, so prägt es sich nicht gut; Ascanio della Ripa Transone strengte sich sehr an; doch sah man nie, daß es etwas gefruchtet hätte, weder in Gemälden noch in Zeichnungen*, denn er pinselte mehrere Jahre lang an einem Tafelbild herum, wozu Michelangelo ihm einen Karton gegeben hatte, und schließlich lösten sich die hohen Erwartungen, die man auf ihn gesetzt hatte, in Rauch auf; ich erinnere mich, daß Michelangelo mit dem Unvermögen dieses seines Schülers solches Mitleid empfand, daß er ihm mit eigener Hand half; doch es frommte wenig. Hätte er einen guten Gehilfen gehabt, so würde er (wie er mir des öftern sagte), ungeachtet seines hohen Alters, viel Anatomie getrieben haben und hätte zum Nutzen seiner Berufsgenossen über diesen Gegenstand geschrieben. Von mehreren war er betrogen worden; doch er mißtraute sich selbst, da er schriftlich das nicht wohl ausdrücken konnte, was er gewollt hätte, und weil er im Reden nicht geübt war, obzwar er es verstand, in seinen Briefen mit wenigen Worten seine Ansicht kundzutun. Er ergötzte sich auch sehr an den volkssprachigen Dichtern, insbesondere an Dante, den er sehr verehrte und den er in Gedanken und Einfällen nachahmte*, ebenso Petrarca; denn er erfreute sich daran, Madrigale und sehr ernste Sonette zu verfassen, über welche selbst Kommentare geschrieben wurden; und Messer Benedetto Varchi hielt in der Florentiner Akademie eine berühmte Vorlesung über das Sonett, welches also anhebt*:

> Es hat der beste Künstler keinen Plan,
> den nicht ein einz'ger Marmorblock
> enthielte . . .

Unzählige seiner Sonette sandte er an die erlauchteste Marchesa von Pescara und erhielt Antwort von ihr in Reimen und in Prosa*. Er war in ihre Vorzüge verliebt und sie gleichermaßen in die seinigen, und viele Male kam sie von Viterbo nach Rom, um ihn zu besuchen. Michelangelo zeichnete ihr einen toten «Christus» auf dem Schoß Unserer Lieben Frau und daneben zwei Engelchen — ein wunderbares Werk — sowie einen «Christus am Kreuz», welcher, das Haupt erhoben, seinen Geist dem Vater befiehlt — ein wahrhaft göttliches Bild; ferner besitzt sie von ihm einen «Christus mit der Samariterin am Brunnen».

Er ergötzte sich, als ein guter Christ, der er war, oft an der Heiligen Schrift und brachte den Werken des Fra Girolamo Savonarola, dessen Stimme er von der Kanzel herab vernommen hatte, große Verehrung entgegen*. Über alles liebte er die menschliche Schönheit, die er in der Kunst nachahmte, indem er das Schönste vom Schönen auswählte (denn nur so kann Vollkommenes entstehen), und er liebte sie nicht wegen lüsterner und unehrbarer Gedanken. Dies hat er durch seinen Lebenswandel bewiesen; denn er war sehr mäßig und begnügte sich, solange er jung war, mit ein wenig Brot und Wein, um bei seiner Arbeit bleiben zu können; er pflegte auch, als er schon alt war, bis in die Jahre, da er das «Jüngste Gericht» in der Kapelle malte, des Abends, wenn er sein Tagewerk vollbracht hatte, nur ein karges Mahl einzunehmen. Und wiewohl er reich war, lebte er wie ein Armer; kein Freund aß je mit ihm oder doch nur selten; er wollte auch von niemandem Geschenke annehmen; denn es schien ihm, wenn ihm einer etwas gebe, so sei er jenem immerdar verpflichtet. Seine Mäßigkeit bewirkte, daß er sehr wachsam war und wenig Schlaf brauchte; oftmals stand er des Nachts auf, wenn er nicht schlafen konnte, um mit dem Meißel zu arbeiten; er hatte sich eine Mütze aus starkem Papier gemacht, und oben steckte mitten darauf eine brennende Kerze, welche ihm solcherweise Licht spendete, wo immer er arbeitete, ohne daß die Hände behindert waren. Vasari, der diese Mütze oftmals sah, bemerkte, daß Michelangelo kein Wachs gebrauchte, sondern Kerzen aus reinem Ziegenfett, die vortrefflich sind. Deshalb schickte er ihm einmal vier Pakete voll solcher Talglichter, die vierzig Pfund wogen. Sein Diener brachte sie dem Meister um die zweite nächtliche Stunde[1]; doch da er sie ihm in zuvorkommender Weise überreichen wollte, weigerte sich Michelangelo, sie anzunehmen. Darauf sagte der Diener zu ihm: «Herr, die Pakete haben mir auf dem Weg von der Brücke bis hieher die Arme fast zerbrochen; ich möchte die Kerzen nicht mehr zurücktragen; aber vor Eurer Pforte ist dicker Schlamm, und sie werden darin schön aufrecht stehen; ich will sie alle anzünden.» Da sprach Michelangelo zu ihm: «Leg sie hierher, denn ich will nicht, daß du mir Schabernack treibest vor meiner Türe.»

Er erzählte mir, daß er gar oftmals in seiner Jugend in den Kleidern geschlafen habe, da er sich, zu sehr ermüdet von der Arbeit, nicht mehr ausziehen mochte, um sich alsdann wieder ankleiden zu müssen. Es gibt etliche, die ihn für geizig gehalten haben, allein diese täuschen sich; denn sowohl bei seinen Kunstwerken wie auch bei seinen Besitztümern hat er das Gegenteil bewiesen. Dem Messer Tommaso de' Cavalieri schenkte er, wie ich es schon gesagt habe, Zeichnungen von hohem Wert, ebenso dem Messer Bindo und dem Fra Sebastiano; aber auch dem Antonio Mini, seinem Schüler, gab er alle seine Skizzen und Kartons sowie das Bild der «Leda» und seine

---

[1] Um 20 Uhr.

sämtlichen Modelle aus Wachs und Ton. Dem Gherardo Perini, einem florentinischen Edelmann, mit dem er sehr befreundet war, schenkte er auf drei Blättern einige mit schwarzem Stift gezeichnete Köpfe*. Für Bartolommeo Bettini zeichnete er den Karton einer «Venus mit dem Cupido» und gab ihm dieses herrliche Blatt zum Geschenk. Für den Marchese del Vasto schuf er einen Karton («Noli me tangere»), ein selten schönes Werk. Er gab «Die beiden Gefangenen» dem Herrn Ruberto Strozzi*, und die «Pietà» aus Marmor dem Antonio, seinem Diener, und dem Francesco Bandini. Ich weiß daher nicht, wieso man diesen Mann des Geizes bezichtigen kann, der so viele Dinge verschenkt hat, aus denen man Tausende von Scudi hätte gewinnen können. Was kann man da weiter sagen? Ich weiß — denn ich war dabei —, daß er viele Zeichnungen machte und Gemälde und Gebäude begutachtete, ohne je etwas dafür annehmen zu wollen. Doch kommen wir auf die Gelder zu sprechen, die er im Schweiße seines Angesichtes erworben hat, die er sich nicht durch Zinsen, nicht durch Handel verschaffte, sondern durch seinen Fleiß und seine Arbeit, so frage ich: Kann man einen Menschen geizig nennen, der wie er viele Arme unterstützte, eine große Anzahl Mädchen insgeheim verheiratete und diejenigen reich machte, die ihm bei seinen Arbeiten behilflich waren, wie zum Beispiel Urbino, seinen Angestellten, der durch ihn sehr begütert wurde, nachdem er ihm lange

Zeit als sein Schüler gedient hatte, und der ihm, als er ihn fragte: «Wenn ich sterbe, was wird aus dir werden?», antwortete: «Ich werde einem andern aufwarten.» — «O du Armer!» sprach Michelangelo zu ihm, «ich will deinem Elend steuern.» Und er schenkte ihm aufs Mal zweitausend Scudi, was gewöhnlich nur die Kaiser und die großen Päpste zu tun pflegen. Weiterhin gab er seinem Neffen zu drei oder vier Malen tausend Scudi, und schließlich hat er ihm, als er starb, zehntausend Scudi hinterlassen, ohne die Besitztümer in Rom.

Michelangelo besaß ein sehr gutes und weitreichendes Gedächtnis. Wenn er die Werke anderer nur ein einziges Mal gesehen hatte, so behielt er sie vollständig in der Erinnerung und bediente sich ihrer in einer Weise, daß niemand es wahrnahm. Er hat auch niemals etwas geschaffen, was einer seiner früheren Arbeiten ähnlich sah; denn er besann sich auf alles, was er gemacht hatte. In seiner Jugend, als er einstmals mit befreundeten Malern zusammensaß, scherzten sie beim Abendessen, wer eine Figur darstellen könne, die gar nichts von einer Zeichnung habe und so ungeschickt gemacht sei wie jene Hampelmänner, welche diejenigen kritzeln, die durchaus nichts vom Zeichnen verstehen und die Wände besudeln. Hier bediente er sich seines Gedächtnisses; denn er erinnerte sich, auf einer Mauer eine solche Fratze gesehen zu haben; er stellte sie dar, wie wenn er sie vor Augen gehabt hätte, und übertraf alle seine Freunde — eine nicht leicht zu lösende Aufgabe für einen Menschen, der so voll war von Zeichnungen und an auserlesene Dinge gewöhnt. Er war rasch aufgebracht und dies gerechterweise gegen solche, die ihm Kränkungen zugefügt hatten; niemals aber hat man ihn rachsüchtig gesehen, viel eher war er außergewöhnlich geduldig und in seinen Gewohnheiten bescheiden. Im Reden war er sehr verständig und weise und gab Antworten voll tiefen Ernstes; doch bisweilen hatte er auch geistreiche, lustige und witzige Einfälle. Manches von dem, was er gesagt hat, ist von uns aufgezeichnet worden; einiges davon wollen wir anführen, denn alles zu beschreiben, würde zu lange währen.

Da einstmals einer seiner Freunde mit ihm vom Tode redete und ihm sagte, der Gedanke daran müsse ihn wohl sehr traurig stimmen, da er fortwährend um der Kunst willen Mühsale erduldet und niemals Ruhe gehabt habe, da antwortete er ihm, daß dies durchaus nicht der Fall sei; denn wenn das Leben einem gefalle, so dürfe auch der Tod, der aus der Hand desselben Meisters stamme, einem nicht mißfallen. — Einem Bürger, der ihn vor Orsanmichele in Florenz stehen sah, wie er den «San Marco» von Donato betrachtete*, und der ihn fragte, was er von diesem Bildwerk halte, antwortete Michelangelo, er habe nie eine Figur gesehen, welche mehr das Aussehen eines rechtschaffenen Mannes gehabt habe als diese, und wenn San Marco so ausgesehen habe, könne man ihm fürwahr glauben, was von ihm geschrieben stehe. — Einst zeigte man ihm die Zeichnung eines Kindes und empfahl ihm den Knaben, der eben erst zeichnen lernte; einige entschuldigten das Kind, es habe erst vor kurzer Zeit sich dieser Kunst zu widmen begonnen; da antwortete der Meister: «Das merkt man!» — Etwas Ähnliches sagte er zu einem Maler, der eine «Pietà» geschaffen hatte und dem dies nicht recht gelungen war: Es sei fürwahr eine Pietà, sie anzusehen! — Ein Maler hatte mit außerordentlich großer Mühe ein Bild fertiggebracht und hatte viel Zeit damit verloren; doch als er es enthüllte, trug er reichlichen Gewinn davon. Da man Michelangelo fragte, was er von dem Urheber des Gemäldes halte, antwortete er: «Wieviel Mühe sich dieser auch geben mag, reich zu werden — er wird doch immerdar arm bleiben.» — Einer seiner Freunde, der Mönch war und die Messe las, kam im Büßergewand mit dem Stachelgürtel nach Rom und grüßte den Michelangelo; dieser aber tat, als sähe er ihn nicht, weshalb der Freund gezwungen war, ihm seinen Namen kundzutun. Michelangelo zeigte sich verwundert darüber, daß jener in einem solchen Gewand stecke; doch alsdann fügte er fast freudig hinzu: «Oh, Ihr seid schön! Wenn Ihr innerlich so ausseht, wie ich Euch von außen erblicke, so wird dies Eurer Seele zugute kommen.»

Als ein Freund ihn fragte, was er von einem halte, der einige der berühmtesten antiken Statuen in Marmor nachgebildet hatte und sich rühmte, er habe die Alten weit übertroffen, antwortete er: «Wer hinter anderen hergeht, kommt ihnen nie voraus, und wer von sich aus nicht etwas Gutes zu schaffen vermag, der kann sich auch der Werke anderer nicht recht bedienen.» — Ein Maler, ich weiß nicht welcher, hatte ein Bild geschaffen, auf dem ein Ochse besser gemalt war als die andern Dinge. Michelangelo wurde befragt, weshalb wohl der Maler diesen Ochsen lebendiger dargestellt habe als alles übrige, und er antwortete: «Jeder Maler malt sich selbst am besten!» — Als er an der Kirche von San Giovanni in Florenz vorüberging, wurde er nach seiner Ansicht über deren Türen* befragt, worauf er entgegnete: «Sie sind so schön, daß sie gut die Pforten des Paradieses sein könnten.» — Er diente einem Fürsten, der jeden Tag seine Pläne abänderte* und nichts beibehielt. Da sagte Michelangelo zu einem seiner Freunde: «Dieser Herr hat einen Sinn wie eine Wetterfahne auf einem Kirchturm, denn jeder Wind, der sich darin verfängt, macht, daß sie sich dreht.» — Ein Maler hatte ein Bild geschaffen und viele Dinge verschiedenen Blättern und Gemälden entnommen, und es war an dem Werk nichts, das nicht entlehnt war. Es wurde dem Michelangelo gezeigt, und da er es gesehen hatte, fragte ihn einer seiner besten Freunde, was er davon halte. Er erwiderte: «Er hat es gut gemacht; aber ich weiß nicht, was am Tag des Jüngsten Gerichts, wenn all die Körper ihre Glieder versammeln werden, mit dem Bild geschehen wird; denn es wird nichts davon übrigbleiben.» Eine Warnung für diejenigen, welche Kunstwerke schaffen, auf daß sie sich gewöhnen, eigenes hervorzubringen. — Ein Priester, der mit ihm befreundet war, sagte zu ihm: «Es ist schade, daß Ihr nicht eine Frau genommen habt; denn Ihr würdet viele Kinder bekommen haben und würdet ihnen den Lohn Eurer großen Mühsale hinterlassen können.» Ihm antwortete Michelangelo: «Ich habe fürwahr eine Frau, und dies ist die Kunst, die mich immerdar geplagt hat; und meine Kinder sind die Werke, die ich hinterlassen werde und die, auch wenn sie zu nichts gut sind, doch eine Zeitlang leben werden. Und wehe dem Lorenzo di Bartoluccio Ghiberti, wenn er die Türen von San Giovanni nicht gemacht hätte! Denn seine Kinder und Neffen haben alles, was er hinterließ, verkauft und verschleudert, die Türen aber sind noch da.» — Vasari wurde einst von Julius III. zu später Nachtstunde wegen einer Zeichnung ins Haus des Michelangelo geschickt; er fand ihn, wie er an der «Pietà» aus Marmor arbeitete, die er später zerschlug*. Michelangelo hatte ihn an der Art, wie er an die Türe pochte, erkannt, erhob sich von seiner Arbeit und nahm eine Lampe beim Henkel in die Hand. Nachdem ihm Vasari erklärt hatte, was er wünsche, schickte er den Urbino wegen der Zeichnung nach oben und unterhielt sich alsdann über andere Dinge. Mittlerweile wandte Vasari die Blicke nach dem Bein des Christus, an dem Michelangelo ar-

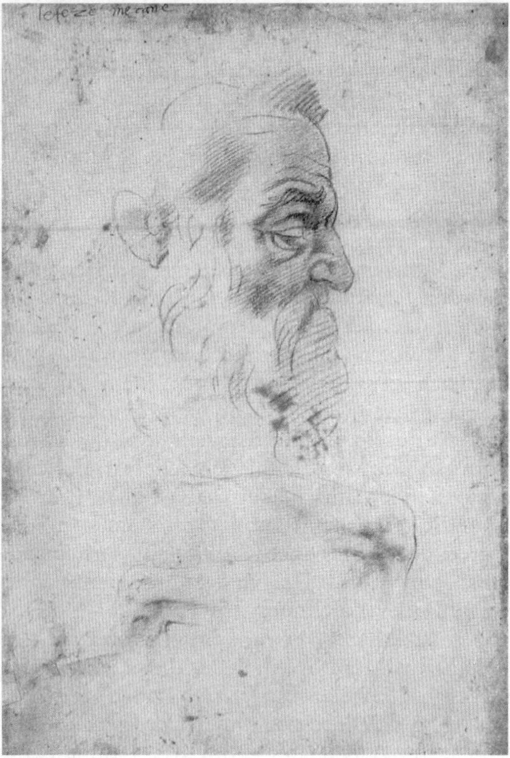

Männlicher Profilkopf

beitete; um zu verhindern, daß Vasari dies sehe, ließ er die Lampe aus der Hand fallen, und als sie im Dunkeln standen, rief er den Urbino, er solle ein Licht bringen; und da er inzwischen aus dem Bretterverschlag herausgetreten war, wo die Arbeit stand, sagte er: «Ich bin so alt, daß der Tod mich oftmals am Mantel zupft, damit ich mit ihm gehen soll, und so werde ich eines Tages hinfallen wie diese Lampe, und das Licht meines Lebens wird auslöschen.» Bei alledem hatte er Freude an gewissen Leuten nach seinem Geschmack, wie an Menighella, einem Dutzendmaler und tölpischen Menschen aus Valdarno, der aber sehr drollig war und oftmals zu Michelangelo kam, damit er ihm einen San Rocco oder Sant' Antonio zeichne, die er für die Bauersleute zu malen hatte. Michelangelo, der nur schwer dazu zu bewegen war, für den König etwas zu malen, ließ seine Arbeit liegen und setzte sich hin, um ihm eine ganz einfache Zeichnung zu machen, wie sie Menighellas Art und seinem Verlangen entsprach, wie dieser zu sagen pflegte. Unter anderem hieß er ihn ein Modell für ein Kruzifix herstellen, welches sehr schön war, machte eine Form darüber, preßte Kruzifixe darin aus Pappe und andern Substanzen und verkaufte sie auf dem Lande, was Michelangelo vor Lachen fast zum Bersten brachte.

Doch um mich kurz zu fassen, sage ich noch, daß die körperliche Beschaffenheit dieses Mannes durch und durch gesund war; denn er war hager und hatte gute Nerven; und wiewohl er als Kind schwächlich gewesen war und als Mann zwei schwere Krankheiten durchmachte, ertrug er doch immerfort jede Mühsal und hatte keine Gebrechen; erst in seinem Alter litt er an Harnstörungen und Nierenschmerzen, woraus ihm schließlich ein Steinleiden erwuchs. Deshalb wurde er von Meister Realdo Colombo, seinem guten Freund, viele Jahre lang behandelt, und dieser heilte ihn sehr sorgfältig. Michelangelo war von mittlerer Statur, breit in den Schultern, aber gut ausgeglichen im übrigen Körperbau. An den bloßen Füßen trug er, als er älter wurde, während vieler Monate immerzu Stiefel von Hundsfell, so daß oftmals, wenn er sie ausziehen wollte, die Haut mitkam. Über den Strümpfen pflegte er zum Schutze gegen Feuchtigkeit von innen zugeschnallte Stiefel aus Saffianleder zu tragen. Das Gesicht war rund, die Stirn eckig und breit, mit sieben geraden Furchen, und die Schläfen ragten um etliches weiter vor als die Ohren. Diese Ohren waren eher ein wenig groß und von den Wangen abstehend. Der Körper hatte das richtige Verhältnis zum Gesicht und war eher groß, die Nase ein wenig gequetscht, da Torrigiano sie ihm mit der Faust eingeschlagen* hatte. Die Augen waren nicht sehr groß, hornfarben und mit gelblichen und bläulichen Punkten gesprenkelt. Die Augenbrauen waren wenig behaart und die Lippen fein, die untere ein wenig verdickt und vorstehend. Das Kinn stand in gutem Verhältnis zu dem übrigen Gesicht. Der Bart und die Haare waren schwarz, untermischt mit vielen grauen Haaren; der Bart war nicht sehr lang, gabelartig geteilt und nur von spärlichem Wuchs.

Gewißlich war er für die Welt, wie ich schon gesagt habe, ein Vorbild, das Gott den Menschen gesandt hatte, auf daß sie für unsere Kunst von ihm und seinem Leben lernten, wie man leben soll, und aus seinen Werken, wie die wahren bedeutenden Künstler zu sein hätten. Und ich, der ich Gott zu danken habe für unendliche Glückseligkeiten, wie sie nur selten den Menschen unseres Berufes zuteil zu werden pflegen, ich zähle unter vielen nur eine auf, und diese besteht darin, daß ich zu der Zeit geboren wurde, da Michelangelo am Leben war, und daß ich würdig erachtet wurde, ihn zum Meister zu haben, und daß er mir so vertraut und ein Freund gewesen ist, wie jedermann weiß und wie seine Briefe, die er mir schrieb, es bezeugen. Und um der Wahrheit und der Verpflichtung willen, die ich seinem Wohlwollen gegenüber hege, habe ich von ihm vieles geschrieben und lauter wahre Begebenheiten, was viele andere nicht tun konnten. Michelangelo wurde mit ehrenvollen Exequien, unter dem Zustrom der ganzen Künstlerschaft und aller seiner Freunde sowie der gesamten florentinischen Gemeinde, im Angesicht von ganz Rom, in einer Gruft in Sant'Apostolo beigesetzt, da Seine Heiligkeit beabsichtigte, ihm in St. Peter ein besonderes Denkmal und Grabmal errichten zu lassen. Sein Neffe Lionardo kam, als alles vorüber war, wiewohl er mit der

Post gereist war. Doch als der Herzog Cosimo die Nachricht vom Tode Michelangelos hörte, beschloß er, da er ihn lebend nicht hatte haben und ehren können, ihn nach Florenz bringen zu lassen, um ihn wenigstens nach dem Tode mit allem Prunk zu feiern. Wie ein Kaufmannsgut in einen Ballen verpackt, wurde er heimlicherweise fortgesandt, und dies tat man, damit in Rom kein Aufhebens davon gemacht und man nicht daran gehindert werde, den Leichnam von dort nach Florenz zu bringen.

Infolge dieser so plötzlichen und beinahe unvorhergesehenen Ankunft der Leiche Michelangelos konnte man damals nicht sogleich tun, was man später dann nachholte. Als der Tote in Florenz angekommen war, wurde der Sarg, wie die Abgeordneten es wünschten, am selben Tag, nämlich am 11. März, einem Samstag, nach dem Saal der Gesellschaft der Himmelfahrt Mariä gebracht und unter den Hauptaltar und die Treppen hinter San Pietro maggiore gestellt, ohne daß irgend etwas damit unternommen worden wäre. Am darauffolgenden Tag, dem Sonntag in der zweiten Fastenwoche, versammelten sich alle Maler, Bildhauer und Baumeister heimlicherweise bei San Pietro, wohin sie nichts gebracht hatten als eine ganz mit Gold durchwirkte Samtdecke, mit welcher sie den Sarg, auf dem ein Kruzifix lag, und den ganzen Katafalk überdeckten. Ungefähr um Mitternacht, da alle um den Leichnam versammelt waren, ergriffen mit einem Male die ältesten und berühmtesten Künstler eine Menge

Fackeln, welche dorthin gebracht worden waren, und die jüngeren hoben die Bahre so rasch auf, daß ein jeder sich glücklich pries, der sich ihr nähern und die Schulter darunterschieben konnte, als glaubten sie, sie könnten sich fortan rühmen, die Gebeine des bedeutendsten Mannes getragen zu haben, der je ihrer Kunst teilhaftig gewesen war. Allein, daß sie sich bei San Pietro versammelten, hatte Aufsehen erregt und bewirkt, wie es in solchen Fällen zu geschehen pflegt, daß viele Leute stehenblieben, und dies um so mehr, als das Gerücht sich verbreitete, der Leichnam Michelangelos sei angekommen und werde nach Santa Croce verbracht. Und wiewohl man, wie gesagt, alles daran setzte, die Sache nicht ruchbar werden zu lassen, damit, wenn das Gerücht durch die Stadt sich verbreite, keine so große Menschenmenge herzulaufe, die unausweichlich eine gewisse Unruhe und Verwirrung verursachen mußte, und auch, weil man wünschte, daß das wenige, was man für jetzt zu tun gedachte, in aller Stille und ohne Prunk vor sich gehe und alles übrige auf eine geeignetere und bequemere Zeit verspart würde, so geschah doch von dem einen wie von dem andern das Gegenteil. Denn was die Menschenmenge anbelangt, so füllte sich, da die Neuigkeit von Mund zu Mund ging, die Kirche* in einem Augenblick dermaßen, daß man schließlich den Sarg nur unter größten Schwierigkeiten in die Sakristei zu bringen vermochte, wo man ihn von der Umhüllung freimachen wollte, um ihn nach der ihm bestimmten Gruft bringen zu können. Was aber die Ehrenbezeugungen betrifft, so kann man zwar nicht leugnen, daß bei Leichenfeiern der Anblick der Geistlichen, der riesigen Menge von Wachskerzen und der großen Zahl von trauernden und schwarzgekleideten Menschen etwas Herrliches und Prachtvolles sei; nichtsdestoweniger war es aber auch etwas Großes, zu sehen, wie diese vortrefflichen Männer, die heute schon berühmt sind und es künftighin noch viel mehr sein werden, sich ganz unvorbereitet zusammengeschart hatten und jenen Leichnam mit so viel liebevollen Diensten und mit solcher Zuneigung umgaben. Fürwahr ist die Zahl der Künstler (die alle anwesend waren) in Florenz stets sehr groß gewesen; denn die Künste haben in dieser Stadt immerfort in einer Weise geblüht, daß ich glaube, man könnte, ohne eine andere Stadt damit zu kränken, sagen, die eigentlichste Brutstätte und Heimat der Künste sei in Florenz zu finden, nicht anders, als es in Athen mit den Wissenschaften gewesen ist. Außer dieser Menge von Künstlern folgten der Leiche aber so viele Bürger und Leute aus den Straßen, durch die sie getragen wurde, daß diese sie kaum zu fassen vermochten. Und was mehr bedeutet: Man hörte nichts anderes, als von jedermann die Verdienste Michelangelos preisen und sagen, wahre Meisterschaft besitze eine solche Macht, daß selbst dann, wenn man bereits alle Hoffnung auf Nutzen oder Ehre, die man durch einen Künstler erlangen könne, aufgegeben habe, die Kunst nichtsdestoweniger um ihres Wesens und ihres eigenen Verdienstes willen geliebt und geehrt werde. Durch derlei Vorkommnisse schienen diese Ehrbezeugungen lebendiger und köstlicher als aller Prunk mit Gold und Teppichen, den man hätte veranstalten können. Nachdem der Sarg so unter großer Beteiligung nach Santa Croce übergeführt worden war, feierten die Priester die Zeremonien, welche man bei Verstorbenen auszuüben pflegt, und er wurde, wie gesagt, nicht ohne große Schwierigkeiten durch die herbeigeströmte Volksmenge hindurch nach der Sakristei verbracht, allwo der Prorektor, der sich gemäß seines Amtes dort eingefunden hatte, beschloß, den Sarg öffnen zu lassen, dieweil er dachte, er tue damit etwas, das vielen lieb sein würde, und auch (wie er später eingestand) weil er denjenigen wenigstens tot zu sehen wünschte, den er lebend nicht gesehen oder doch in so frühem Alter, daß er jede Erinnerung daran verloren hatte. So geschah es; und während er und wir alle, die anwesend waren, erwarteten, dieser Leib sei schon verwest oder verdorben, denn er war bereits fünfundzwanzig Tage tot und hatte schon zweiundzwanzig Tage im Sarg gelegen, sahen wir ihn in allen seinen Teilen wohl erhalten und ohne jeden üblen Geruch, so daß wir fast glauben mochten, er ruhe in einem süßen und sanften Schlaf. Und nicht nur die Züge seines Antlitzes waren genau so wie zu seinen Lebzeiten (außer daß es ein wenig Leichenfarbe hatte), sondern es war auch kein Glied an ihm verdorben oder irgendwie ekelerregend; und das Haupt und die Wangen waren nicht anders anzufühlen, als wenn er vor wenigen Stunden erst hinübergegangen wäre.

Nachdem das Gedränge des Volkes nachgelassen hatte, gab man den Befehl, ihn durch die Türe, die nach dem Klostergang des Kapitels führt, in eine Gruft in der Kirche neben dem Altar der Cavalcanti zu verbringen. Mittlerweile aber hatte sich die Kunde davon durch die Stadt verbreitet, und es strömte eine solche Menge von jungen Leuten herbei, die ihn sehen wollten, daß man große Mühe hatte, die Gruft zu schließen, und wenn es bei Tag gewesen wäre, so hätte man sie viele Stunden lang offen halten müssen, um die Allgemeinheit zufriedenzustellen. Am folgenden Morgen, während die Maler und Bildhauer begannen, für die Ehrenbezeugungen Anstalten zu treffen, fingen viele schöngeistige Persönlichkeiten, von denen es in Florenz stets wimmelte, an, auf dem genannten Grabe Verse in lateinischer und italienischer Sprache anzubringen, und dies ward längere Zeit hindurch fortgesetzt, wiewohl die Zahl der damals gedruckten Gedichte nur klein war, wenn man sie mit den vielen vergleicht, die später verfaßt wurden.

Als die Kirche zur Totenfeier hergerichtet war, geschmückt mit Kerzen und erfüllt von zahllosem Volke, da ein jeder alle andern Sorgen hinter sich gelassen hatte und zu diesem so ehrenvollen Schauspiel herbeigeeilt war, betraten nach dem genannten Prorektor der Akademie, begleitet von dem Capitano und den Hellebardieren der Wache des Herzogs, die Konsuln und Mitglieder der Akademie, kurz alle Maler, Bildhauer und Baumeister von Florenz, die Kirche. Sie nahmen zwischen dem Katafalk und dem Hauptaltar Platz, allwo sie schon eine Zeitlang von einer unzähligen Menge von Herren und Edelleuten erwartet worden waren. Und alsdann hub eine ganz besonders feierliche Totenmesse an mit Musik und mancherlei Zeremonien. Als diese vorüber war, bestieg der schon genannte Varchi die Kanzel, um ein Amt auszuüben, das er, seitdem er es für die erlauchteste Frau Herzogin von Ferrara, die Tochter des Herzogs Cosimo, vollzogen, nie mehr ausgeübt hatte; und von dort herab verkündete er mit der ihm eigenen Anmut der Rede und mit wohlklingender Stimme das Lob, die Verdienste, das Leben und die Werke des göttlichen Michelangelo Buonarroti.

BRIEFE

Die Briefe und die dazugehörigen Anmerkungen wurden von *Sabine Schneider* revidiert.

Michelangelo an Lorenzo di Pier Francesco de' Medici in Florenz

Rom, am 2. Juli 1496

Jesus.

Herrlicher Lorenzo* [...], dies nur, um Euch kundzugeben, daß wir am vergangenen Samstag wohlbehalten ankamen und sofort den Kardinal von San Giorgio aufsuchten und ich ihm Euren Brief überreichte. Mich deucht, daß er mich gern sehe, und er wollte unbedingt, daß ich mir gewisse Statuen ansähe, womit ich dann jenen ganzen Tag verbrachte und derhalben nicht auch noch Eure anderen Briefe abgab. Am Sonntag ging der Kardinal alsdann in das neue Haus* und ließ mich holen: ich ging zu ihm, und er fragte mich, was ich von den Dingen hielte, die ich gesehen hätte. Ich sagte ihm, was ich von ihnen hielt, und es scheint mir fürwahr, daß schöne Dinge darunter sind. Darnach fragte mich der Kardinal, ob ich es mir wohl zutraute, etwas Schönes zu schaffen. Ich erwiderte, daß ich so Großartiges wohl nicht zustande brächte, daß er aber schon sähe, was ich zustande brächte. Wir haben einen Marmorblock für eine lebensgroße Statue gekauft, und am Montag werde ich mit der Arbeit anfangen.

Am vergangenen Montag überbrachte ich alsdann Eure anderen Briefe, dem Pagolo Rucellai, der mir anbot, was ich an Geld benötigte, und desgleichen den an Cavalcanti. Daraufhin übergab ich dem Baldassarre den Brief* und bat ihn um das Bambino* und darum, daß ich ihm sein Geld dafür erstatten würde. Er antwortete mir sehr barsch, daß er es lieber in tausend Stücke zerschlüge und daß er das Bambino gekauft habe und es ihm gehöre und daß er Briefe darüber besäße, wie er denjenigen, der es ihm schickte, zufriedengestellt habe, und er es zweifellos nicht zurückgeben müsse; und er beschwerte sich sehr über Euch und sagte, Ihr hättet ihm übel nachgeredet. Einer unser Florentiner hat sich da eingemischt, um uns miteinander auszusöhnen, aber er hat nichts ausgerichtet; jetzt habe ich vor, es über den Kardinal zu erreichen, so hat mir nämlich Baldassarre Balducci angeraten*. Wie es weitergehen wird, werdet Ihr noch vernehmen. Nichts weiter für diesmal. Ich empfehle mich Euch. Gott behüte Euch vor Bösem.

Michelagniolo in Rom.

Michelangelo an seinen Vater Lodovico in Florenz

Rom, am 1. Juli 1497

Im Namen Gottes.

Ehrwürdigster und teurer Vater, wundert Euch nicht darüber, daß ich nicht heimkomme, denn ich habe meine Angelegenheiten mit dem Kardinal noch nicht in Ordnung bringen können, und ich will nicht eher von hinnen ziehen, als ich zufriedengestellt und für meine Mühe entlohnt worden bin; und mit diesen hohen Herrn muß man behutsam umgehen, denn sie lassen sich nicht drängen. Aber auf jeden Fall glaube ich, in der kommenden Woche mir alles vom Hals geschafft zu haben.

Ich tue Euch kund, daß Bruder Lionardo hieher noch Rom zurückkehrte*, der sagt, es sei notwendig für ihn gewesen, aus Viterbo zu fliehen, und ihm sei die Kutte abgenommen worden: und er wollte zu Euch kommen; derhalben gab ich ihm einen Golddukaten, um den er mich für die Reise bat, und ich glaube, daß Ihr dies schon wissen dürftet, sintemalen er inzwischen bei Euch angekommen sein muß.

Sonst weiß ich nicht, was ich Euch noch sagen soll, denn ich hänge ziemlich in der Luft und weiß eben noch nicht, wie es weitergehen wird; aber ich hoffe, bald bei Euch zu sein. Selbst gesund, hoffe ich dasselbe auch von Euch. Empfehlt mich den Freunden.

Michelagniolo in Rom.

Michelangelo an seinen Vater Lodovico in Florenz

Rom, am 19. August 1497

Im Namen Gottes.

Teuerster Vater [...], ich tue Euch kund, daß Bonarroto am Freitag hier anlangte*; und sowie ich es erfuhr, ging ich in die Herberge, um ihn zu treffen: und er berichtete mir, was Ihr treibt, und sagte mir, daß der Krämer Consiglio Euch viel Scherereien bereitet* und daß er sich auf keinerlei Weise mit Euch einigen, Euch vielmehr festnehmen lassen will. Ich sage Euch, sehet nur zu, daß Ihr die Sache bereinigt und ihm im voraus einige Dukaten zahlt; und was Ihr vereinbart, ihm dann noch zu geben; laßt mir sagen, wenn Ihr es nicht habt, werde ich es Euch schon schicken. Obzwar ich nur wenig besitze, wie ich Euch gesagt habe, werde ich mir schon Mühe geben, es zu borgen, damit wir nicht Geld vom Monte* holen müssen, wie Bonarroto mir sagte. Wundert Euch nicht, daß ich Euch mitunter so verärgert geschrieben habe, aber ich habe zuweilen große Sorgen aus mancherlei Gründen, wie sie dem widerfahren, der fern von zu Hause lebt.

Von Piero de' Medici bekam ich den Auftrag für eine Statue und kaufte Marmor dazu: ich habe sie hernach aber niemals in Angriff genommen, weil er mir sein Versprechen nicht gehalten hat; deswegen bin ich jetzt bei mir zu Hause und schaffe an einer Statue zu meinem Vergnügen. Und für fünf Dukaten kaufte ich einen Marmorblock, aber er war nicht gut: das Geld hatte ich hinausgeworfen. Ich kaufte mir alsdann einen weiteren Marmorblock, weitere fünf Dukaten, und an diesem arbeite ich nun zu meinem Vergnügen*; so dürft Ihr also glauben, daß ich auch Ausgaben und Mühsal habe. Trotzdem werde ich Euch schicken, was Ihr von mir heischt, und wenn ich mich gleich als Sklaven verkaufen müßte.

[...]

Michelagniolo in Rom.

Lodovico Buonarroti an seinen Sohn Michelangelo in Rom

Florenz, am 19. Dezember 1500

Teuerster Sohn [...], mit Gottes Gnade kehrte Bonarroto am Sonntag wohlbehalten heim, und mündlich hat er mir berichtet, wie Deine Angelegenheiten stehen, und überdies hat er mir einen Brief von Dir mitgebracht, der mich sehr gefreut hat: einmal weil ich vernehme, daß Du gesund bist und es Dir Gott sei Dank wohl ergeht, und weil ich außerdem daraus ersehe, daß Du doch einige Ersparnisse zurückgelegt hast und Du Deinen Brüdern Liebe entgegenbringst, was mir eine sehr große Beruhigung ist.

Was das Geld anlangt, das Du für Bonarroto und Gian Simone in ein Geschäft einbringen willst, so war ich auf der Suche und suche noch. Bisher habe ich keine Lösung gefunden, die mir gefiele; allerdings habe ich einige gute Gelegenheiten bei der Hand. Man muß sich nur umsehen und aufpassen, mit wem man es zu tun hat. Ich will mit Ruhe und kühlem Kopf vorgehen und werde Dir täglich alles im einzelnen berichten.

Bonarroto sagt mir, Du lebtest dort in großer Bescheidenheit oder vielmehr im Elend. Die Bescheidenheit ist eine gute, das Elend aber eine schlechte Sache, denn es ist ein Laster, das Gott und der Welt mißfällt, und überdies wird es Dir an Leib und Seele schaden; und solang Du noch jung bist, wirst Du diese Entbehrungen eine Zeitlang ertragen, aber wenn dann die Tugend der Jugend schwindet, kommen Krankheiten und Schwächlichkeiten zum Vorschein, die aus diesen Entbehrungen und weil Du schlecht und elend gelebt hast, entstanden sind. Wie gesagt, die Bescheidenheit ist etwas Gutes; aber lebe nur nicht im Elend: lebe maßvoll und mache, daß Du nicht dahinkümmerst. Und hüte Dich vor allem vor Entbehrungen, denn, solltest Du krank werden — wovor Gott Dich behüten möge —, wärest Du bei Deiner Kunst rettungslos verloren. Und achte vor allem auf den Kopf: halte ihn mäßig warm und wasche Dich niemals; lasse Dich mit einem Lappen abreiben, aber wasche Dich nur nicht.

Bonarroto sagt mir außerdem, daß Du eine geschwollene Seite habest*: es läge entweder an Entbehrung oder Anstrengung oder schlechter und blähender Ernährung oder verkühlten Füßen oder Feuchtigkeit. Ich hatte das auch schon einmal und habe immer noch oft Last damit, wenn ich blähendes Essen zu mir nehme oder wenn ich friere oder ähnliches. Unser Francesco hat es auch schon gehabt und Gismondo ebenfalls. Vor den genannten Dingen muß man sich hüten, denn mit Rücksicht auf die Haut besteht die Gefahr, daß sie womöglich aufbricht. Hüte Dich also! Ich werde Dir das Heilmittel nennen, das ich dagegen einnehme. Mir erging es in dieser Weise schon einige Tage, so daß ich nur gekochtes Brot oder Huhn oder Trauben aß und ein bißchen Kassienmark in den Mund nahm. Und dann kochte ich mir eine Mehlsuppe aus gebrochenen und gestoßenen Saubohnen und Weihrauch und getrockneten Rosen und feingehackten Kräutern und Safran und goß sie in

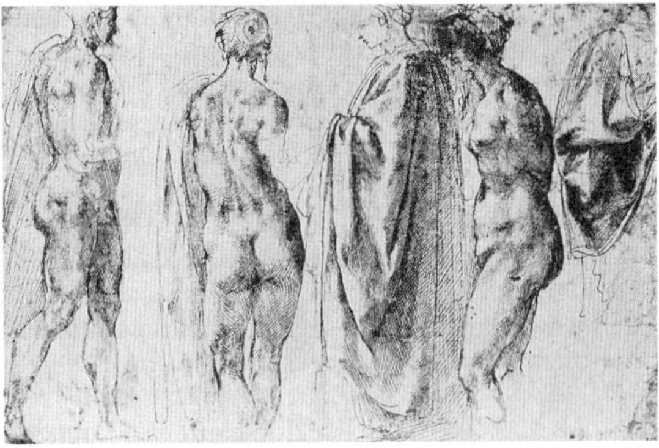

Akt- und Draperiestudien

ein Töpfchen und nahm Rosenöl und Kamillen [...][1]. Und daraus kochte ich eine Mehlsuppe und verband mir damit die ganze Geschwulst bis hin zum Unterleib, und in wenigen Tagen erholte ich mich wieder. Hüte Dich also, denn es ist gefährlich.

Ich gab Gismondo Deinen Brief und habe ihm mündlich meine Meinung gesagt, so daß er einige Tage im Laden geblieben ist; und ich hoffe, daß er, wenn es Gott gefällt, auch weiterhin hierbleiben wird. Möge es Gott nur gefallen.

[...]

Lodovico Bonarroti in Florenz.

Ich erinnere Dich noch daran, daß Du Dir Mühe geben sollst, so schnell wie möglich nach Hause zu kommen: und glaube mir, wenn Du erst einmal hier wärest, gäbe es reichlich zu tun für Dich. Laß Dir etwas Gutes einfallen, um Dich von dort abzusetzen, und wenn Du Deine Marmorarbeit nicht beenden kannst, beauftrage doch einen Deiner dortigen Freunde damit; und wenn die Zeit dann kommen wird, gibt es wiederum doch nicht so viel zu tun, als daß Du nicht täglich wieder dorthin zurückkehren könntest.

[1] Textlücke im Original.

Michelangelo an seinen Vater Lodovico in Florenz

Rom, am 31. Januar 1506

Ehrwürdigster Vater, durch Euren Brief habe ich vernommen, daß der Spitalvorsteher immer noch nicht wieder zurückgekehrt ist, weshalb Ihr Euch wegen des Landgutes nicht habt entschließen können, wie ich es wünschte; darüber habe auch ich mir Sorgen gemacht, weil ich annahm, Ihr hättet es nunmehr gekauft. Ich habe den Verdacht, daß der Spitalvorsteher sich geflissentlich davongemacht hat, um nicht auf jene Einkünfte verzichten zu müssen und um sowohl das Geld als auch das Gut behalten zu können. Erstattet mir darüber Bericht, denn wenn dem so wäre, würde ich ihm mein Geld aus den Händen nehmen und es anderswo anlegen.

Mit meinen Angelegenheiten hier käme ich ganz gut voran, wenn nur meine Marmorblöcke einträfen; aber in dieser Sache habe ich scheinbar das größte Mißgeschick, denn seit ich hier bin, hat es noch nicht einmal zwei Tage schönes Wetter gegeben. Vor ein paar Tagen lief eine Barke ein, die, weil das Wetter so stürmisch war, die allergrößte Not hatte, nicht unterzugehen; und als ich dann die Marmorblöcke ausgeladen hatte, stieg plötzlich der Fluß an und überschwemmte sie dermaßen, daß ich noch gar nichts mit ihnen anfangen konnte; den Papst vertröste ich derweil mit schönen Worten und halte ihn bei guter Hoffnung, damit er nicht über mich ergrimme, und hoffe selbst dabei, daß sich das Wetter bessere, damit ich bald mit der Arbeit beginnen kann, was Gott nur geben wolle!

Ich bitte Euch, Ihr möget all jene Zeichnungen nehmen, das heißt all jene Blätter, die ich in den Sack steckte, von dem ich Euch sprach, ein Bündel daraus machen und es mir durch einen Fuhrmann zuschicken. Sehet aber zu, daß Ihr es des Wassers wegen gut verpackt, und tragt Sorge, wenn Ihr es einwickelt, daß auch nicht das kleinste Blatt Schaden leide, und legt es dem Fuhrmann besonders ans Herz, denn es sind Dinge darunter, die sehr wichtig sind; und schreibt mir, durch wen Ihr es mir schickt und was ich ihm geben soll.

Dem Michele schrieb ich*, er solle jene Kiste an einen sicheren und geschützten Ort stellen und dann sogleich hieher nach Rom kommen und auf keinen Fall ausbleiben. Ich weiß nicht, ob er es erledigt hat. Ich bitte Euch, ihn daran zu erinnern, und bitte Euch außerdem noch, Euch ein wenig um folgende zwei Dinge zu bekümmern, nämlich erstens jene Kiste an einen sicheren und geschützten Ort stellen zu lassen; das andere wäre jene Madonna aus Marmor*: ich möchte, daß Ihr sie auch in Eurer Haus tragen und dort von niemanden sehen laßt. Für diese beiden Angelegenheiten schicke ich Euch kein Geld, denn ich nehme an, daß es nur eine kleine Auslage ist; wenn Ihr es jedoch borgen müßt, tut es, denn bald, sowie meine Marmorblöcke ankommen, werde ich Euch dafür und für Euch Geld schicken. [...]

Schickt mir nichts anderes, als was ich Euch schreibe; meine Kleider und Hemden schenke ich Euch und Giovan Simone*. Bittet Gott, daß meine Arbeiten gedeihen, und sehet zu, daß Ihr, wie wir übereingekommen sind, unter allen Umständen bis zu eintausend meiner Dukaten für Landkauf verwendet.

Euer Michelagniolo in Rom.

[...]

Michelangelo an Giuliano da Sangallo in Rom

Florenz, am 2. Mai 1506

Giuliano, durch Euren Brief habe ich erfahren, daß mir der Papst meine Abreise übelgenommen hat und daß Seine Heiligkeit aber doch willens ist, die vereinbarte Summe an Depositen zu bilden und anzuweisen; und daß ich also zurückkehren und keine weiteren Bedenken haben möge.

Was meine Abreise betrifft, so ist es wahr, daß ich den Papst am Ostersamstag, als er sich bei Tisch mit einem Juwelier und mit dem Zeremonienmeister unterhielt, tatsächlich sagen hörte, daß er nicht eine Kupfermünze mehr ausgeben wolle, weder für kleine noch für große Steine: was mich erheblich wunderte; gleichwohl bat ich ihn vor meiner Abreise um einen Teil dessen, was ich bedurfte, um an dem Werk weiterzuarbeiten. Seine Heiligkeit antwortete mir, ich möchte doch am Montag wiederkommen: und dann kam ich am Montag wieder und am Dienstag und am Mittwoch und am Donnerstag, was Sie sehr wohl sah. Am Freitagmorgen schließlich wurde ich hinausgeschickt, das heißt hinausgeworfen; und derjenige, der mich hinausschickte, sagte auch noch, daß er mich zwar kenne, aber Befehl dazu habe.

Woraufhin ich, die besagten Worte des besagten Samstags noch in den Ohren und nun deren Wirkung vor Augen, schier verzweifelte. Aber das allein war nicht der volle Grund meiner Abreise, es gab da noch etwas anderes, was ich aber besser nicht schreiben will; es genügt hier, daß ich mir deswegen schon ausmalte, daß, wenn ich noch länger in Rom bliebe, wohl eher mein Grabmal als das des Papstes gebaut würde. Und das war der Grund meiner plötzlichen Abreise.

Nun schreibt Ihr mir im Auftrag des Papstes, und ebenso werdet Ihr dem Papst auch diesen Brief vorlesen: Seine Heiligkeit möge also erfahren, daß ich mehr denn je bereit bin, an dem Werk weiterzuarbeiten; daß, wenn Sie das Grabmal in jedem Fall bauen lassen will, es Ihr doch eigentlich nicht weiter darauf ankommen sollte, wo ich daran arbeite, wenn es nur, wie vereinbart, nach Ablauf von fünf Jahren, wo immer es Ihr in Sankt Peter gefällt, aufgemauert und so schön ist, wie ich es versprochen habe: daß ich überzeugt bin, daß, wenn es gebaut wird, es nirgendwo in der Welt seinesgleichen gibt.

Wenn nun Seine Heiligkeit die Weiterarbeiten wünscht, möchte Sie mir genannte Depositen hier in Florenz an einem Ort hinterlegen, den ich Ihr noch schriftlich kundtun werde; ich habe in Carrara eine Menge Marmor abrufbereit stehen, den ich hieher bringen lassen werde, und ebenso noch den dazu, den ich in Rom habe. Wiewohl mir daraus auch beträchtlicher Schaden erwüchse, würde ich mich darum nicht kümmern, nur um hier an dem Werk zu arbeiten; und die fertigen Teile schickte ich dann nach und nach Seiner Heiligkeit zu, so daß Sie sich an ihnen freute, als wäre ich in Rom, oder mehr noch, da Sie nur die fertigen Teile ohne irgendwelche anderweitige Belästigung zu Gesicht bekäme. Und für genanntes Geld und genanntes Werk werde ich ganz nach dem Willen Seiner Heiligkeit einstehen und Ihr jede Gewähr, die Sie verlangen wird, hier in Florenz bieten; mag sie sein, wie sie will, ich werde sie Ihr auf alle Fälle für ganz Florenz zusichern. Und das ist genug. Außerdem habe ich Euch noch dies zu sagen: es ist unmöglich, daß ich das genannte Werk für diesen Preis in Rom baue; hier werde ich es jedoch aufgrund einer ganzen Reihe von Bequemlichkeiten noch besser und hingebungsvoller arbeiten, weil ich hier an so viele Dinge nicht zu denken brauche. Darum, mein teuerster Giuliano, bitte ich Euch um Antwort, und zwar bald.

Euer Michelagniolo,
Bildhauer in Rom.

Bologna, am 1. Februar 1507

Buonarroto, ich habe aus einem Brief von Dir erfahren, wie es mit dem kleinen Landgut gegangen ist: die Sache hat mich sehr beruhigt, und sie gefällt mir, wenn sie nur auch ganz sicher ist.

[...]

Wisse, daß am Freitagabend um die 21. Stunde[1] Papst Julius in mein Haus kam, wo ich arbeite, und ungefähr eine halbe Stunde lang dablieb, um mir bei der Arbeit zuzusehen*; alsdann gab er mir seinen Segen und ging von hinnen: und er hat sich mit dem, was ich schaffe, zufrieden gezeigt. Dafür, so scheint mir, haben wir Gott in höchstem Maße zu danken; und so bitte ich Euch, tut dies und betet für mich.

Außerdem tue ich Dir noch kund, daß ich am Freitagmorgen Lapo und Lodovico, meine Gehilfen, fortschickte. Lapo jagte ich fort, weil er ein Bösewicht ist und ein schlechter Kerl, der nicht tat, was mir dienlich war. Lodovico ist zwar besser, und ich hätte ihn noch zwei Monate behalten; aber Lapo, nur um nicht allein bloßgestellt zu werden, überredete ihn, so daß sie alle beide von dannen gezogen sind. Ich schreibe Dir dies nicht, weil ich sie für so wichtig hielte, denn beide zusammen sind nicht drei Heller wert, sondern damit Lodovico*, falls sie kämen, um mit ihm zu sprechen, sich nicht darüber wundert; und sag ihm, er soll keinesfalls auf sie

---

[1] Um 15 Uhr.

hören. Und wenn Du Dich über ihren Fall erkundigen willst, so geh zu dem Herrn Agniolo, dem Herold der Signoria, denn ihm habe ich alles geschrieben, und in seinem Wohlwollen wird er Dir schon berichten.

Von Giovan Simone habe ich gehört: es freut mich, daß er im Geschäft Deiner Meister* unterkommt und sich Mühe gibt, gut zu arbeiten, und bestärke ihn darin: denn wenn diese Sache gelingt, hoffe ich, Euch gut zu stellen, wenn Ihr vernünftig seid. [...]

Michelagniolo, Sohn des Lodovicho di Buonarrota Simoni, Bildhauer in Bologna.

Michelangelo an seinen Vater Lodovico in Florenz

Bologna, am 8. Februar 1507

Teuerster Vater, ich habe heute einen Brief von Euch bekommen, durch den ich erfahre, daß Lapo und Lodovico Euch berichtet haben. Es ist mir lieb, wenn Ihr mich zurechtweist, denn ich verdiene es, wie ein Bösewicht und Sünder, so wie die anderen es sind und vielleicht noch mehr, zurechtgewiesen zu werden; aber wisset, daß ich in dieser Sache, derentwegen Ihr mich zurechtweist, nicht im geringsten gefehlt habe, weder an ihnen noch an irgend jemand anderem, es sei denn, daß ich mehr getan hätte, als mir zukommt. Und alle Leute, mit denen ich je zu tun gehabt habe, wissen bestens, was ich ihnen gab, und wenn niemand es weiß, wissen

Lapo und Lodovico besser als alle anderen, daß der eine in anderthalb Monaten siebenundzwanzig Dukaten erhalten hat und der andere reichlich achtzehn und dazu noch die Auslagen [...]. Wenn sie sich über mich beklagen, hättet Ihr sie fragen sollen, wie lange sie bei mir gewesen sind und was sie von mir bekommen haben, und dann hättet Ihr sie fragen sollen, worüber sie sich beklagen. Aber ihr größtes Vergnügen, besonders des Schurken Lapo, ist wohl gewesen, jedem zu verstehen zu geben, daß sie es seien, die das Werk schüfen, oder auch daß sie mit mir eine Gemeinschaft bildeten; und daß sie aber nicht die Meister sind, haben sie, besonders Lapo, nie so sehr wie in dem Moment gemerkt, als ich sie fortjagte. Allein daran hat er wohl erkannt, daß er bei mir in Diensten stand, und nachdem er ja schon so viele Geschichten angezettelt und sogar begonnen hatte, mir die Gunst des Papstes zu verscherzen, ist es ihm bestimmt seltsam vorgekommen, daß ich ihn wie ein Vieh davongejagt habe. Es tut mir nur leid, daß er noch sieben Dukaten von mir hat, aber wenn ich nach Florenz zurückkomme, wird er sie mir auf jeden Fall zurückgeben, wiewohl er mir auch noch die anderen, die er bekommen hat, zurückgeben müßte, falls er ein Gewissen hat: und jetzt Schluß damit. Ich will mich nicht weiter darüber verbreiten, denn ich habe Herrn Agniolo schon genug über ihren Fall geschrieben; gehet bitte zu ihm, und wenn Ihr Granaccio mitnehmen könntet, so tut es, und lasset Euch den Brief, den ich geschrieben habe, vorlesen und

Ihr werdet erkennen, was sie doch für ein Lumpenpack sind. Aber ich bitte Euch, haltet geheim, was ich über Lodovico schreibe, denn wenn ich keinen anderen finden sollte, der zum Gießen hieherkäme, würde ich zusehen, ihn wieder zurückzubekommen, denn eigentlich habe ich ja nicht ihn, sondern den Lapo fortgejagt, und nur weil dieser sich zu sehr schämte, allein zu gehen, hat er, um sich zu entlasten, auch den anderen verleitet. Ihr werdet alles vom Herold erfahren und auch, wie Ihr Euch zu verhalten habt. Sprecht auch nicht mit Lapo, denn das wäre zuviel der Schande, weil unsere Angelegenheiten nichts mit den ihren zu schaffen haben.

Was die Sache mit Giovan Simone anlangt, so deucht mich, daß er nicht hieherkommen soll, denn der Papst reist zu Karneval ab, und ich glaube, er kommt diesmal nach Florenz, und hier läßt er keine gute Ordnung zurück. Es bestehen, nach dem, was man sagt, etwelche Befürchtungen, doch soll man nicht weiter forschen und auch nicht darüber schreiben; jedenfalls, auch wenn sich nichts ereignen sollte, was ich jedoch nicht glaube, will ich nicht auch noch meine Brüder am Halse haben. Wundert Euch also nicht und sprecht auch mit keinem Menschen auf der Welt darüber, denn da ich doch Gehilfen brauche, fände ich dann niemanden, der hieherkäme, und schließlich glaube ich auch, daß die Dinge doch noch zu einem guten Ende kommen.

Ich werde bald bei Euch sein und, was Gott

gefallen möge, etwas unternehmen, um Giovan Simone und die anderen zufriedenzustellen. Morgen schreibe ich Euch noch einen Brief bestimmter Gelder wegen, die ich Euch schicken will, und um zu sagen, was Ihr damit zu tun habt. Von Pietro habe ich gehört; er wird Euch an meiner Stelle antworten, weil er ein rechtschaffener Mann ist, wie er es immer gewesen ist. Euer Michelagniolo in Bologna.

Ich erstatte Euch noch weiter Bericht, um auf die Absonderlichkeiten zu antworten, von denen Lapo behauptet, daß ich sie ihm angetan hätte. Ich will Euch nur eine beschreiben, und das war, als ich siebenhundertzwanzig Pfund Wachs kaufte, und ehe ich sie kaufte, sagte ich zu Lapo, er solle sich umsehen, wer davon habe, und handeln und ich gäbe ihm das Geld, damit er es dann kaufe. Lapo ging und kam zurück und sagte mir, man könne das Hundert auch nicht um einen Heller weniger als reichlich neun Dukaten und zwanzig Bolognesen, das sind neun Dukaten und vierzig Soldi, bekommen, und ich solle es schnell kaufen, da ich doch so eine günstige Gelegenheit gefunden hätte. Ich antwortete und sagte ihm, er solle gehen und hören, ob man nicht die vierzig Soldo beim Hundert abziehen könne, und daß ich es alsdann kaufte. Er antwortete mir: «Diese Bolognesen sind von Natur aus so, daß sie keinen Heller von dem nachlassen, was sie verlangen.» In dem Moment schöpfte ich Verdacht und ließ die Sache fallen. Am selben Tag noch rief ich dann Pietro beiseite und sagte ihm heimlich, er solle gehen und sehen, für wieviel er das Hundert Wachs bekommen könne. Pietro ging zu demselben Händler wie Lapo und erhandelte es für acht und einen halben Dukaten: ich kaufte es und schickte Pietro zum Sensal, und dort wurde es ihm auch gegeben.

Dies ist eine der Absonderlichkeiten, die ich ihm angetan habe, und ich weiß fürwahr, es deuchte ihn seltsam, daß ich diesem Betrug auf die Spur kam. Reichlich acht Golddukaten und die Auslagen genügten ihm nicht, so daß er sich auch noch abmühte, mich zu betrügen, und er kann mich viele Male betrogen haben, ohne daß ich es weiß, weil ich ihm vertraute, denn niemals sah ich einen Menschen mit ehrlicherem Gesicht als ihn, weshalb ich glaube, daß er mit seinem gutmütigen Aussehen auch noch andere geprellt hat. Also traut ihm in nichts und tut so, als sähet Ihr ihn nicht.

Michelangelo an seinen Bruder Buonarroto in Florenz

Bologna, am 24. Februar [1507]

Buonarroto, zusammen mit einem bestimmten Auftrag schickte ich eine bestimmte Summe Geldes an Lodovico, das ist jetzt schon vierzehn Tage her, und bisher habe ich noch keine Antwort bekommen. Ich bin sehr erstaunt. Sage also Lodovico, er möge mir doch kundgeben, ob er es erhalten und ob er getan hat, was ich ihm auftrug; benachrichtige mich auf jeden Fall, denn ich bin deswegen mißlaunig und wundere mich über seine mangelnde Rücksicht. Er ist führwahr der Mann, den man noch einmal mit einer wichtigen Angelegenheit beauftragen kann! Ich könnte glauben, hundert Briefe geschrieben zu haben, um wenigstens einen von ihm zu erhalten. Mach, daß er mir auf jeden Fall kundgibt, was er getan hat, und zahl eine Sicherheit auf den Brief, damit er mir auch ausgehändigt wird.

[...]

Der Papst reiste am Montagmorgen um die 16. Stunde[1] ab, und wenn Du wissen willst, welche Weisung er in meiner Angelegenheit hinterlassen hat, geh zum Herold, er wird Dir berichten. Ich habe keine Zeit zum Schreiben.

Michelagniolo in Bologna.

Michelangelo an seinen Bruder Buonarroto in Florenz

Bologna, am 31. März 1507

Buonarroto, heute habe ich einen Brief von Dir bekommen, zusammen mit einem von Lodovico. Denjenigen Lodovicos beantworte ich nicht, weil ich keine Zeit habe; aber Du sollst hiermit vernehmen, wie es mit mir steht, und Du wirst es ihm kundtun: und das genügt.

Wisse, daß es mir wohl ergeht und daß auch meine Arbeit, Gott sei Dank, gut vorwärtskommt. Allerdings währt es damit einen Monat länger, als ich annahm, und darum habe ich

[1] Um 10 Uhr.

Lodovico noch nicht den Zeitpunkt geschrieben, an dem ich die Figur gieße oder vielmehr vorhabe, sie zu gießen, denn noch ist es nicht soweit; wundere Dich daher nicht, denn wenn der Zeitpunkt gekommen sein wird, werde ich es ihm kundgeben: das wird, denke ich, von jetzt an gerechnet, in etwa einem Monat sein.

Was die Sache anlangt, Euch einen Laden einzurichten oder auch einen Handel aufzuziehen, so will ich dies auf jeden Fall, aber Ihr müßt Euch noch bis zu meiner Rückkehr gedulden.

[...]

Michelagniolo Buonarroti,
Bildhauer in Bologna.

Michelangelo an seinen Bruder Giovan Simone in Florenz

Bologna, am 2. Mai [1507]

Giovan Simone, vor einigen Tagen erhielt ich einen Brief von Dir, über den ich mich sehr freute. Daraufhin habe ich Dir zweimal geschrieben; und das Glück, das ich sonst bei anderen Briefen zu haben pflege, habe ich anscheinend auch diesmal gehabt, das heißt, Du hast sie nicht erhalten.

Ich tue Dir kund, daß ich, wenn es Gott gefällt, noch vor Ablauf von zwei Monaten bei Euch sein werde; und was ich Euch, Buonarroto und Dir, versprochen habe, bin ich dann zu tun bereit. Ich schreibe Dir weder, was ich im einzelnen vorhabe, noch wie groß mein Verlangen ist, Euch zu helfen, denn ich will nicht, daß andere etwas von unseren Angelegenheiten erfahren; sei aber guten Mutes, denn für Dich ist etwas Größeres oder auch Besseres in Vorbereitung, als Du ahnst! Ich kann Dir darüber zunächst nichts weiter sagen.

Wisse, daß man hier in Rüstungen erstickt, und mit dem heutigen sind es nun schon vier Tage, daß das ganze Land unter Waffen und in großem Aufruhr und in Gefahr steht, und das am meisten auf der Seite der Kirche; und zustande gekommen ist dies alles wegen der Flüchtigen, das heißt wegen der Bentivogli, die versucht haben, mit einer gewaltigen Menschenmasse wieder in die Stadt einzudringen; doch der große Mut und die Klugheit Seiner Herrlichkeit des Legaten samt umfassender Vorkehrungen haben, wie ich glaube, das Land um diese Stunde abermals von ihnen befreit, denn heute abend um die 23. Stunde[1] kam die Nachricht aus ihrem Lager, daß sie sich unrühmlich zurückgezogen hätten. Nichts weiter. Bitte Gott für mich und sei guter Dinge, denn bald werde ich bei Euch sein. Michelagniolo in Bologna.

Michelangelo an seinen Bruder Buonarroto in Florenz

Bologna, am 26. Mai [1507]

Buonarroto, durch Meister Bernardino, der hiehergekommen ist, erhielt ich einen Brief von Dir, aus dem ich ersehen habe, daß Ihr alle gesund seid, ausgenommen Giovan Simone, der

[1] Um 17 Uhr.

immer noch nicht genesen ist. Dies tut mir sehr leid, und es bedrückt mich, daß ich ihm nicht helfen kann, doch hoffe ich, binnen kurzem bei Euch zu sein, um alsdann etwas zu tun, was ihm und Euch anderen gefallen wird. Tröste ihn derhalben und sag ihm, er solle guten Mutes sein. Sag auch Lodovico, daß ich Mitte nächsten Monats auf jeden Fall meine Figur zu gießen hoffe*; wenn er daher ein Gebet sprechen oder etwas anderes anordnen lassen will, auf daß sie gut gelinge, so möge er es in jener Zeit tun, und sag ihm, ich bäte ihn darum.

Ich habe keine Zeit, um Dir noch mehr zu schreiben. Ansonsten geht es gut voran.

Michelagniolo in Bologna.

Michelangelo an seinen Bruder Buonarroto in Florenz

Bologna, am 20. Juni [1507]

Buonarroto, ich habe Dir schon mehrere Tage nicht geschrieben, denn ich wollte nicht eher schreiben, als ich nicht meine Figur gegossen hätte, und ich glaube, sie früher gießen zu können, als es mir geglückt ist. Wisse, daß sie noch nicht gegossen ist und wir sie aber unter allen Umständen am kommenden Samstag gießen; und wenn sie, wie ich annehme, gut gelingt, denke ich, in wenigen Tagen bei Euch zu sein.

Sonst habe ich Dir nichts weiter zu sagen. Ich bin gesund, und es geht mir gut, und dasselbe nehme ich auch von Euch allen an.

Michelagniolo in Bologna.

Bologna, am 6. Juli [1507]

Buonarroto, wisse, daß wir meine Figur gegossen haben, wobei ich jedoch nicht eben viel Glück gehabt habe; und zwar weil Meister Bernardino entweder in Unkenntnis oder aus Mißgeschick das Material nicht gut geschmolzen hat. Über das Wie ließe sich jetzt lang und breit schreiben: kurz, meine Figur ist nur bis zum Gürtel herangekommen; der Rest des Materials, das heißt die Hälfte des Metalls, ist im Ofen geblieben, weil es nicht genügend geschmolzen war; so daß ich, um es herauszuholen, den Ofen zerstören lassen muß, und dies tue ich gerade, und ich werde ihn noch in dieser Woche wieder aufbauen lassen; in der nächsten Woche werde ich das obere Stück noch einmal gießen und die Form vollends anfüllen, und ich glaube, daß sich die Sache vom Bösen dann noch zum Guten wenden wird, aber nicht ohne sehr viel Verdruß und Mühsal und Kosten.

Ich hätte geglaubt, Meister Bernardino könnte auch ohne Feuer schmelzen, so groß war mein Vertrauen in ihn; trotzdem ist er nicht etwa ein schlechter Meister und hat er die Arbeit mit liebevollem Eifer ausgeführt, allein wer mit dem Besen kehrt, der kehrt, und er hat sich fürwahr verkehrt, zu meinem Schaden und auch zu seinem eigenen, denn er hat sich dermaßen blamiert, daß er in Bologna seinen Blick nicht mehr heben kann.

Solltest Du Baccio d' Agnolo sehen*, so lies

ihm den Brief vor und bitte ihn, er möge Sangallo in Rom Kunde davon geben, und empfiehl mich ihm und ebenso dem Giovanni da Ricasoli* und dem Granaccio. Wenn alles gut geht, denke ich, in vierzehn bis zwanzig Tagen aus dieser Sache heraus zu sein und zu Euch heimzukehren; sollte es nicht gut gehen, müßte ich vielleicht alles noch einmal machen. Ich werde Dir alles kundtun.

Teile mir mit, wie es Giovan Simone geht. [...]

Michelangelo an seinen Bruder Buonarroto in Florenz

Bologna, am 2. August 1507

Buonarroto, in der vergangenen Woche habe ich Dir nicht geschrieben, weil ich nicht konnte. Wisse, meine Figur ist, je weiter ich sie aufdeckte, desto besser herausgekommen, und ich sehe, daß sie weniger verdorben ist, als ich glaubte, und es scheint mir, noch ganz gut davongekommen zu sein, wenn ich bedenke, was alles hätte geschehen können; deshalb haben wir Gott dafür zu danken. Soweit ich sehe, glaube ich, auf jeden Fall noch anderthalb Monate mit ihrer Wiederherstellung zu tun zu haben; so daß Ihr, dieweil Ihr doch schon so viel Geduld gehabt habt, auch noch dies bißchen aufbringen müßt.

Ermuntere Giovan Simone in meinem Namen und gib mir Kunde davon, wie es ihm und auch den anderen geht. Berichte dies alles Lodovico. Empfiehl mich den Freunden, das heißt dem Giovanni da Ricasoli, dem Granaccio und Herrn Agniolo. Michelagniolo in Bologna.

Michelangelo an seinen Bruder Buonarroto in Florenz

Bologna, am 21. September [1507]

Buonarroto, ich habe von Dir schon seit über einem Monat keinen Brief mehr bekommen. Den Grund hierfür weiß ich nicht, darum bitte ich Euch, schreibt mir, Du oder Giovan Simone, und tut mir kund, was Ihr treibt. Ich schreibe Euch nicht so oft, weil ich keine Zeit dazu habe, denn an meinem Werk ist die Arbeit ständig so sehr angewachsen, daß, wenn ich nicht mit solch großem Eifer arbeitete, ich wohl noch in sechs Monaten hier wäre; dennoch hoffe ich, bis Allerheiligen abgeschlossen zu haben oder daß doch nur noch wenig daran fehlen wird, denn ich arbeite so eifrig, daß ich kaum mehr Zeit zum Essen finde. Bleibt guten Mutes und habt diese Zeit über Geduld, denn die Arbeit wird gelingen. Teilt mir mit, was Ihr macht. Entschuldige mich bei Sangallo, daß ich ihm nicht schreibe, und auch beim Herold, wenn Du ihn siehst. Sonst nichts weiter.

Michelagniolo in Bologna.

Michelangelo an seinen Bruder Buonarroto in Florenz

Bologna, am 10. November [1507]

Buonarroto, ich wundere mich, daß Du mir so selten schreibst. Ich meine immerhin, Du hättest mehr Zeit, an mich zu schreiben, als ich an Dich: darum tue mir des öfteren kund, was Ihr macht.

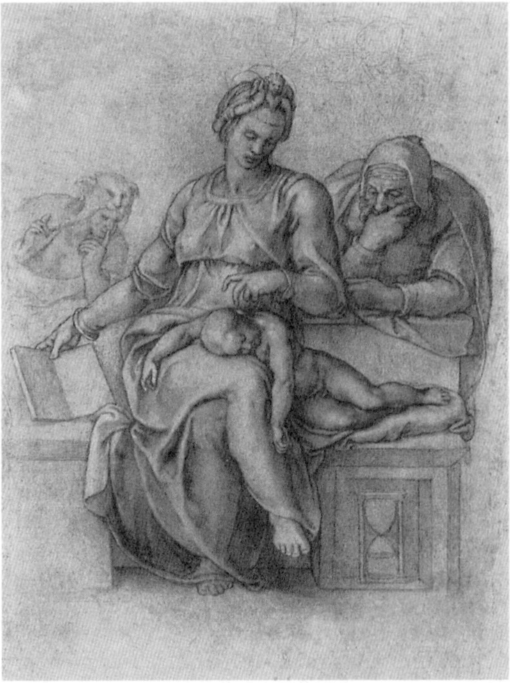

Heilige Familie mit dem kleinen Johannes
(Sog. Madonna del Silenzio)

Aus Deinem letzten Brief habe ich ersehen, daß Du einen guten Grund hast zu wünschen, daß ich bald heimkehre, was mich mehrere Tage lang mit Unruhe erfüllt hat; darum, wenn Du mir schreibst, schreibe mir deutlich und erkläre die Dinge gut, auf daß ich sie auch verstehe: und damit Punktum.

Wisse, noch viel mehr als Ihr wünsche ich, bald zurückzukehren, denn ich lebe hier im größten Ungemach und unter äußersten Anstrengungen und denke Tag und Nacht an nichts anderes als an die Arbeit, und ich habe schon so viel Mühsal erduldet und erdulde sie immer noch, daß, wenn ich sie ein zweites Mal durchkosten müßte, ich nicht glaube, daß mir das Leben ausreichte, denn es ist ein gewaltiges Werk gewesen, und wenn es ein anderer in Händen gehabt hätte, wäre er schlecht dabei weggekommen. Allein ich nehme an, daß mir die Gebote von irgend jemandem geholfen und mich gesund erhalten haben, denn die Meinung von ganz Bologna stand dagegen, daß ich es jemals bewältigte; als dann die Statue gegossen wurde und auch noch vordem, gab es niemanden, der geglaubt hätte, daß ich sie jemals gösse. Genug, ich habe es erfolgreich bewältigt, aber ich werde sie in diesem ganzen Monat doch noch nicht abgeschlossen haben, wie ich zunächst annahm; aber im nächsten wird sie auf alle Fälle abgeschlossen sein, und dann werde ich heimkehren.

Bleibt daher guten Mutes, denn ich werde mein Versprechen auf alle Fälle halten. Ermuntere Lodovico und Giovan Simone in meinem Namen und schreibe mir, was Giovan Simone treibt, und seid bemüht, zu lernen und einen Laden zu führen, damit Ihr, falls nötig, was bald eintreten wird, damit umzugehen wißt.

Michelagniolo in Bologna.

Buonarroto Buonarroti an seinen Bruder Michelangelo in Bologna

Florenz, am 24. Dezember 1507

Jesus.

Mein teuerster, älterer Bruder, heute abend, den 24. Dezember, erhalte ich Deinen Brief vom 21. des genannten Monats. [...]

Ich schrieb Dir vor längerer Zeit mehrere Briefe, auf welche ich niemals Antwort bekam. Ich habe mich derhalben nicht gewundert, denn ich dachte, daß Du im Begriff ständest zurückzukehren und dadurch mit viel anderem beschäftigt seiest, wie ich es jetzt immer noch von Dir annehme. Nichtsdestoweniger wäre es mir lieb gewesen, wenn Du mir um meiner Meister willen geschrieben hättest, da sie mich mehrmals nach Dir fragten; und auch, wann Du etwa heimzukehren gedächtest. Ich habe ihnen gesagt, daß ich nichts weiter von Dir wisse und daß sie tun sollten, was sie für gut hielten. Und dann habe ich mich schon seit einem Monat nie recht wohl gefühlt, und auch jetzt fühle ich mich nicht wohl; so daß dies im Moment meine größte Sorge ist. Weiter hat sich bei mir nichts ereignet. Christus schütze Dich. Sangallo ist in Rom. Sieh zu, daß Du gesund bleibst.

Dein Buonaroto Simoni in Florenz.

Michelangelo an seinen Bruder Buonarroto in Florenz

Bologna, [13.–16.] Februar 1508

Buonarroto, schon vor vierzehn Tagen hoffte ich, bei Euch zu sein, dieweil ich annahm, daß, sobald ich meine Statue beendet hätte, sie sie hier aufstellten. Doch jetzt halten sie mich zum Narren und unternehmen nichts, und ich habe doch vom Papst den Auftrag, nicht abzureisen, bevor sie nicht aufgestellt ist; so daß ich, wie mich deucht, recht in der Klemme stecke. Ich will mir das noch diese ganze Woche ansehen, und wenn sie bis dahin keinen anderen Befehl geben, werde ich unter allen Umständen und ungeachtet des Auftrags aufbrechen.

Diesem Brief liegt ein Schreiben an den Kardinal von Pavia bei, in welchem ich ihm diese Angelegenheit nochmals auseinandersetze, auf daß sie sich nicht beklagen können. Steck es daher in einen Umschlag und sende es in meinem Namen an Giuliano da Sangallo und bitte ihn, er möge es ihm persönlich aushändigen.

Michelangelo an Bruder Jacopo, Jesuitenmönch in Florenz*

Rom, am 13. Mai [1508]

Bruder Iacopo, da ich hier einiges malen lassen* oder vielmehr selber malen muß, möchte ich Euch dies kundtun, denn ich brauche eine gewisse Menge schöner blauer Farbe; und wenn Ihr mir derzeit damit dienen könntet, wäre mir das sehr genehm. Sehet also zu, daß Ihr die Euch gerade verfügbare Menge blauer Farbe, wenn sie

wirklich gut ist, dort an Eure Brüder sendet, und ich verspreche Euch, sie für einen rechten Preis zu kaufen. Und bevor ich das Blau abhole, werde ich Euch das Geld auszahlen lassen, hier oder dort, wo Ihr wollt. Euer Michelagniolo,
Bildhauer in Rom.

Lodovico Buonarroti an seinen Sohn Michelangelo in Rom

Florenz, am 18. Januar 1509

Teuerster Sohn, etwelche Tage sind vorübergegangen, ohne daß ich Dir geschrieben hätte, dieweil ich Dir nicht lästig fallen wollte, da ich vernahm, daß Du so sehr beschäftigt seiest; und überdies habe ich Dir auch nur wenig auf Deinen letzten Brief zu antworten gewußt, in den ein Brief an den Herold eingeschlagen war, den ihm Bonarroto persönlich übergab. Ich glaube, er wollte Dir am vergangenen Samstag Antwort geben. Aus jenem letzten Brief von Dir ersah ich nur, daß es Dir wohl ergeht und Du hoffst, Deine Arbeit möge Dir gelingen; Gott sei Dank für alles. Ich bin in allergrößter Besorgnis wegen der Angelegenheit mit der Cassandra: bis anhin hat sie noch nichts unternommen, aber sie droht uns gewaltiglich*. Gott helfe mir! Ich kann sie gar nicht anders als garstig behandeln. So gut ich es vermag und immerdar im Vertrauen auf Gott werde ich die Sache erledigen. Die Buben sind gesund und arbeiten Gott sei Dank alle im Geschäft*.

Weiter habe ich Dir nichts zu sagen. [...]
Lodovico di Lionardo in Florenz.

Michelangelo an seinen Vater Lodovico in Florenz

Rom, am 27. Januar [1509]

Teuerster Vater, heute habe ich einen Brief von Euch bekommen, dessen Lektüre mich ziemlich bekümmert hat. Ich habe den Verdacht, daß Ihr Euch mehr Furcht und Angst als nötig einjagen laßt. Es wäre mir lieb, wenn Ihr mir davon Kunde gäbet, wovon Ihr annehmt, daß [Kassandra] es Euch, wenn sie derzeit schon alle Anstrengungen dazu unternimmt, künftighin noch antun könnte, das heißt also vom Schlimmsten. Anderes habe ich Euch da nicht zu sagen. Es behagt mir nicht, daß Ihr in solcher Angst lebt, in der ich Euch dazu ermuntere, Euch mit gutem Rat gegen ihre Anstrengungen zu wappnen, und alsdann denkt auch nicht mehr daran; denn nähme sie Euch auch, was Ihr auf der Welt besitzt, würde Euch doch nichts zum Leben und Wohlergehen fehlen, solange ich nur da bin. Drum seid guten Mutes.

Ich befinde mich immer noch im Ungewissen, denn es ist nun schon ein Jahr her, daß ich von diesem Papst auch nicht einen Groschen mehr erhalten habe, und ich verlange auch keinen, denn mit meiner Arbeit geht es nicht vorwärts*, so daß es mich nicht deucht, es zu verdienen. Das ist aber gerade das Schwierige an dieser Arbeit und auch, daß sie nicht mein Handwerk ist. Und somit vergeude ich meine Zeit, ohne daß sie Frucht bringt. Gott helfe mir. Wenn Ihr Geld braucht, so geht zum Spitalvorsteher und laßt Euch bis zu fünfzehn Dukaten geben und tut mir kund, was Euch dann noch übrigbleibt.

In diesen Tagen ist jener Maler Iacopo, den ich hatte herkommen lassen, von hier abgereist*, und weil er sich hier über mich beklagt hat, vermute ich, daß er sich auch dort beklagen wird. Hört einfach nicht hin, und Schluß damit; denn er hat tausendmal unrecht, und ich könnte mich sattsam über ihn beklagen. Tut so, als sähet Ihr ihn nicht. Sagt dem Buonarroto, daß ich ihm ein anderes Mal antworten werde.

Euer Michelagniolo in Rom.

Michelangelo an seinen Vater Lodovico in Florenz

Rom, [Mai oder erste Hälfte des Juni 1509]

Teuerster Vater, aus Eurem letzten Brief vernehme ich, daß man [in Florenz] erzählt hat, ich sei tot. Dies hat wenig zu bedeuten, dieweil ich gleichwohl lebe; laßt aber die Schwätzer schwatzen und sprecht mit niemandem über mich, denn es gibt böse Menschen.

Ich arbeite soviel wie möglich. Schon seit dreizehn Monaten habe ich vom Papst kein Geld mehr erhalten, und ich hoffe, daß ich auf alle Fälle in anderthalb Monaten welches bekomme, denn ich werde alsdann wohl sicher das bis anhin Erhaltene ausgegeben haben. Wenn er mir keines gäbe, so müßte ich mir Geld borgen, um zu Euch zurückzukehren; ich besitze nämlich nicht einen Heller. Daher kann ich auch nicht bestohlen werden. Gott möge das Beste daraus werden lassen.

Von Mona Cassandra habe ich gehört: ich weiß nicht, was ich dazu sagen soll. Wenn ich mir jetzt Geld verschaffte, so würde ich mich erkundigen, ob sich der Rechtsstreit hier führen ließe, ohne daß mir daraus Schaden, ich meine an Zeit, erwüchse, und ich müßte mir einen Anwalt besorgen und kann jetzt doch noch nicht zahlen. Wenn es soweit ist, gebt mir Kunde, wie sich die Angelegenheit entwickelt, und wenn Ihr Geld braucht, geht nach Santa Maria Nuova zum Spitalvorsteher, wie ich es Euch schon sagte. Weiter habe ich Euch nichts zu sagen. Ich lebe hier mißlaunig und nicht bei bester Gesundheit und mit viel Mühsal, ohne Aufwartung und ohne Geld; doch habe ich gute Hoffnung, daß Gott mir helfen wird. Empfehlt mich dem Giovanni da Ricasoli und dem Herold Herrn Agniolo. Euer Michelagniolo in Rom.

Michelangelo an seinen Vater Lodovico in Florenz

Rom, [Juni/Juli 1509]

Teuerster Vater, aus Eurem letzten Brief habe ich vernommen, wie die Dinge bei Euch stehen und wie Giovan Simone sich aufführt. Seit zehn Jahren schon hatte ich keine so schlechte Kunde mehr erhalten wie an jenem Abend, da ich Euren Brief las, denn ich glaubte doch, ihren Fall geregelt zu haben, und zwar so, daß sie hoffen konnten, mit meiner Hilfe, wie ich es ihnen versprochen hatte, ein gutes Geschäft zu gründen und in dieser Hoffnung sich bemühen würden, tüchtig zu werden und zu lernen, um es alsdann führen zu können, wenn die Zeit dazu käme. Nun aber sehe ich, daß sie das Gegenteil tun und besonders Giovan Simone, woran ich erkannt habe, daß es nichts frommt, ihnen Gutes zu tun; und wenn ich an dem Tag, da ich Euren Brief erhielt, gekonnt hätte, so wäre ich aufs Pferd gestiegen und hätte jetzt schon alles in Ordnung gebracht. Aber da ich es nicht kann, schreibe ich ihm einen Brief, wie es mich so recht angebracht deucht, und wenn er sich von dann an nicht in seinem Wesen ändert oder wenn er von zu Hause auch nur so viel wegnimmt, als ein Zahnstocher wert ist, oder etwas anderes anstellt, was Euch mißfällt, so tut es mir bitte kund, denn alsdann werde ich darnach trachten, vom Papst Urlaub zu bekommen, und werde zu Euch kommen und ihm seinen Fehler weisen. Ich möchte, daß Ihr dessen gewiß seid, daß alle Mühsale, die ich immerdar auf mich genommen habe, nicht weniger Euretwegen als meinetwegen erduldet worden sind und daß, was ich gekauft habe, ich gekauft habe, damit es Euch gehöre, solange Ihr lebt; und daß, wenn Ihr nicht gewesen wäret, ich es nicht gekauft hätte. Wenn es Euch derhalben gefällt, das Haus zu vermieten oder das Landgut zu verpachten, so tut es nach Eurem Willen: und mit jenen Einkünften und mit dem, was ich selbst Euch noch geben werde, werdet Ihr wie ein Herr leben; und wenn jetzt nicht der Sommer käme, wie es gerade der

Fall ist, so würde ich Euch sagen, daß Ihr es nunmehr tun und dann hieherkommen solltet, um bei mir zu wohnen. Aber es ist jetzt nicht die Zeit dazu, denn hier würdet Ihr den Sommer schlecht überstehen. Ich habe schon daran gedacht, ihm das Geld, das er im Geschäft liegen hat, wieder abzunehmen und es dem Gismondo zu geben, damit er und Buonarroto sich miteinander umtäten, so gut sie es vermöchten, und daß Ihr Eure Häuser und das Landgut von Pazolatica vermieten und mit den Einkünften daraus und mit der Hilfe, die ich selbst Euch noch geben werde, Euch an irgendeinen Ort zurückziehen solltet, wo Ihr Euch wohl befändet, und Euch jemanden halten könntet, der Euch aufwartete, entweder in oder außerhalb von Florenz, und diesen Schurken da solltet Ihr mit dem Hintern in der Hand stehen lassen. Ich bitte Euch, kümmert Euch doch um Euch selbst, und in allem, was Ihr um Euretwillen tun oder lassen wollt, will ich Euch helfen, so sehr ich es zu tun weiß und vermag. Gebt mir Kunde.

Was die Angelegenheiten mit der Cassandra betrifft, so habe ich mich entschlossen, den Rechtsstreit nicht hier zu führen. Mir ist gesagt worden, daß ich hier dreimal mehr zahlen müßte als bei Euch, und das trifft sicher zu, denn was man dort mit einem Groschen erreicht, wird man hier nicht mit zwei Karlinen erreichen. Und außerdem habe ich hier keinen einzigen Freund, dem ich vertrauen könnte, und ich selbst könnte mich nicht mit dergleichen Dingen befassen. Mich deucht, daß, wenn Ihr Euch damit befassen wollt, Ihr den gewöhnlichen Weg, wie ihn das Recht will, einschlagen und Euch verteidigen solltet, so gut Ihr es könnt und wißt; und was das Geld anlangt, das ausgegeben werden muß, werde ich Euch nie im Stich lassen, solange ich selbst etwas haben werde. Und ängstigt Euch doch möglichst wenig, denn dies sind wirklich nicht Dinge, die ans Leben greifen. Sonst nichts weiter. Gebt mir Kunde, wie ich es Euch oben gesagt habe. Euer Michelagniolo in Rom.

Michelangelo an seinen Bruder Giovan Simone in Florenz

Rom, [Juli/August 1509]

Giovan Simone, man sagt, wer dem Guten Gutes tut, läßt ihn dadurch besser werden, der Bösewicht aber wird dadurch noch ärger. Schon seit mehreren Jahren habe ich versucht, Dich mit guten Worten und mit Taten dahin zu bringen, daß Du redlich und in Frieden mit Deinem Vater und mit uns lebest, Du aber wirst nur immer ärger.

Ich sage Dir nicht, Du seiest ein Schurke, aber Du bist von einer Art, daß weder ich noch die anderen mehr Gefallen an Dir haben. Ich könnte Dir eine lange Predigt über Deinen Fall halten, doch wären es eben Worte, die ich Dir schon oftmals gesagt habe; um es kurz zu machen, kann ich Dir versichern, daß Du nichts auf der Welt besitzest, die Ausgaben für Dich und Deine Rückreise nach Hause bezahle ich und habe sie schon seit längerer Zeit um Gottes Lohn für

Dich bezahlt, weil ich glaubte, Du seiest mein Bruder wie die anderen. Jetzt aber bin ich gewiß, daß Du nicht mein Bruder bist, denn wärest Du es, so würdest Du nicht meinen Vater bedrohen; vielmehr bist Du ein Vieh, und als ein Vieh werde ich Dich behandeln. Wisse, wer seinen Vater bedroht oder geschlagen sieht, der ist genötigt, sein Leben für ihn einzusetzen; und dabei bleibt's.

Ich sage Dir, daß Du nichts auf der Welt besitzest; und wenn ich hinfort nur das Geringste über Deinen Fall vernehme, so werde ich mit der Post zu Euch kommen und Dir Deinen Irrtum weisen und Dich lehren, Deine Habe zu verschleudern und Feuer an die Häuser und Besitztümer zu legen, die Du nicht erworben hast. Du stehst nicht dort, wo Du zu stehen meinst; wenn ich zu Euch komme, so werde ich Dir Dinge zeigen, daß Du darüber heiße Tränen weinen und erkennen wirst, worauf Du Deine Hoffart gründest.

Und folgendes muß ich Dir auch noch einmal sagen, daß wenn Du Dir Mühe geben willst, ordentlich zu sein und Deinen Vater zu achten und zu ehren, so will ich Dir wie den anderen helfen und will Euch binnen kurzem einen gutgehenden Handel führen lassen; wenn Du aber nicht so handelst, so werde ich zu Euch kommen und Deinen Fall in einer Weise in Ordnung bringen, daß Du erkennen wirst, besser als Du es je erkanntest, was Du bist, und daß Du wissen wirst, was Du auf der Welt besitzest, und es überall, wohin Du gehst, vor Augen haben wirst. Nichts weiter. Wo es mir an Worten fehlt, werde ich mit Taten nachhelfen.

Michelagniolo in Rom.

Ich kann nicht umhin, Dir noch zwei Zeilen zu schreiben: und zwar, daß ich seit zwölf Jahren kümmerlich lebend durch ganz Italien gezogen bin, jede Schmach auf mich genommen, jede Mühsal erduldet, meinen Leib mit jeder Anstrengung zermürbt, mein Leben Tausenden von Gefahren ausgesetzt habe, nur um meiner Familie zu helfen; und jetzt, da ich begonnen habe, sie ein wenig in die Höhe zu bringen, willst Du allein derjenige sein, der in einer Stunde zerfetzt und zerstört, was ich in vielen Jahren und mit viel Mühe aufgebaut habe; beim Leib Christi, das wird nicht geschehen! Denn ich kann, wenn es nötig sein wird, Zehntausende Deinesgleichen zerfetzen. Sei also vernünftig und bring nicht den in Versuchung, der ganz anderen Kummer hat.

Michelangelo an seinen Bruder Buonarroto in Florenz

Rom, am 17. November [1509]

Buonarroto, [...] Durch Deinen letzten Brief habe ich Kunde davon erhalten, daß Lorenzo hier durchreisen* wird und daß ich ihm einen guten Empfang bereiten soll. Mich deucht, Du weißt nicht, wie ich hier lebe. Derhalben betrachte ich Dich als entschuldigt. Was ich tun kann, werde ich tun. Von Gismondo vernehme ich, daß er hieherkommen will, um seine Geschäfte zu tätigen*. Sag ihm von mir, daß er in keiner Weise auf mich rechnen könne, nicht weil ich ihn nicht als meinen Bruder liebte, sondern weil ich ihm in nichts helfen kann. Ich bin genötigt, mich mehr als die anderen zu lieben, und ich kann nicht einmal mir mit den notwendigen Dingen dienen. Ich lebe hier in großer Kümmernis und unter härtester körperlicher Anstrengung* und habe keine Freunde und will auch keine haben; und ich habe nicht einmal so viel Zeit, daß ich das Nötige essen kann. Darum soll man mir nicht noch mehr Scherereien aufbürden, denn ich könnte keine Unze mehr davon ertragen.

Was das Geschäft anlangt, so ermuntere ich Euch, eifrig zu sein, und es freut mich, daß Giovan Simone begonnen hat, sich gut aufzuführen. Bemüht Euch, das auf rechtmäßige Weise zu vermehren oder zumindest zu erhalten, was Ihr schon habt, damit Ihr künftighin auch ein größeres Unternehmen zu betreiben versteht; derhalben hoffe ich, daß wenn ich zu Euch komme, Ihr eigenständig arbeitet, falls Ihr denn das Zeug dazu habt.

Sage Lodovico, daß ich ihm nicht geantwortet hätte, weil ich keine Zeit dazu gehabt habe, und wundert Euch nicht, wenn ich nicht schreibe.

Michelagniolo,
Bildhauer in Rom.

Rom, am 5. September [1510]

Teuerster Vater, heute morgen, am 5. September, habe ich einen Brief von Euch bekommen, der mich in große Bestürzung versetzt hat und es noch jetzt tut, da ich erfahre, daß Buonarroto krank ist*. Ich bitte Euch, sobald Ihr diesen Brief hier gelesen habt, schreibt mir, wie es ihm geht; denn sollte es ihm immer noch schlecht gehen, käme ich in der nächsten Woche mit dem Postpferd zu Euch, wiewohl dies für mich größten Schaden bedeuten würde: und zwar, weil ich immer noch fünfhundert Dukaten zu bekommen habe und mir der Papst ebensoviel noch für die Inangriffnahme der zweiten Hälfte des Werkes* schuldig war, doch ist er abgereist von hier und hat mir keinerlei Weisung hinterlassen, so daß ich ohne Geld bin und nicht weiß, was ich zu tun habe. Falls ich nun abreiste, möchte ich nicht, daß er sich ärgerte und ich das, was mir zusteht, verlöre; und hierbleiben kann ich auch nicht*. Ich habe ihm einen Brief geschrieben und erwarte die Antwort; doch wenn Buonarroto in Gefahr ist, so tut es mir kund, denn dann werde ich hier alles stehen- und liegenlassen.

Trefft gut Vorsorge und daß es nicht an Geld fehle, um ihm zu helfen. Geht nach Santa Maria Nuova zum Spitalvorsteher, und falls er Euch keinen Glauben schenkt, zeigt ihm meinen Brief und laßt Euch fünfzig oder hundert Dukaten oder soviel geben, wie nötig sind, und nehmt nur keine Rücksicht. Regt Euch nicht auf, denn Gott hat uns nicht erschaffen, um uns dann im Stich zu lassen. Antwortet alsogleich und sagt mir ohne Umschweife, ob ich kommen soll oder nicht.

Euer Michelagniolo,
Bildhauer in Rom.

Lodovico Buonarroti an seinen Sohn Michelangelo

Sancasciano, am 26. September 1510

Michelagniolo, ich habe Dir nicht eher geschrieben, weil ich nichts zu schreiben wußte. Als ich von Florenz wegfuhr, reiste ich sehr unzufrieden fort, denn ich sah, daß ich übel daran getan hatte, Dein Geld anzurühren: allein ich nahm es in der Hoffnung, es wieder zurücklegen zu können, bevor Du nach Florenz kämest. Als ich Deinen letzten Brief las, sagte ich bei mir: Michelagniolo wird nicht vor sechs oder acht Monaten heimkehren: mittlerweile werde ich von Sancasciano* zurück sein; und hätte mir noch etwas gefehlt, dachte ich, zusammen mit etwas Öl, das in Settignano liegt, gerade so wenig des Monte zu verkaufen, daß ich Dein Geld dann wieder zusammenbrächte. Nun bist Du früher zurückgekehrt, als ich glaubte, und es deucht mich, daß ich übel gehandelt habe, und Buonarroto sagte mir am Abend, da Du heimkehrtest, er habe Dir alles erzählt, und dieweil ich sehr beschäftigt war, beließ ich es bei Buonarrotos Worten und sagte Dir weiter nichts; und dann, als ich es Dir erzählen wollte, sah ich, daß Buonarroto mir nicht die Wahrheit gesagt hatte, weswegen ich mich jetzt sehr quäle, und jede Stunde kommt mir vor, als kehrte sie hundertfach wieder, weil ich Dir unter allen Umständen jenes Geld, das ich ausgegeben habe, und was ich sonst noch von dem Deinigen habe, zurückerstatten werde. Ich habe ziemlich viel ausgegeben und hätte mit weniger auskommen können, aber dem Rat anderer gefolgt zu sein, habe ich übel getan. Doch wenn ich zurückkehre, werde ich alles verkaufen und alles so einrichten, daß ich das Geld dorthin, wo ich es hergenommen habe, zurücklegen kann, und zwar ohne daß irgend etwas davon fehle, so Gott will. Ich bin Gott sei Dank gesund, und dasselbe hoffe ich auch von Euch, möge Gott es gefallen. Weiteres in diesem. Christus behüte Dich.

Lodovico di Lionardo
in Sancasciano.

Michelangelo an seinen Vater Lodovico in Florenz

Rom, [am 4. Oktober 1511]

Teuerster Vater, am Dienstag ging ich zum Papst, um mit ihm zu sprechen; den Grund werde ich Euch bei mehr Muße kundgeben. Genug, am Mittwoch ging ich zum andernmal zu ihm, und er ließ mir vierhundert Kammerdukaten in Gold auszahlen, von denen ich Euch dreihundert Golddukaten sende, und für dreihundert Golddukaten gebe ich hier den Altoviti Anweisung*, auf daß sie Euch dort von den Strozzi ausgezahlt werden. Stellt daher die Quittung so aus, daß alles stimmt, und bringt das Geld zum Spitalvorsteher, laßt es, wie das andere, eintragen und erinnert ihn an das Landgut: und wenn er Euch mit schönen Worten vertröstet, so sucht es von anderen zu kaufen, falls Ihr seht, daß es etwas Sicheres ist; und bis zu eintausendvierhundert Dukaten könnt Ihr mit meiner Zustimmung ausgeben. Nehmt Buonarroto mit und bittet den Spitalvorsteher, daß er uns helfen möge. Kauft möglichst von ihm, dieweil er sicherer ist.

Ich schrieb Euch, daß meine Sachen oder Zeichnungen oder anderes von niemandem angerührt werden dürften: Ihr habt mir nichts darauf geantwortet, es scheint, daß Ihr meine Briefe nicht lest. Nichts weiter. Bittet Gott, daß ich hier Ehre einlege und daß ich den Papst zufriedenstelle, denn ich hoffe, falls mir dies gelingt, daß wir mancherlei Gutes von ihm empfangen werden. Und bittet Gott auch für ihn.

Euer Michelagniolo,
Bildhauer in Rom.

Michelangelo an seinen Bruder Buonarroto in Florenz

Rom, am 10. Januar [1512]

Buonarroto, vor mehreren Tagen bekam ich einen Brief von Dir, aus dem ich genau erfahren habe, was Du im Sinn hast; und weil es zu lang währte, ausführlich auf jede Einzelheit zu antworten, werde ich Dir kurz meine Ansicht sagen. Wegen des Geschäfts habe ich im Sinn, sobald ich zu Euch zurückkehre, alles zu tun, was ich Euch versprochen habe; und wiewohl ich geschrieben habe, man sollte jetzt ein Landgut kaufen, habe ich die Absicht, auch noch das Geschäft einzurichten, denn wenn ich hier zu Ende bin und eintreibe, was mir noch zusteht, wird es reichen, um mein Versprechen zu erfüllen. Und daß Du derzeit jemandem gefunden hast, der Dir zweitausend oder dreitausend Golddukaten in die Hand geben will, auf daß Du ein Geschäft einrichtest, so hat der einen größeren Geldbeutel als ich. Mich deucht, Du solltest es auf jeden Fall annehmen, aber sieh zu, daß Du nicht betrogen wirst, denn es findet sich niemand, der es mit anderen besser meint als mit sich selbst. Du sagst mir, jener Mann würde Dir eine seiner Töchter zur Frau geben wollen, und ich sage Dir, daß alle Anerbieten, die er Dir macht, sich in Luft auflösen werden, außer der Frau, wenn er sie Dir erst einmal aufgehalst haben wird; und von der wirst Du dann mehr haben, als Dir lieb sein wird. Weiterhin sage ich Dir, daß es mir nicht gefällt, wenn Du Dich aus Habsucht mit Menschen einlässest, die viel niedriger stehen als Du: die Habsucht ist eine schwere Sünde, und kein Ding, an dem Sünde haftet, kann ein gutes Ende nehmen. Mich deucht, Du solltest ihn mit ein paar guten Worten vertrösten und die Sache hinauszögern, bis ich hier fertig bin, auf daß ich sehe, wie ich stehe, und das wird in ungefähr drei Monaten sein. Nun tue, was Dir gut scheint. Ich habe Dir nicht früher antworten können.

Michelagniolo,
Bildhauer in Rom.

Michelangelo an seinen Bruder Buonarroto in Florenz

Rom, am 21. August 1512

Buonarroto, ich habe einen Brief von Dir erhalten, auf den ich nur kurz antworte, weil ich keine Zeit habe. Was meine Rückkehr zu Euch anbelangt, so kann ich nicht heimkommen, ehe ich die Malerei vollende*, von der ich annehme, daß ich sie bis Ende September vollendet haben werde; allerdings ist es eine so große Arbeit, daß ich mich nicht auf vierzehn Tage festlegen kann. Genug, vor Allerheiligen werde ich unter allen Umständen bei Euch sein, falls ich mittlerweile nicht sterbe. Ich beeile mich, mehr als ich kann, denn es deucht mich, als währe es noch tausend Jahre, bis ich bei Euch bin. Michelagniolo, Bildhauer in Rom.

Michelangelo an seinen Bruder Buonarroto in Florenz

Rom, am 5. September 1512

Buonarroto, ich habe Dir seit etlichen Tagen nicht geschrieben, weil sich bei mir nichts ereignet hat; jetzt, da ich hier vernehme, wie die Dinge bei Euch stehen, deucht es mich angebracht, Euch meine Ansicht zu schreiben, und diese lautet, daß wenn das Land, wie es hier heißt, in übler Lage ist, so solltet Ihr alle sehen, daß Ihr Euch an irgendeinen Ort, wo Ihr sicher seid, zurückziehet und Euren Besitz und alles andere verlasset, denn das Leben ist weit mehr wert als der Besitz; und wenn Ihr kein Geld

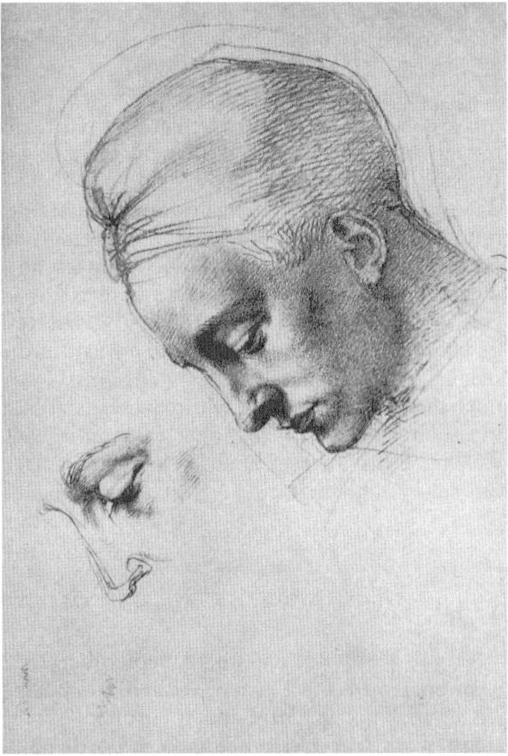

Studie nach einem männlichen Kopf

habt, um von dort wegzuziehen, so geht zum Spitalvorsteher und laßt Euch welches geben. Und wenn ich an Eurer Stelle wäre, würde ich alles Geld nehmen, was der Spitalvorsteher von mir hat, würde nach Siena gehen und ein Haus mieten und dort so lange bleiben, bis sich [in Florenz] die Dinge wieder regeln. Ich glaube, daß die Vollmacht, die ich Lodovico ausstellte, noch nicht abgelaufen ist, so daß er mein Geld noch abheben kann; derhalben, wenn es notwendig ist, nehmt es und gebt aus, was Ihr in solchen Zeiten der Gefahr braucht, und den Rest bewahrt mir auf. Und mischt Euch nicht in die Angelegenheiten des Landes, weder mit Taten noch mit Worten, und tut, wie man es bei der Pest tut: flieht als erste. Nichts sonst. Gib mir irgendwelche Nachricht, so schnell Du kannst, denn ich bin sehr beunruhigt. Michelagniolo,
Bildhauer in Rom.

Michelangelo an seinen Bruder Buonarroto in Florenz

Rom, am 18. September 1512

Buonarroto, aus Deinem letzten Brief habe ich erfahren, daß das Land in großer Gefahr stand, wodurch ich sehr beunruhigt worden bin. Nun hat es wieder geheißen, daß das Haus Medici in Florenz eingezogen und alles wiederum in Ordnung sei; daher glaube ich, daß die Gefahr, das heißt die Gefahr der Spanier, gebannt ist, und glaube nicht, daß abzureisen noch nötig ist. Lebt daher in Frieden und macht Euch mit niemand, es sei denn mit Gott, Freund oder vertraut und sprecht über niemand weder Gutes noch Böses, denn man weiß nicht, wie die Dinge noch enden werden. Habt allein acht auf Eure eigenen Angelegenheiten.

Über die vierzig Dukaten, die Lodovico von Santa Maria Nuova abgehoben hat, schrieb ich Euch jüngst in einem Brief, wonach ihr in Fällen von Lebensgefahr nicht nur vierzig, sondern alle Dukaten ausgeben sollet; aber darüber hinaus habe ich Euch keine Erlaubnis gegeben, sie anzurühren. Ich tue Euch kund, daß ich keinen Groschen habe und sozusagen barfuß und nackt bin und den Rest meines Entgelts nicht bekommen kann, ehe ich das Werk nicht vollendet habe; und ich erleide die größten Kümmernisse und Mühsale. Wenn daher auch Ihr etwelches Ungemach erduldet, so laßt es Euch nicht verdrießen, und solange Ihr Euch mit Eurem Geld behelfen könnt, so nehmt nicht von dem meinigen, außer, wie gesagt, in Fällen der Gefahr. Und doch, falls Ihr dringend irgend etwas bedürftet, so bitte ich Euch, schreibt es mir zuvor, wenn es Euch recht ist.

Ich werde bald bei Euch sein. Auf jeden Fall werde ich es so einrichten, daß, wenn es Gott gefällt, ich Allerheiligen bei Euch feiere.

Michelagniolo,
Bildhauer in Rom.

Michelangelo an seinen Bruder Buonarroto in Florenz

Rom, am 30. Juli 1513

Buonarroto, der Steinmetz Michele ist hiehergekommen, um bei mir zu arbeiten, und hat mich für seine Leute bei Euch [in Florenz] um eine gewisse Summe Geld gebeten, die ich Dir sende. Gehe darum alsogleich zu Bonifazio, und er wird Dir vier Golddukaten geben, und gib sie dem Steinmetzen Meo di Chimenti, der in der Dombauhütte arbeitet, und gib ihm den Brief, der diesem beiliegt und an ihn gerichtet ist, und laß Dir von ihm persönlich eine Bescheinigung ausstellen, daß er sie durch mich von Michele erhalten hat, und schicke sie mir.

Der genannte Michele hat mir gesagt, Du habest ihm dargetan, daß Du in Settignano ungefähr sechzig Dukaten ausgegeben hättest. Ich erinnere mich, daß Du mir auch hier bei Tisch sagtest, Du hättest viele Dukaten von Deinem Geld ausgegeben. Ich tat so, als verstünde ich Dich nicht, und wunderte mich überhaupt nicht, weil ich Dich kenne. Ich glaube, Du hast sie aufgeschrieben und führst Buch darüber, um sie dann eines Tages zu verlangen; und von Deiner Undankbarkeit möchte ich gern wissen, mit welchen Geldern Du sie verdient hast; und außerdem möchte ich gern wissen, ob Du auch über jene zweihundertachtundzwanzig Dukaten Buch führst, die Ihr in Santa Maria Nuova von mir abgehoben habt, und über viele andere hundert Dukaten, die ich für das Haus und für Euch ausgegeben habe, und über die Mühsale und Entbehrungen, die ich, um Euch zu helfen, ertragen habe. Ich möchte gern wissen, ob Du darüber auch Buch führst. Hättest Du so viel Verstand, daß Du die Wahrheit erkenntest, so würdest Du nicht sagen: «Ich habe soundsoviel aus meiner Tasche ausgegeben», und Du wärest auch nicht hiehergekommen, um mich mit Euren Anliegen zu behelligen, da Du doch siehst, wie ich mich in der Vergangenheit Euch gegenüber betragen habe, vielmehr hättest Du gesagt: «Michelagniolo weiß schon, was er uns geschrieben hat, und wenn er nunmehr nicht so handelt, so muß er irgendeinen Hinderungsgrund dafür haben, den wir nicht kennen», und würdet geduldig bleiben; denn es ist nicht ratsam, ein Pferd anzuspornen, das schon rennt, so gut es kann, und sogar noch mehr, als es kann. Aber Ihr habt mich nie erkannt und erkennt mich auch jetzt nicht. Gott möge Euch verzeihen! denn er hat mir die Gnade verliehen, daß ich dem standhalte, dem ich standhalte und standgehalten habe, damit Euch geholfen werde. Aber Ihr werdet es dereinst erkennen, wenn Ihr mich nicht mehr haben werdet.

Ich tue Dir kund, daß ich nicht glaube, diesen September zu Euch kommen zu können, denn ich bin in einer Weise in Anspruch genommen, daß ich nicht einmal Zeit zum Essen finde. Gott möge geben, daß ich dem standhalte! Darum will ich, wie ich es kann, Lodovico die Vollmacht ausstellen, wie ich es schrieb, denn ich habe es niemals vergessen, und will Euch die tausend Golddukaten in die Hand geben, wie ich es Euch versprochen habe, auf daß Ihr Euch mit den anderen Dukaten, die Ihr habt, selbständig machen könnt. Von Eurem Verdienst will ich nichts, nur will ich die Sicherheit haben, daß Ihr mir nach zehn Jahren, falls ich noch lebe, diese tausend Dukaten entweder in Waren oder in Geld aushändigt, für den Fall, daß ich sie wiederhaben möchte; was ich nicht glaube, daß es eintreten wird, aber falls ich sie nötig haben sollte, daß ich sie alsdann, wie gesagt, wiederhaben könnte. Und für Euch soll dies ein Zügel sein, auf daß Ihr sie nicht schlecht verwaltet. Darum denkt darüber nach und beratet Euch miteinander und schreibt mir, wie Ihr es machen wollt. Aus den vierhundert Dukaten, die Ihr von mir habt, wünsche ich, daß vier Teile gemacht werden und daß hundert auf jeden fallen; und so schenke ich sie Euch: hundert für Lodovico, hundert für Dich, hundert für Giovan Simone und hundert für Gismondo; jedoch unter der Bedingung, daß Ihr nichts anderes damit unternehmt, als daß Ihr sie zusammen im Geschäft verwendet. Nichts weiter. Zeige Lodovico den Brief und entscheidet Euch, was Ihr zu tun gedenkt, und gebt mir Sicherheit, wie ich es Euch geschrieben habe.

Vergiß nicht, das Geld, das ich Dir von Michele sende, abzugeben. Michelagniolo,
Bildhauer in Rom.

Ein Ungenannter an Michelangelo in Rom

Florenz, am 10. November 1513

Jesus.

Teuerster Michelangiolo, von der Zuneigung, die ich Dir gegenüber immer wie gegenüber einem Sohn empfunden habe, getrieben, habe ich mich hingesetzt, um Dir die folgenden Zeilen zu schreiben, und sobald Du deren Inhalt erfahren hast, wirst Du verstehen. In den letzten Tagen habe ich zufällig mehrmals mit Bonaroto und einigen anderen Deiner Brüder gesprochen und habe von ihnen erfahren, daß Du in Unterhandlungen stehst, um ihnen mit einem gewissen Teil Deines Geldes ein Geschäft zu eröffnen, das sie Dir dann führen; aber dann bin ich auf seltsamen Umwegen hinter Gesinnung und Absicht Deiner Brüder gekommen, die es darauf anlegen, daß, wenn Du ihnen erst genanntes Geschäft eröffnest, Du niemals weder Gewinn noch Kapital wiedersiehst; und gewißlich wird ihnen dies gelingen, denn wer Böses im Sinn hat, dem fehlt es nicht an Gelegenheiten dazu. Und wenn ich Dich im einzelnen über alles in Kenntnis setzen wollte, weiß ich, daß ich Dich nichts anderes, als was ich Dir sage, nur mit Händen fühlen ließe; doch nehme ich Rücksicht darauf, daß sie sich nicht denken können, daß ich Dir dergleichen geschrieben habe. Aber ich bin sicher, daß Du klug bist und auch bei taktvoll zurückhaltender Behandlung verstehen wirst. Und ich sage Dir dies auch nicht deshalb, damit Du Deinen Brüdern und Deinem Vater nicht etwa weiterhin Gutes tun sollest, denn ich weiß, daß Du an ihnen bis auf den heutigen Tag viel getan hast; aber als ein verständiger Mensch hast Du es so angefangen, daß sie sich selbst helfen und die Einkünfte genießen, nicht aber das Kapital mindern können: und ebenso kannst Du es auch jetzt machen, denn an Häusern, Grundbesitz und dem Monte* kann man sich nicht vergreifen. Und ich habe meine Verpflichtung einlösen wollen, indem ich Dich oben Gesagtes wissen ließ. Und ich bitte Dich sehr, diesen meinen Brief niemandem zu zeigen, damit ich Dir künftighin auch weitere Dinge werde kundgeben können. Und merke Dir, daß ich dies mitnichten tue, um zwischen Dir und Deinen Brüdern Zwietracht zu säen, sondern es hätte mir nur sehr wenig behagt, daß Du von Deinen Brüdern betrogen worden wärest: woraus Dir zunächst der Schaden und darnach die ewige Feindschaft mit Deinen Brüdern entstanden wäre. Aber wie ich Dir oben gesagt habe, kannst Du Deinen Vater ein Landgut kaufen lassen, und Du wirst Deinen Brüdern gegenüber eine Entschuldigung haben, die sich dann über Dich nicht werden beklagen können, daß Du ihnen kein Geschäft eröffnest, und Du wirst sicher sein, daß Dir Dein Eigentum, was Du, wie ich weiß, unter großer Mühsal verdienst, nicht aufgebraucht wird. Weiter sage ich Dir mit diesem Brief nichts. Christus bewahre Dich vor Bösem.

Dein teurer Freund in Florenz.

Michelangelo an seinen Bruder Buonarroto in Florenz

Rom, am 16. Juni 1515

Buonarroto [...], ich möchte, daß Du den Spitalvorsteher von Santa Maria Nuova aufsuchst und mir hier eintausendvierhundert von meinen Dukaten auszahlen lässest, denn diesen Sommer über muß ich mich hier hart anstrengen, um mein Werk rasch zu beenden*, weil ich glaube, daß ich künftighin dem Papst* zu Diensten sein muß. Und darum habe ich ungefähr zwanzigtausend Pfund Erz gekauft, um gewisse Statuen zu gießen. Ich brauche Geld; derhalben vereinbare mit dem Spitalvorsteher, sobald Du diesen Brief gelesen hast, daß er es mir auszahlen läßt; und wenn Du mit Piero Francesco Borgherini, der dort ist, abmachen könntest, daß er es mir hier von seiner Bank auszahlen ließe, so wäre mir dies sehr lieb, weil Piero Francesco mein Freund ist und mich gut bedienen würde. Und mach kein Aufhebens darum, denn ich möchte, daß es mir hier insgeheim ausgezahlt werde. Und aus billiger Rücksicht besorge Dir vom Spitalvorsteher über das, was in Santa Maria Nova übrigbleibt, eine ordentliche Bürgschaft. Ich erwarte das Geld. Sonst nichts weiter.

Michelagniolo in Rom.

Buonarroto Buonarroti an seinen Bruder Michelangelo in Carrara

Florenz, am 18. November 1516

Teuerster [...], ich schrieb Dir in diesen Tagen einen Brief über die Erkankung Lodovicos, und ich bin dann aber doch nicht dazu gekommen, ihn Dir zu senden. Ich hätte ihn Dir eigens gesandt, aber wir erwarteten Dich jeden Moment, denn so war es ja abgesprochen worden; und daher wurde der Brief nicht abgesandt. Und zwar handelt es sich darum, daß Lodovico einen Blutsturz hatte, und der schnürte ihm den Hals so sehr zu, daß wir nicht mehr glaubten, daß er es je überlebte; und obgleich Du nicht rechtzeitig gekommen wärest, hätte ich Dir einen Brief gesandt: er aber hieß uns, es zu unterlassen. Durch Gottes Gnade und dessen große Hilfe lebt er jetzt und geht es ihm jetzt auch viel besser; und der Arzt sagt, daß er, wenn nichts dazwischenkomme, er davon geheilt sei, denn diese Krankheiten treten mit einem Mal auf und besonders hier in Florenz. Nunmehr helfen wir ihm, so sehr es geht, und wie gesagt, scheint er uns außer Gefahr zu sein; allein einmal ist er sehr alt und zusammengefallen, und ich für meinen Teil denke mir, daß er nurmehr kurze Zeit leben wird: und daher wäre es uns lieb, wenn Du kämest. Solltest Du jedoch nicht kommen können, so tu, was Dir recht scheint; und wenn etwas geschehen sollte, so werde ich es Dir kundtun, wiewohl es schwierig sein wird, jemanden zu finden, der Dir die Botschaft überbringt. Den anderen Brief, den ich Dir schrieb, habe ich in diesem Bündel steckenlassen, weil er nicht weiter hinderlich ist. Er ist des nämlichen Inhalts. Buonarroto in Florenz.

Gestern abend schrieb ich diesen Brief, und heute morgen geht es Lodovico sehr viel besser.

Michelangelo an seinen Bruder Buonarroto in Florenz

Carrara, am 23. November 1516

Buonarroto, aus Deinem letzten Brief habe ich ersehen, daß Lodovico todkrank gewesen ist und der Arzt schließlich sagt, daß er, wenn nichts weiter dazwischenkommt, außer Gefahr sei. Da dem so ist, werde ich mich nicht zu Euch auf den Weg machen, denn es kommt mir sehr ungelegen; wenn jedoch Gefahr bestünde, so möchte ich ihn unter allen Umständen sehen, ehe er stürbe, wenn ich gleich mit ihm zusammen sterben müßte. Allein ich habe gute Hoffnung, daß es ihm besser gehen wird, und deshalb komme ich nicht; und sollte es dennoch geschehen, daß er einen Rückfall bekäme, wovor Gott ihn und uns bewahren möge, mach, daß es ihm an nichts bezüglich der Dinge der Seele und der kirchlichen Sakramente fehle, und laß Dir von ihm sagen, ob er wolle, daß wir etwas für seine Seele tun; und sorgt dafür, daß es ihm in nichts an den nötigen leiblichen Dingen fehle: denn ich habe mich immerdar nur seinetwegen abgemüht, um ihm, ehe er stürbe, in seinen Bedürfnissen zu helfen. Und desgleichen sieh zu, daß

Deine Frau, wann immer es nötig ist, mit Liebe um seine Aufwartung besorgt sei*, denn ich werde es ihr und Euch allen vergelten, wenn es nötig sein sollte; achtet nicht darauf, wenn Ihr hingeben müßt, was wir haben. Bei mir gibt es sonst nichts weiter. Lebt in Frieden und gib mir Nachricht, denn ich bin in großen Sorgen und Ängsten.

[...]

*Michelangelo an Domenico Buoninsegni in Rom**

Carrara, [am 2. Mai 1517]

Herr Domenico, seit meinem letzten Brief an Euch habe ich mich nicht mehr damit abgeben können, an dem Modell zu arbeiten*, wie ich Euch schrieb, daß ich es tun würde: über das Warum könnte man lang und breit schreiben. Ich hatte zuvor zu meinem eigenen Gebrauch hier ein ganz kleines Modell aus Ton geformt, das, obgleich es verbogen ist wie ein Butterplätzchen, ich Euch doch auf jeden Fall senden will, damit dieses Etwas nicht als eine Schwindelei erscheine.

Ich habe Euch verschiedenes kundzugeben: lest ein wenig mit Geduld, dieweil es wichtig ist. Und zwar handelt es sich darum, daß ich es mir wohl zutraue, dieses Werk der Fassade von San Lorenzo zu unternehmen, so daß es an Architektur und Skulptur der Spiegel von ganz Italien sei; allein es ist nötig, daß der Papst und der Kardinal* sich rasch entschließen, ob sie nun wollen, daß ich es mache, oder nicht. Und wenn sie wollen, daß ich es mache, ist noch eine andere Entscheidung vonnöten, nämlich es mir entweder in Stücklohn zu übertragen und mir in allem völlig zu vertrauen oder auf irgendeine andere Art, die sie sich ausdenken mögen und die ich nicht kenne. Weshalb, werdet Ihr noch hören.

Ich habe, als ich es Euch schrieb und da ich es Euch schrieb, viele Marmorblöcke in Auftrag gegeben und da und dort Geld gezahlt und an verschiedenen Stellen Marmor zu brechen begonnen. Doch an manchem Ort, wo ich Geld ausgegeben habe, sind die Marmorblöcke nicht nach meinem Sinn ausgefallen, denn es ist eine trügerische Sache mit ihnen, und am meisten mit diesen großen Blöcken, wie ich sie brauche, und weil ich will, daß sie so schön sind, wie ich sie gern habe; bei einem Block, den ich schon hatte behauen lassen, bin ich in der Richtung auf den Berg hin auf gewisse Fehler gestoßen, die man nicht voraussehen konnte, so daß mir zwei Säulen, die ich daraus machen wollte, nicht geraten und ich die Hälfte des Geldes hinausgeworfen habe. Und bei so vielen Marmorblöcken können mir nicht wenige solcher Mißlichkeiten noch begegnen, so daß es bis zu einigen hundert Dukaten ausmachen kann; und ich weiß nicht, wie ich darüber Rechenschaft abgeben soll, und kann am Ende meine Ausgaben doch nur für so viele Blöcke nachweisen, als ich abliefern werde. Ich machte es gern wie Meister Pier Fantini, doch fehlt mir dazu die Salbe in ausreichender Menge. Auch weil ich alt bin, deucht es mich nicht recht, nur um dem Papst bei diesen Blökken zweihundert oder dreihundert Dukaten einzusparen, so viel Zeit damit zu verlieren; und da ich von dort aus zu meiner Arbeit gedrängt* werde, muß ich unter allen Umständen einen Entschluß fassen.

Und dieser Entschluß ist folgender: Wenn ich wüßte, daß ich das Werk zu machen hätte, und ebenso den Preis kennte, so würde ich mich nicht darum scheren, vierhundert Dukaten hinauszuwerfen, weil ich dann keine Rechenschaft mehr darüber ablegen müßte, und ich würde hier drei oder vier unter den besten Leuten, die es hier gibt, aussuchen und ihnen alle Marmorblöcke übertragen; und die Blöcke müßten dieselbe Güte wie diejenigen haben, die ich bis anhin gebrochen habe und die wunderbar sind, wiewohl ich deren erst wenige besitze. Und dafür und für das Geld, das ich ihnen gäbe, hätte ich in Lucca eine gute Bürgschaft; und ich würde anordnen, diese Blöcke zusammen mit denen, die ich habe, nach Florenz zu schaffen, und würde dorthin gehen, um sowohl für den Papst als auch für mich selbst* zu arbeiten. Und solang ich die oben beschriebene Vereinbarung mit dem Papst nicht getroffen habe, werde ich mich nicht rühren; und selbst wenn ich wollte, könnte ich die Blöcke für meine Arbeit nicht erst nach Florenz schaffen, um sie dann wieder nach Rom bringen zu lassen, sondern ich müßte rasch nach Rom an die Arbeit gehen, weil ich, wie gesagt, dazu gedrängt werde.

Die Kosten für die Fassade, so wie ich sie auszuführen und ins Werk zu setzen beabsichtige, können, ohne daß sich der Papst noch auf irgend etwas einzulassen braucht, nach der Berechnung, die ich aufgestellt habe, alles in allem nicht weniger als fünfunddreißigtausend Golddukaten betragen; und für diese Summe will ich sie in sechs Jahren errichten, wobei ich in Anbetracht des Marmors in einem halben Jahr wenigstens weitere tausend Dukaten brauchen würde. Doch wenn dies zu erfüllen dem Papst nicht paßt, müßten entweder die Ausgaben, die ich hier für das oben genannte Werk zu machen begonnen habe, auf meine Rechnung und zu meinen Lasten gehen, und ich müßte die tausend Dukaten dem Papst zurückerstatten, oder er müßte sich einen halten, der das Unternehmen weiterführte, weil ich mich aus mehreren Gründen und unter allen Umständen von hier absetzen will.

Wegen des genannten Preises verfahre ich, sowie das Werk begonnen ist und ich erkenne, daß man es für weniger Geld erstellen kann, gegenüber dem Papst und dem Kardinal mit solcher Redlichkeit, daß ich es Ihnen viel schneller kundgeben würde, als wenn der Schaden über mich selbst käme; aber weit eher gedenke ich es so zu machen, daß der Preis nicht hoch genug angegeben ist.

Herr Domenico, ich bitte Euch, antwortet mir ohne Umschweife und gebt mir die Absicht des Papstes und des Kardinals bekannt, und dies wird mir der größte Gefallen sein, neben all den anderen, die Ihr mir bis anhin schon erwiesen habt.

Michelangelo an seinen Bruder Buonarroto in Florenz

Pietrasanta, am 2. April [1518]

Buonarroto, ich möchte, daß Du mir kundgibst, ob Iacopo Salviati den Vertrag für die Konsuln der Wollweberzunft nach dem Entwurf* hat ausstellen lassen, wie er es mir versprach; wenn er ihn noch nicht hat ausstellen lassen, so bitte ihn in meinem Namen darum. Und wenn Du sehen solltest, daß er nicht vorhat, es zu tun, so gib mir Kunde, auf daß ich mich von hier fortbegeben kann, denn ich habe mich auf eine Sache eingelassen, die mich arm macht und mir zudem nicht einmal gelingt, wie ich es hoffte. Nichtsdestoweniger, hält man mir, was abgesprochen worden ist, bin ich gewillt, das Unternehmen unter größten Kosten und Mühsalen und bis anhin ohne irgendwelche Gewißheit weiterzuführen.

Wegen des Straßenbaus hier sag dem Iacopo, daß ich alles tun werde, was Seiner Magnifizenz genehm ist, und daß Sie sich nie getäuscht finden wird, wenn Sie mir etwas aufträgt, denn in solchen Dingen suche ich nicht meinen Vorteil, sondern den Vorteil und die Ehre der Auftraggeber und des Vaterlandes; und wenn ich vom Papst oder vom Kardinal erbeten habe, daß sie mir Vollmacht über die Straße erteilten, so habe ich dies nur getan, um befehlen zu können und die Straße zu jenen Stellen hinführen zu lassen, wo die besten Marmorbestände liegen, denn die kennt nicht ein jeder, und ich habe sie nicht etwa um des Gewinns willen erbeten, denn ich denke nicht an solche Dinge; vielmehr bitte ich Iacopos Magnifizenz, Sie möge sie von Meister Donato bauen lassen*, denn der ist in solchen Sachen sehr tüchtig, und ich halte ihn für treu, und mir möge Sie Vollmacht erteilen, sie führen und anlegen zu lassen, wie es mich gut deucht, denn ich kenne die Stellen, wo die besten Marmorbestände liegen, und ich weiß, was für eine Straße zum Abtransport vonnöten ist, und glaube, für den, der bezahlen wird, viel einzusparen. Darum tue, was ich Dir schreibe, dem besagten Iacopo kund und empfiehl mich Seiner Magnifizenz und bitte Sie, daß Sie mich Ihren Leuten in Pisa empfehlen möge, auf daß sie mir behilflich sein mögen, Barken zu mieten, um meine Blöcke von Carrara fortzuschaffen. Ich bin in Genua gewesen und habe vier Barken an den Strand gebracht, um sie zu beladen. Die Carraresen haben die Besitzer der genannten Barken bestochen und den Plan gehabt, mich unter Druck zu setzen*, so daß ich noch keinen Entschluß gefaßt habe und glaube, heute nach Pisa zu gehen, um mir andere Barken zu beschaffen. Darum empfiehl mich, wie gesagt, und schreibe mir.

Behandelt meinen Diener Pietro, wie Ihr es mit mir tun würdet; und wenn er Geld braucht, gebt es ihm, und ich werde Euch zufriedenstellen. Michelagniolo in Pietrasanta.

Pietrasantra, am 18. April 1518

Buonarroto, ich ersehe aus Deinem Brief, daß der Vertrag noch nicht abgeschlossen worden ist. Darüber bin ich sehr aufgebracht*; daher schicke ich einen meiner Burschen mit dem Postpferd einzig deswegen [nach Florenz], daß er den ganzen Donnerstag über dort bleibe und sehe, ob nun der Vertrag abgeschlossen wird, und am Freitagmorgen soll er abreisen und mir Antwort bringen. Und wenn der Vertrag abgeschlossen sein wird, wie ich es verlangt habe, so will ich das Unternehmen weiterführen. Sollte er aber den ganzen Donnerstag über nicht abgeschlossen sein, wie Du mir schreibst, so werde ich allerdings nicht glauben, daß Iacopo Salviati nicht willens sei, ihn abzuschließen, sondern daß er es nicht kann; und ich werde sogleich zu Pferd steigen und den Kardinal de' Medici und den Papst aufsuchen und ihnen meine Meinung sagen, und hier werde ich das Unternehmen stehen- und liegenlassen und nach Carrara zurückkehren: denn darum fleht man mich an wie zu Christus.

Die Steinmetzen, welche ich [von Florenz] mitnahm, verstehen überhaupt gar nichts auf der Welt, weder vom Brechen noch vom Marmor. Sie kosten mich schon mehr als hundertdreißig Dukaten und haben mir noch nicht einen Splitter annehmbaren Marmor gebrochen; und sie laufen herum und lügen das Blaue vom Himmel herunter, daß sie prachtvolle Stücke gefunden hätten, und suchen, für die Dombauhütte und für andere mit dem Geld zu arbeiten, das sie von mir erhalten haben. Ich weiß nicht, in wessen Gunst sie wohl stehen mögen, aber der Papst soll dies alles erfahren. Seit ich mich hier aufhalte, habe ich ungefähr dreihundert Dukaten hinausgeworfen, und ich sehe noch nichts, das für mich getan wäre. Tote zu erwecken habe ich mir damit eingehandelt, diese Berge hier bezähmen und etwas Kunstverstand in diese Gegend tragen zu wollen; denn gäbe mir die Wollweberzunft außer den Marmorblöcken noch hundert Dukaten im Monat, damit ich meine Arbeit ausführe, wäre sie besser beraten, als mir den Vertrag nicht zu unterzeichnen. Darum empfiehl mich dem Iacopo Salviati und schicke mir einen Brief durch meinen Burschen und schreibe mir, wie die Dinge sich entwickelt haben, auf daß ich alsbald einen Entschluß fasse, denn ich verzehre mich, hier so im Ungewissen zu leben.

Michelagniolo in Pietrasanta.

Die Barken, die ich in Pisa mietete, sind nicht angekommen. Ich glaube, daß ich wohl angeführt worden bin: und so geht es mir in allen Dingen. Oh, tausendmal verflucht der Tag und die Stunde, da ich von Carrara wegging! Dies ist die Ursache meines Untergangs; aber bald werde ich dorthin zurückkehren. Gutes zu tun ist heutzutage Sünde. Empfiehl mich dem Giovanni da Ricasoli.

Buonarroto Buonarroti an seinen Bruder Michelangelo in Serravezza

Florenz, [am 20. (?) September] 1518

Michelagniolo, als ich erfuhr, wie die Dinge bei Dir stehen und daß Du krank gewesen bist, wollte ich unbedingt zu Dir kommen. Nachdem ich mich aber darüber mit Pietro beraten hatte, habe ich dann befürchtet, daß es Dir mißfallen könnte, und habe, wie Du siehst, Pietro geschickt. Sollte es jedoch nötig sein, daß jemand kommt, so werden ich oder Gismondo kommen. Gib also Nachricht. Mir scheint, Du solltest Dein Leben höher achten als eine Säule und als den gesamten Marmorbruch und mehr als den Papst und die ganze Welt. Darin liegt, wie mir scheint, die Klugheit der tüchtigen Männer, daß sie zuvor den eigenen Leib und die eigene Seele schützen, dann, nach getaner Pflicht, kann kommen, was da will, denn alles hat seinen fortdauernden Bestand, nur das Leben nicht. Und solche Fälle ereignen sich stündlich und in jedem Beruf. Zu leben soll man sich zufriedengeben, und, so mein Rat, mit Rücksicht auf die Krankheit käme ich, wenn ich es einrichten könnte, in jedem Fall nach Florenz, und wenn der Papst oder andere Marmor brechen lassen wollen, laß sie bei den Gedanken, denn wenn Du erst tot bist, werden sie achtlos darüber hinweggehen. So, scheint mir, solltest Du verfahren, und wenn sie wollen, daß Du arbeitest, haben sie wirklich gut befehlen.

Wenn Du Dich darnach fühlst, zu kommen, so bestärke ich Dich darin, daß Du auf jeden Fall kommst und alles andere zum Teufel schickst. Nun tue nach Deinem Belieben. Christus behüte Dich. Plag Dich nicht länger ab; mach, wie ich es Dir sage. Pietro wird Dir mündlich berichten.

Buonaroto in Florenz.

Wenn Du dort nicht abkömmlich bist, sieh zu, daß Du Dich so bald wie möglich gesund pflegen lässest oder aber nach Pisa oder anderswohin gehst, wo Du bekommst, was Du brauchst. Und soweit Du Dir für Geld Leute halten kannst, leg Du es doch nicht darauf an, Dich umzubringen und Dir das Leben zu nehmen.

Michelangelo an den Kardinal Giulio de' Medici in Rom

[Florenz, nach dem
18.(?) November 1518]

Hochwürdigster Monsignore, für das Werk von San Lorenzo bricht man in Pietrasanta kräftig Marmor, und da ich die Carraresen ergebener vorfinde, als sie es sonst zu sein pflegen, habe ich angeordnet, dort große Mengen Marmor zu brechen, so daß ich hoffe, beim ersten Hochwasser einen guten Teil davon in Florenz zu haben, und ich glaube, es an nichts von dem mangeln zu lassen, was ich versprochen habe. Gott gebe mir die Gnade dazu, denn ich schätze nichts auf der Welt, als Euch zu Gefallen zu sein. Ich glaube, ich werde in einem Monat tausend Dukaten brauchen; ich bitte Eure Hochwürdigste Herrlichkeit, es mir nicht an Geld fehlen zu lassen.

Weiterhin tue ich Eurer Hochwürdigsten Herrlichkeit kund, daß ich ein Haus, das geräumig genug wäre, um darin dieses ganze Werk, das heißt die Statuen aus Marmor und Bronze, schaffen zu können, gesucht, aber noch nicht gefunden habe, und daß nunmehr Matteo Bartoli in diesen Tagen für mich ein wunderbares und geeignetes Gelände gefunden hat, wo ich einen Arbeitsraum für ein solches Werk errichten könnte, und das ist der Platz vor der Kirche Ogni Santi; und wie mir Matteo sagt, sind die Mönche geneigt, mir die Rechte, die sie darauf haben, zu verkaufen, und Matteo zufolge, der zu den Sindaci* gehört, ist es auch das ganze Volk zufrieden. Andere, die etwas dazu zu sagen hätten, gibt es nicht, außer den Turmbeamten, die die Herren der Arnomauer sind, an die alle Häuser von Borg' Ogni Santi anstoßen, und diese Beamten wollen mir die Erlaubnis geben, daß auch ich mit dem Arbeitsraum, den ich errichten werde, daran anstoße. Bleibt allein, daß die Mönche von Eurer Hochwürdigsten Herrlichkeit gern einen Brief hätten, welcher bezeugte, daß diese Sache Euch genehm ist, und alles wäre in Ordnung. Wenn es Euch darum gut deucht, zwei Zeilen entweder an die Mönche oder an Matteo schreiben zu lassen, so tut es.

Eurer Hochwürdigsten Herrlichkeit
Diener Michelagniolo.

Michelangelo an Leonardo Sellaio in Rom*

Florenz, [am 21.(?) Dezember 1518]

Lionardo, Ihr drängt mich mit Eurem letzten Brief, und dies ist mir sehr lieb, weil ich sehe, daß Ihr es zu meinem Besten tut; allein gebe ich Euch wohl zu verstehen, daß solches Drängen in einem anderen Sinn lauter Messerstiche gegen mich sind, denn ich sterbe vor Ungeduld, weil ich zu meinem Unheil nicht tun kann, was ich möchte. Heute vor acht Tagen kam mein Gehilfe Pietro aus Portovenere zusammen mit Donato, meinem Gehilfen für das Verladen der Marmorblöcke in Carrara, und sie hinterließen in Pisa ein beladenes Schiff, und das ist immer noch nicht hier aufgetaucht, weil es immer noch nicht geregnet hat und der Arno ganz und gar ausgetrocknet ist; und noch weitere vier Schiffe sind in Pisa angeworben, und sowie es regnet, werden sie alle beladen ankommen, und ich werde tüchtig zu arbeiten beginnen. Aus diesem Grunde bin ich unzufriedener, als es je ein Mensch auf Erden war. Auch von Herrn Metello Vari werde ich wegen seiner Statue gedrängt*, die ebenfalls in Pisa ist und die mit den ersten Schiffen ankommen wird. Bisher habe ich ihm nie geantwortet und will auch Euch nicht mehr schreiben, bis daß ich nicht zu arbeiten begonnen habe; denn ich sterbe vor Kummer, und es deucht mich, ich sei wider meinen Willen zu einem Schwindler geworden.

Es steht mir hier ein schöner Arbeitsraum zur Verfügung, wo ich zwanzig Statuen aufs Mal

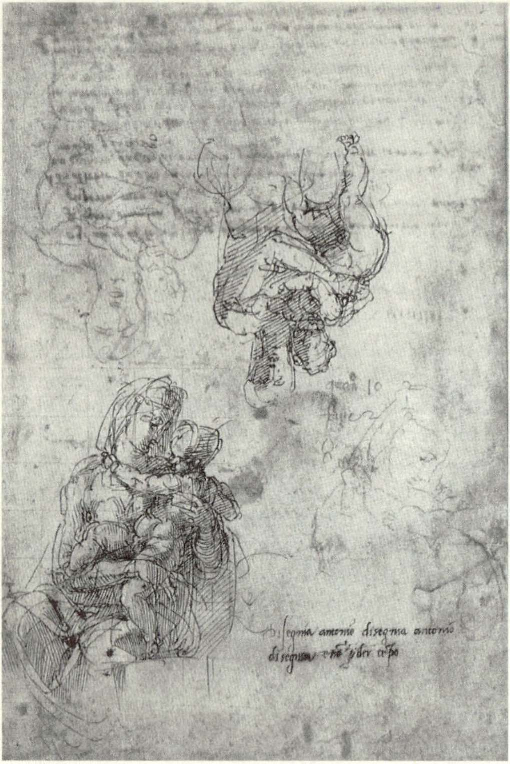

Zwei Studien zu einer Madonna mit Kind

werde aufstellen können; aber ich kann ihn nicht eindecken lassen, weil es in Florenz kein Holz gibt und keines herkommen kann, wenn es nicht regnet. Und inzwischen glaube ich nun auch nicht mehr, daß es noch jemals wieder regnen wird, außer dann, wenn es mir zum Schaden gereicht.

Was den Kardinal betrifft*, so sage ich Euch, richtet ihm nichts anderes aus, denn ich weiß, daß er einen schlechten Eindruck von meinem Tun hat; aber die Erfahrung wird ihn bald eines Besseren lehren. Empfehlt mich dem Sebastiano, und ich empfehle mich Euch.

Euer Michelagniolo in Florenz.

Sebastiano del Piombo an Michelangelo in Florenz

[Rom], am 12. April 1520

Mein teuerster Gevatter, post salutationes ecc.[1], ich glaube, Ihr habt vernommen, daß der arme Raffael von Urbino gestorben ist*, worüber Ihr, wie ich glaube, sehr bekümmert sein werdet; und Gott möge ihm vergeben.

Heute tue ich Euch in aller Kürze kund, daß man den Saal der Päpste ausmalen soll, womit sich die Schüler des Raffael sehr in die Brust werfen und ihn in Öl ausmalen wollen. Ich bitte Euch, Ihr möget Euch meiner erinnern und mich Ihrer Hochwürden empfehlen; und wenn ich zu einem solchen Unterfangen tauge, so

---

[1] Meinen Gruß zuvor usw.

möget Ihr mich einsetzen, denn ich werde Euch keine Schande machen, wie ich es, wie ich glaube, auch bis anhin nicht getan habe. Ich tue Euch weiterhin kund, daß ich heute wiederum mein Gemälde, zusammen mit demjenigen des Raffael, in den Palast gebracht habe*, und ich brauchte mich nicht zu schämen. Und vor allem gebt acht, denn es kommt einer der Schüler des Raffael von Urbino nach Florenz, um von Seiner Hochwürden alle Aufträge im Palast zu erhalten. Ich bitte Euch, sorgt dafür, daß ich wenigstens einen davon bekomme, wiewohl ich selbst Ihrer Hochwürden geschrieben und mich mit dem, was ich wert bin und kann, anerboten habe. Ich sage Euch nichts weiter. Christus erhalte Euch gesund. Euer Gevatter Sebastiano, venezianischer Maler.

Michelangelo [an den Kardinal Bernardo Dovizi in Rom]

[Florenz, im Juni 1520]

Monsignore, ich erbitte von Eurer Hochwürdigsten Herrlichkeit, nicht als ein Freund oder Diener, denn ich verdiene weder das eine noch das andere zu sein, sondern als ein niedriger, armer und närrischer Mensch, Ihr möget es so einrichten, daß der venezianische Maler Bastiano jetzt, da Raffael gestorben ist, einen Teil der Arbeiten im Palast erhalte. Und wenn es Eurer Herrlichkeit scheint, daß Eure Gunst an einem meinesgleichen verschwendet sei, so denke ich, daß der närrischen Leuten erwiesenen Gunst hie und da doch ein wenig Süße abgewonnen werden könnte, wie dem zur Abwechslung die Zwiebeln schmecken, der der Kapaunen überdrüssig geworden ist. Angesehenen Männern erweist Ihr Tag für Tag Eure Gunst; ich bitte Eure Herrlichkeit, dies an mir auszuprobieren. Die Gefälligkeit ist sehr groß, und mag sie an mir gleich verschwendet sein, so ist sie es darum nicht auch an Bastiano, denn ich bin gewiß, daß er Eurer Herrlichkeit Ehre machen wird; und besagter Bastiano ist ein tüchtiger Mann, und ich weiß, daß er Euch Ehre machen wird.

Sebastiano del Piombo an Michelangelo in Florenz

Rom, am 3. Juli 1520

Mein teuerster Gevatter, post salutationes ecc.[1], schon vor etlichen Tagen habe ich einen Brief von Euch bekommen, der mir sehr lieb ist, zusammen mit einem, der an den Kardinal von Santa Maria im Portico gerichtet war, und einem an Frizzi; und alle sind wohl bestellt worden. Ich besorgte den Brief an den Kardinal, der mir viel Artigkeiten erwiesen und Angebote gemacht hat; allein zu dem, worum ich ihn bat, sagte er mir, daß Seine Heiligkeit den Papstsaal den Schülern des Raffael übergeben habe und diese als Probe eine Figur in Öl an die Wand gemalt hätten, die so schön sei, daß niemand mehr die Stanzen ansehe, die Raffael gemalt hat;

[1] Meinen Gruß zuvor usw.

daß dieser Saal ein allgemeines Erstaunen hervorrufen werde und daß es von den Alten bis auf uns kein schöneres Werk der Malerei mehr geben werde. Und dann fragte er mich, ob ich Euren Brief gelesen hätte. Ich verneinte; er lachte sehr darüber, fast machte er sich darüber lustig, und unter freundlichen Worten verabschiedete ich mich.

Danach habe ich von Bacino di Michelagnolo, welcher den Laokoon schafft*, gehört, daß der Kardinal ihm Euren Brief gezeigt habe und daß er ihn auch dem Papst gezeigt habe, daß es im Palast fast kein anderes Gespräch als Euren Brief gebe und daß alle ihren Spaß daran hätten. Und mir hat er ganz im geheimen gesagt, daß dem Papst gar nicht gefalle, was die Schüler des Raffael gemalt haben, aber dennoch Zan Battista da L' Aquila und der Datario* und auch der Kardinal Santa Maria im Portico zusammen mit Herrn Zuan Mateo* wollten, daß es ihm gefiele; aber in Wirklichkeit gefällt es ihm nicht. Und um Euch die Wahrheit zu sagen, dieser Saal ist keine Aufgabe für junge Leute, er kommt allein Euch zu. Und wundert Euch nicht darüber, daß ich Euch nicht eher geschrieben habe, aber ich wollte warten, bis der Gevatter Leonardo in Florenz angekommen* wäre und mit Euch das besprochen hätte, was er mit mir besprochen hat; denn wahrlich, dies ist die bedeutsamste und schönste und willkommenste Aufgabe, die man sich vorstellen kann, und man würde damit viel Ehre gewinnen und viel Geld, wenn Ihr diese Verpflichtung übernehmen wolltet. Ich glaube, man will dort lauter Schlachtenbilder malen lassen, und dies sind nicht Aufgaben für junge Leute; Ihr wißt es gar wohl, wieviel es dazu braucht. Mir gegenüber müßt Ihr nunmehr in aller Welt keinen Verdacht hegen, denn immerdar bin ich der Eure, gesotten und gebraten. Zu diesem Thema will ich Euch jetzt nichts mehr sagen: Ihr seid Herr über alles.

[...]

Euer getreuester Gevatter Sebastiano,
Maler in Rom.

Graf Alexander von Canossa an Michelangelo in Rom*

Bianello De Le Quatro Castelle,
am 8. Oktober 1520

Verehrter Verwandter, ich habe in Eurem Namen den Besuch des Malers Zoane da Regio empfangen, der mir sehr angenehm gewesen ist; allein es wäre mir lieber gewesen, Euch persönlich gesehen zu haben und daß Ihr gekommen wäret, um die Euren und Euer Stammhaus kennenzulernen. Und hätte ich gewußt, wann Ihr in Carrara weiltet, wäre ich dorthin gereist und hätte Euch genötigt, mich in meinem Haus zu besuchen, auf daß Ihr es hättet kennenlernen und mit uns einige Tage hier genießen können. Was mein Bruder, der Graf Alberto, und ich besitzen, biete ich Euch für immerdar an; und wenn wir etwas für Euch tun können, so werden wir stets bereit sein, Euch zu Gefallen zu sein, und wir möchten, daß Ihr über uns und ebenso über unseren Besitz wie wir verfuget, und Euch dazu ermuntern, daß Ihr doch einmal kommen möget, um Euer Haus kennenzulernen. Und derweil ich Euch weiterhin nichts zu sagen habe, empfehle ich mich Eurem gütigen Wohlwollen. Wiewohl es nicht nötig ist, empfehle ich Euch den anwesenden Überbringer Zoane, der Euch Herold sein wird.

Als ich in unseren alten Sachen nachsah, habe ich einen Herrn Simone da Canossa gefunden, welcher Podestà* in Florenz gewesen ist, wie ich es dem vorgenannten Zoane zu verstehen gegeben habe.

Euer guter Verwandter
Graf Alexander von Canossa.

Sebastiano del Piombo an Michelangelo in Florenz

Rom, am 27. Oktober 1520

Mein teuerster Gevatter, Meister Zovanni da Rezzo, mein Gevatter, ist nach Rom gekommen und hat mir viele Dinge erzählt und insbesondere, daß Ihr kraft eines päpstlichen Erlasses wünschtet, nach Rom zu kommen, um Seiner Heiligkeit in allem, was Sie möchte, zu Diensten zu sein. Ich glaube, Euch im letzten Brief, den Ihr von mir erhalten habt, in dieser Angelegenheit die Auskunft gegeben zu haben, daß dies für Euch und für unseren Gevatter Leonardo durchführbar sei. Wohl ist es wahr, daß besagter Meister Zovanni mir gesagt hat, Ihr hättet, während er in Florenz war, meine Antwort nicht bekommen, denn vielleicht hättet Ihr dann auf andere Weise mit ihm gesprochen; aber nunmehr antworte ich Euch, daß ich Unserem Herrn auf die erdenklichst geschickte Weise zu verstehen gegeben habe, Er möge diesen Erlaß ausstellen, und Seine Heiligkeit sagte, Sie wolle Euch nicht bei Eurem Werk zu Florenz stören, und ich sagte Seiner Heiligkeit, daß nun, da Ihre Hochwürden de Aginensis gestorben ist, Ihr die Arbeit am Grabmal für einige Zeit unterbrechen könntet. Der Papst sagte dem Marchese und mir, daß er nicht die Ursache zu sein wünsche, die Euch von dieser Arbeit abhalte; denn um Euch die Wahrheit zu sagen, man munkelt, daß der Kardinal vergiftet worden sei, und natürlich wird sich Unser Herr in nichts in die Angelegenheiten des Kardinals mischen, um den Leuten keine Gelegenheit zum Schwatzen zu geben.

Also, mein Gevatter, wenn Euer Gedanke dahin geht, nach Rom zu kommen, wie es mir Meister Zovanni gesagt hat, so habt Ihr nun, da dieser Kardinal tot ist, die beste Gelegenheit in der Welt, um Eure Angelegenheiten in näheren Augenschein zu nehmen und zu sehen, wie der Kardinal Euer Werk hinterlassen hat. Denn nach dem, was man hört, hat der Kardinal in seinen Angelegenheiten gar keine Anordnung hinterlegt, denn er glaubte ja nicht zu sterben und ist nun in um so unerwarteter Weise gestorben; und es wäre schon sehr angezeigt, daß Ihr kämet, um Eure Angelegenheiten zu sehen, sowohl was das Grabmal betrifft als auch die anderen Dinge, insbesondere das, was Ihr wißt, und außerdem noch ein gewisses Schloß von Canossa, wovon mir Meister Zovanni erzählt hat, das ein ganz hübsches Zeug ist, um Euch den Kopf in Verwirrung zu bringen. Denn wäret Ihr in Rom, könntet Ihr alles zu Ende führen und erhieltet alles, was Ihr wollt — nicht Schlösser, sondern Städte —, denn ich weiß, wie sehr Euch der Papst schätzt, und wenn er von Euch spricht, so ist es, als erzählte er von einem Bruder, fast mit Tränen in den Augen; denn mir hat er gesagt, Ihr seiet zusammen aufgezogen worden, und er beweist, Euch zu kennen und zu lieben, Ihr aber jagt allen Menschen Furcht ein, selbst den Päpsten. Darüber sage ich Euch nichts weiter. [...]

Euer getreuester Gevatter Sebastiano,
Maler in Rom.

Michelangelo an seinen Vater Lodovico in Settignano

Florenz, [zweite Hälfte des Februar oder Anfang März 1521]

Teuerster Vater, ich wunderte mich sehr über Euer Verhalten, unlängst, als ich Euch zu Hause nicht antraf; und jetzt, da ich vernehme, daß Ihr Euch über mich beklagt und sagt, ich hätte Euch fortgejagt, wundere ich mich noch um etliches mehr, denn ich weiß gewiß, daß es mir nie, von dem Tag meiner Geburt bis anhin, in den Sinn kam, irgend etwas, sei es groß oder klein, gegen Euch zu unternehmen, und immerfort habe ich alle Mühsale, die ich ertragen habe, Euch zuliebe ertragen, und Ihr wißt, daß, seit ich von Rom nach Florenz zurückgekehrt bin, ich immerdar zu Euch gehalten habe, und Ihr wißt, daß ich Euch alles dessen, was mir gehört; versichert habe; und noch vor wenigen Tagen, als Ihr krank waret, da sagte und versprach ich Euch, mit allen meinen Kräften Euch immer beizustehen, solange ich lebe, und dessen versichere ich Euch abermals. Nunmehr wundere ich mich, wie Ihr so schnell alles vergessen habt. Ihr habt mich immerhin dreißig Jahre lang erprobt, Ihr und Eure Söhne, und Ihr wißt, daß ich Euch für und für, wann ich nur konnte, Gutes zugedacht und zugefügt habe. Wie könnt Ihr nur sagen, ich hätte Euch fortgejagt? Seht Ihr nicht, in welch schlechten Ruf Ihr mich bringt, wenn man von mir sagt, daß ich Euch fortgejagt hätte? Das war's, was mir noch zu all dem Kummer fehlte, den ich mit anderen Dinge habe! Und das alles handle ich mir nur Euch zuliebe ein. Ihr wißt mir wahrlich viel Dank dafür! Nun sei die Sache, wie sie wolle, ich will darauf eingehen und glauben, daß ich Euch fortgejagt und Euch immerdar Schande und Schaden zugefügt hätte; und ebenso, als wenn ich es getan hätte, bitte ich Euch um Vergebung. Stellt Euch also vor, einem Eurer Söhne zu verzeihen, wenn er auch immerdar unredlich gelebt und Euch alles Böse, was man in dieser Welt nur tun kann, zugefügt hat. Und so bitte ich Euch abermals, Ihr möget mir verzeihen als einem Schurken, der ich bin, und wollet mich dort oben bei Euch nicht in den schlechten Ruf bringen, Euch fortgejagt zu haben, denn daran liegt mir mehr, als Ihr glaubt. Ich bin doch schließlich Euer Sohn*!

Der Überbringer dieses Briefes wird Rafaello da Gagliano sein. Ich bitte Euch um Gottes und nicht um meinetwillen, hieher nach Florenz zu kommen, denn ich muß abreisen und habe Euch sehr wichtige Dinge zu sagen und kann nicht zu Euch dort hinauf kommen. Und weil ich von meinem Gehilfen Pietro aus seinen eigenen Worten von Dingen gehört habe, die mir gar nicht gefallen, so schicke ich ihn morgen nach Pistoia, und er soll nicht mehr zu mir zurückkehren, weil ich nicht will, daß er unsere Familie zerstöre. Und Ihr alle, die Ihr wußtet, daß ich nichts von seinem Benehmen ahnte, Ihr hättet mir schon eher Kunde davon geben sollen, und es wäre nicht zu einem solchen Ärgernis gekommen.

Ich werde zur Abreise gedrängt, und ich bin aber nicht gewillt fortzugehen, bevor ich Euch nicht gesprochen und Euch nicht hier im Hause zurückgelassen habe. Ich bitte Euch, laßt alle leidigen Dinge auf sich beruhen und kommt.

Euer Michelagniolo in Florenz.

Michelangelo an Giovan Francesco Fattucci in Rom*

[Florenz, im April 1523]

Herr Giovan Francesco, es sind jetzt wohl zwei Jahre her, seit ich von Carrara zurückgekehrt bin, um dort das Herausbrechen der Marmorblöcke für die Grabdenkmäler des Kardinals in Auftrag zu geben, und als ich zu ihm ging, um mit ihm darüber zu sprechen, sagte er mir, ich sollte eine gute Lösung finden, um die genannten Grabdenkmäler rasch auszuführen. Ich sandte ihm schriftlich alle Herstellungsbedingungen, wie Ihr, der sie las, wißt, das heißt, daß ich sie in Stücklohn, in täglicher und monatlicher Bezahlung und als Schenkung machen würde, ganz wie es Seiner Herrschaft gefiele, denn ich wollte gern an ihnen arbeiten. Nichts davon wurde angenommen; es wurde gesagt, ich sei nicht dazu geschaffen, um dem Kardinal zu dienen.

Als dann der Kardinal wieder davon anfing, bot ich ihm an, die Modelle aus Holz herzustellen, in genau derselben Größe, wie die Grabdenkmäler werden sollten, und alle Figuren aus Ton und Wolle hineinzuarbeiten, in eben der Größe und genauso vollendet, wie sie werden sollten; und ich zeigte, daß sie so herzustellen ein kurzes Verfahren wäre und nicht viel kosten würde: das war damals, als wir den Garten der Caccini kaufen wollten. Daraus wurde nichts, wie Ihr wißt.

Als dann der Kardinal in die Lombardei reiste, suchte ich ihn zuvor noch auf, sobald ich es vernahm, denn ich wünschte, ihm zu dienen. Er sagte mir, daß ich, ohne ihm noch viel Fragen zu stellen, die Marmorblöcke beeilen und Leute heuern und arbeiten möge, soviel ich könnte, auf daß er, wenn er zurückkäme, etwas vollendet vorfände; und daß er, falls er noch lebe, auch die Fassade erbauen würde und daß er dem

Domenico Boninsegni die Verwaltung aller dazu nötigen Gelder überlasse. Nachdem der Kardinal abgereist war, schrieb ich alle diese Dinge, die er mir gesagt hatte, dem Domenico Boninsegni und sagte ihm, daß ich bereit sei, alles zu tun, was der Kardinal wünsche; und von all dem bewahrte ich mir eine Abschrift und schrieb sie vor Zeugen, damit ein jeder wisse, daß es nicht von mir abhinge. Domenico suchte mich sogleich auf und sagte mir, daß er gar keine Vollmacht habe und daß er, falls ich irgend etwas wollte, dem Kardinal schriebe. Ich sagte ihm, daß ich nichts wollte.

Zu guter Letzt sagte mir Figiovanni bei der Rückkehr des Kardinals, daß dieser nach mir gefragt* habe. Ich ging sogleich zu ihm hin, da ich meinte, er wolle über die Grabdenkmäler sprechen. Er sagte mir: «Wir hätten dennoch den Wunsch, daß an diesen Grabdenkmälern etwas Gutes, das heißt etwas von deiner Hand wäre.» Und er sagte mir nicht etwa, daß er wünsche, daß ich sie machte. Ich ging und sagte, daß ich wiederkehrte, um mit ihm zu sprechen, sobald die Marmorblöcke da seien.

Nun wißt Ihr, wie der Papst* in Rom über dieses Grabmal des Julius unterrichtet worden ist und daß ein Motuproprio ausgefertigt wurde, damit er es unterzeichne und gerichtlich gegen mich vorgehe und das von mir zurückverlange, was ich auf jenes Werk hin bekommen hätte, mitsamt Schadenersatz und Zinsen; und Ihr wißt, daß der Papst sagte: «Möge es geschehen, wenn Michelagniolo das Grabmal nicht ausführen will.» Demnach muß ich es vollenden, wenn es mir nicht übel ergehen soll, wie Ihr seht, daß es befohlen worden ist. Und wenn jetzt der Kardinal de' Medici wiederum will, wie Ihr mir sagt, daß ich die Grabdenkmäler von San Lorenzo ausführe, so seht Ihr, daß ich es nicht kann, falls er mich nicht von dieser Angelegenheit in Rom befreit; und wenn er mich davon befreit, verspreche ich ihm, solange ich lebe, ohne Entgelt für ihn zu arbeiten. Nicht, daß ich die Befreiung wünschte, um das besagte Juliusgrabmal nicht vollenden zu müssen, denn an diesem arbeite ich gern, sondern um ihm dienen zu können; und falls er mich nicht davon befreien will und dennoch an besagten Grabdenkmälern etwas von meiner Hand wünscht, so werde ich mich während meiner Arbeit am Juliusgrabmal bemühen, mir Zeit zu nehmen, um etwas zu schaffen, das ihm gefallen könnte.

Michelangelo an seinen Vater Lodovico in Settignano

Florenz, [zweite Hälfte
des Juni 1523]

Lodovico, ich antworte nur auf jene Dinge in Eurem Brief, die mir notwendig erscheinen. Über die anderen mache ich mich lustig. Ihr sagt, Ihr könntet Eure Einkünfte nicht vom Monte abheben, weil ich sie auf meinen Namen habe einschreiben lassen. Das ist nicht wahr, und ich muß Euch darauf antworten, damit Ihr erfahret, daß Ihr von einem, dem Ihr vertraut, getäuscht werdet, der sie vielleicht selbst abgehoben und für sich verbraucht hat und der Euch nun dieses zu seinem Vorteil glauben machen will. Ich habe beim Monte nichts auf meinen Namen eintragen lassen und könnte es auch nicht, selbst wenn ich wollte; wahr aber ist wohl, daß der Notar in Anwesenheit des Rafaello da Gagliano zu mir sagte: «Ich möchte nicht, daß deine Brüder irgendeine Abmachung wegen dieser Gelder im Monte treffen könnten, auf daß du sie nach dem Tod deines Vaters nicht mehr vorfändest», und er führte mich zum Monte und ließ mich fünfzehn Groschen zahlen und ließ eine Bedingung eintragen, wonach niemand etwas zu Euren Lebzeiten verkaufen kann und Ihr der Nutznießer seid, solange Ihr lebt, wie es auch im Vertrag steht, den Ihr kennt.

Ich habe Euch über den Vertrag aufgeklärt, daß er nämlich auf Euren Wunsch hin zu vernichten sei, falls Ihr Euch nicht damit zufriedengebt. Ich habe Euch über die Sache mit dem Monte aufgeklärt, und auf Euren Wunsch könnt Ihr alles einsehen. Ich habe immerdar gebilligt und widerrufen, wie Ihr es gewollt habt; ich weiß nicht mehr, was Ihr noch von mir wollt. Wenn ich Euch des Lebens verdrieße, so habt Ihr ja den Weg gefunden, Euch dagegen zu schützen, und den Schlüssel zu dem Schatz, von dem Ihr sagt, daß ich ihn hätte, werdet Ihr erben; und Ihr werdet gut daran tun, denn in ganz Florenz weiß man, daß Ihr ein schwerreicher Mann waret und ich Euch immerdar bestohlen habe und Strafe verdiene. Dafür werdet

Ihr sehr gelobt werden! Schreit und schwatzt über mich, was Ihr wollt, aber schreibt mir nicht mehr, denn Ihr haltet mich von der Arbeit ab, mich, der ich auch noch das abzubüßen habe, was Ihr fünfundzwanzig Jahre hindurch und bis anhin von mir bekommen habt. Ich möchte es Euch ja nicht gern sagen; aber ich kann nicht umhin, es Euch doch einmal zu sagen.

Habt acht und seid vor dem auf der Hut, vor welchem Ihr auf der Hut sein müßt, denn man stirbt nur einmal und kehrt nicht wieder zurück, um Übeltaten wiedergutzumachen. Bis auf den Tod habt Ihr es hinausgezögert, um dergleichen Dinge zu tun! Gott helfe Euch! Michelagniolo

Bartolomeo Angelini an Michelangelo in Florenz*

Rom, am 11. Juli 1523

Jesus.

Mein teuerster Michelangniolo, ich habe einen Brief von Euch empfangen, der mir so angenehm ist, wie man nur irgend sagen kann, und ich ersehe daraus, daß Ihr in bezug auf das, was ich Euch wegen des Bildes für den Kardinal geschrieben* habe, im Sinn habt, ihm zu dienen und ihm Euer Versprechen zu halten, wiewohl Ihr wenig Zeit habt, noch mehr zu arbeiten. Ich habe Ihrer Herrlichkeit Eure Absicht kundgetan, und da der Kardinal sehr wünscht, das Werk zu bekommen, nimmt er an, daß Ihr ihm auf jeden Fall zu Diensten sein werdet, und aus seinem Brief, der diesem beiliegt, erseht Ihr, wie sehr er Euch schreibt und bittet; und damit Ihr seht, daß er der Ansicht ist, daß Ihr ihm zu Dienste stehen solltet, hat er mir aufgetragen, ich solle Euch zu Eurem Gefallen fünfzig Golddukaten als Unterpfand und Anzahlung auszahlen lassen, und wie Ihr aus unserem Brief, der diesem beiliegt, sehen könnt, bin ich so vorgegangen, daß ich Bonifazio Fazzi u. Komp. beauftrage, Euch zu Eurem Gefallen das Geld in drei Monaten vom heutigen Tag an gerechnet auszuzahlen, das heißt, daß der Auftrag drei Monate lang gilt, in denen es Euch freigestellt ist, das Geld entgegenzunehmen. [...]

Dem Bastiano, Herrn Giovanni und Euren anderen Freunden, allen habe ich die Empfehlungen ausgerichtet, und Euch empfehlen sie sich alle unzählige Male und ich mit ihnen. Gott erhalte Euch bei Gesundheit.

Euer Bartolomeo Angelini in Rom.

Michelangelo an Bartolomeo Angelini in Rom

Florenz, [nach dem 11.,
vielleicht am 18. Juli 1523]

Teuerster Freund Bartolomeo, ich habe mit einem Eurer Briefe ein Schreiben des Kardinals erhalten, wobei ich mich gewundert habe, daß Ihr wegen einer solchen Kleinigkeit habt schreiben lassen, und so rasch. Ich werde darauf nicht anders antworten, weil ich es nicht so entschlossen tun kann, wie ich es gern möchte. Euch antworte ich dasselbe wie in meinem letzten

Brief, das heißt, daß ich sehr begehre, Seiner Hochwürdigsten Herrlichkeit zu dienen, und ich werde mich, so gut und so bald ich kann, darum bemühen.

Ich stehe unter einer großen Verpflichtung, und ich bin alt und es geht mir nicht gut, so daß ich, wenn ich einen Tag lang gearbeitet habe, mich vier Tage davon ausruhen muß. Derhalben getraue ich mich nicht, etwas Bestimmtes von mir zu versprechen. Ich bemühe mich, unter allen Umständen zu Diensten zu stehen und Euch zu beweisen, daß ich die Liebe, die Ihr mir entgegenbringt, wohl kenne.

Anderes ist nicht vorgefallen. Ich bin stets der Eure. Empfehlt mich dem Sebastiano aus Venedig.

Euer Michelagniolo,
Bildhauer in Florenz.

Michelangelo an Giovan Francesco Fattucci in Rom

[Florenz, Anfang Januar 1524]

Herr Giova' Francesco, aus Eurem letzten Brief erfahre ich, Seine Heiligkeit Unseres Herrn wünsche, daß der Entwurf zur Bibliothek von meiner Hand* sei. Ich habe darüber keinen Bescheid und weiß auch nicht, wo er sie bauen lassen will; und wiewohl Stefano mir davon gesprochen hat, habe ich darauf nicht weiter geachtet*. Sowie er aus Carrara zurückkommt, werde ich mich bei ihm erkundigen und tun, was ich kann, wenngleich es mein Handwerk nicht ist.

Wegen der Rente*, von der Ihr mir schreibt,

weiß ich nicht, was ich heute in einem Jahr möchte: und daher will ich nicht etwas versprechen, was ich bereuen könnte.

Wegen der Provision habe ich Euch schon geschrieben.

Michelangelo an Giovan Francesco Fattucci in Rom

[Florenz, zwischen dem 12. und 18. Juli 1524]

Herr Giovan Francesco, auf Euren letzten Brief hin habe ich den Spina aufgesucht, um zu vernehmen, ob er, so wie er es auch für die Grabdenkmäler* erledigt, Auftrag habe, Gelder für die Bibliothek auszuzahlen; und als ich sah, daß er keinen Auftrag hat, habe ich auch nicht, wie Ihr mir eben nahelegt, mit der Arbeit an besagtem Werk angefangen, denn ohne Geld kann man nichts unternehmen. Und wenn gleichwohl angefangen werden soll, so bitte ich Euch, erwirkt [in Rom], daß der Spina hier zahlt: denn keinen geeigneteren Mann könnte man finden, noch auch jemanden, der eine solche Sache mit größerer Hingabe und Liebenswürdigkeit ausführte.

Was den Arbeitsbeginn betrifft, so muß ich ohnehin warten, bis die Marmorblöcke eintreffen; doch glaube ich nicht, daß sie wohl noch jemals eintreffen werden, eine solche Ordnung hat man gepflogen! Ich könnte von Dingen schreiben, über die Ihr stauntet, aber man würde mir nicht glauben. Genug, daß sie mich zugrunde richten! Denn wäre ich mit dem Werk weiter voran, als ich es bin*, so würde der Papst vielleicht meine Angelegenheit* in Ordnung gebracht haben, und ich wäre aus so viel Sorgen heraus: aber dem Zerstörer bedeutet es offensichtlich sehr viel mehr Arbeit als demjenigen, der die Ordnung wiederherstellt.

Gestern traf ich jemanden, der mir sagte, daß ich endlich zahlen solle; wenn nicht, so würde ich am Letzten dieses Monats straffällig. Ich glaubte nicht, daß es noch andere Strafen als die der Hölle gäbe. Ich habe zwei Dukaten Steuerpflicht, so als ob ich einen Seidenwarenladen oder eine Goldschlägerwerkstatt eröffnete und den Rest auf Wucherzins ausliehe. Dreihundert Jahre lang haben wir in Florenz Steuern gezahlt; hätte man mich doch wenigstens einmal zum Steuereintreiber des Prokonsuls gemacht! Und trotzdem heißt es zahlen. Alles wird mir genommen werden, weil mir zu zahlen nicht möglich ist, und ich werde nach Rom fortziehen. Wenn meine Angelegenheit in Ordnung gebracht wäre, hätte ich etwas verkauft und Monte* gekauft, was mir die Steuern bezahlt hätte, und dann könnte ich auch weiterhin in Florenz bleiben.

Michelangelo an den Papst Clemens VII. in Rom

[Florenz, Ende Januar oder
Anfang Februar 1525]

Heiligster Vater, weil Mittler des öftern die Ursache von großer Unbill sind, habe ich mir die Kühnheit genommen, ohne solche Mittler Eurer

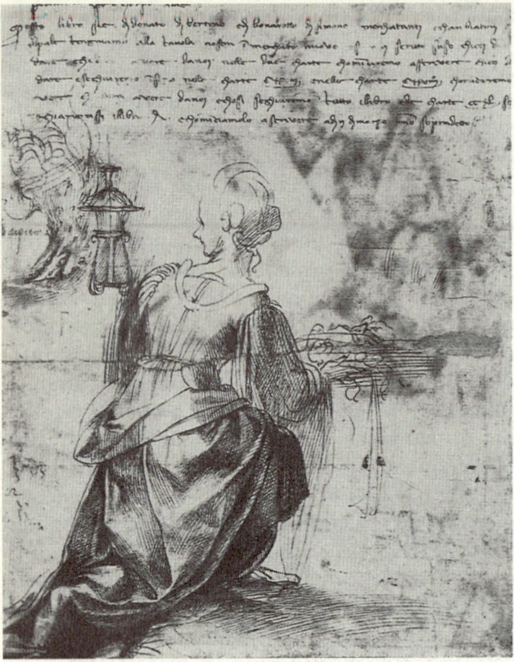

Kniende Frau

Heiligkeit wegen der Grabmäler von San Lorenzo zu schreiben. Ich sage, ich weiß nicht, was besser ist: das Böse, was nützt, oder das Gute, was schadet; ich bin gewiß, so närrisch und bösartig ich auch bin, hätte man mich fortfahren lassen, wie ich begonnen hatte, so wären heute alle Marmorblöcke für besagte Werke in Florenz und mit weniger Kosten, als dies bis anhin gemacht worden ist, und nach Wunsch behauen; und sie wären bewundernswert wie die anderen, die ich hiehergeführt habe. Nun sehe ich, daß hier eine gewisse Anzahl von ihnen herangeschafft wird, von denen ich nicht weiß, inwieweit sie nach Belieben ausfallen, und ich weiß auch nicht, was dort geschieht, wo sie den Marmor brechen, und ich sehe die Sache sich sehr in die Länge ziehen; derhalben, wenn jetzt etwas eintritt, was Eurer Heiligkeit nicht gefällt, so entschuldige ich mich bei Ihr, doch alldieweil ich keine Vollmacht habe, so deucht mich, daß mich auch keine Schuld trifft, und ich bitte Sie, daß, wenn Sie irgendeine Arbeit von mir wünscht, Sie mir in meiner Kunst keine Aufseher vorsetze und daß Sie mir Vertrauen schenke und freie Hand lasse, und Sie wird sehen, was ich vollbringe und wie ich mich vor Ihr verantworten werde.

Stefano hat die Laterne hier der Kapelle von San Lorenzo vollends angebracht und enthüllt, und sie gefällt gemeinhin jedermann, und so hoffe ich, sie werde auch Eurer Heiligkeit gefallen. Wir lassen derzeit die Kugel arbeiten, die ungefähr eine Elle hoch sein wird: und ich habe gedacht, sie mit Facetten zu versehen, um sie von den anderen zu unterscheiden, und so geschieht es auch.

Eurer Heiligkeit Diener Michelagniolo,
Bildhauer in Florenz.

Michelangelo an Sebastiano del Piombo in Rom

[Florenz, im Mai 1525]

Mein teuerster Sebastiano, gestern abend wünschten Euer Freund Capitano Cuio und gewisse andere Edelleute*, Dank sei ihnen dafür, daß ich mit ihnen zu Abend speise, worüber ich mich höchlichst freute, denn dadurch kam ich ein wenig aus meiner Freudlosigkeit oder vielmehr aus meiner Verschrobenheit heraus; und nicht nur über das Mahl, das höchst ergötzlich war, freute ich mich, sondern noch viel mehr als an diesem freute ich mich an den Gesprächen, die wir führten. Und meine Freude an den Gesprächen wuchs noch an, als ich den genannten Capitano Euren Namen nennen hörte; und damit nicht genug: noch weit mehr, ja unermeßlich genoß ich es, was die Kunst anlangt, den genannten Capitano sagen zu hören, Ihr seiet einzig auf der Welt und als solcher auch in Rom angesehen. Derhalben, hätte man noch mehr Genuß empfinden können, so hätte ich dann noch mehr empfunden, da ich gesehen habe, daß mein Urteil nicht falsch ist. Nun bestreitet es mir also nicht mehr, daß Ihr einzig seid, wenn ich es Euch schreibe, denn ich habe allzuviel Zeugen dafür; und es gibt hier ein Gemälde*, welches mir dies, Gott sei Dank, einem jeden, der sehen kann, bezeugt.

Giovan Francesco Fattuci an Michelangelo in Florenz

Rom, am 14. Oktober 1525

Teuerster Michelagniolo [...], am Freitag sprach ich mit Unserem Herrn, der Euren Brief las. [...] Alsdann sagte Er mir, Er wolle, daß man eine Kolossalstatue errichte, so hoch wie die Zinnen seines Hauses, und zwar solle man sie an der Ecke gegenüber von Herrn Luigi della Stufa und vor dem Barbier aufstellen; und weil sie so groß werden soll, will Er, daß man sie aus Teilen zusammensetze. Und ich für meinen Teil sage Euch, man könnte darüber nachdenken und den Marmor kommen lassen, ohne weiter darüber zu sprechen. [...] Alsdann sprach ich Ihm von dem Übereinkommen, so wie ich es Euch geschrieben habe. Er antwortete, daß Ihr es ausführen solltet. Nicht daß Er etwa wollte, daß Ihr für sie arbeitet, sondern nur um sie zufriedenzustellen, solltet Ihr sie von jemandem, der Euch geeignet erscheint, arbeiten lassen; und Ihr könnt sicher sein, daß Ihr hierbei nichts anderes beizusteuern braucht, als sie arbeiten zu lassen, und das Geld wird Euch dort ausbezahlt werden, und vielleicht bezahlt sie Unser Herr. [...] Denkt über diesen Koloß nach, der nach den Worten des Papstes wenigstens fünfundzwanzig Ellen hoch werden soll;

weshalb Er ihn aus Teilen zusammensetzen lassen will. Und sagt niemandem etwas darüber.

Gebt mir Kunde, wie es mit dem Werk weiter vorangeht und ob Ihr schon an andere als an die vier Statuen Hand angelegt habt und wann Ihr die Statuen der Flüsse beginnen werdet. [...]

Euer Diener Giovan Francesco in Rom.

Michelangelo an Giovan Francesco Fattucci in Rom

Florenz, am 24. Oktober 1525

Jesus.

Herr Giovan Francesco, eine Antwort auf Euren letzten Brief. Die vier erst roh behauenen Statuen sind noch nicht vollendet, und es gibt noch viel daran zu arbeiten*; die vier anderen, die Flüsse darstellen*, sind noch nicht begonnen, da ich die Marmorblöcke noch nicht hier habe — doch angelangt sind diese schon: wie, das schreibe ich Euch nicht, weil es jetzt zu weit führte. Was das Grabmal des Julius betrifft, so gefällt es mir, ein Grabmal zu schaffen wie dasjenige des Pius in Sankt Peter, wie Ihr mir geschrieben habt, und ich werde es hier nach und nach machen lassen, einmal eine Statue und ein andermal eine andere, und ich werde sie von meinem Geld bezahlen, da ich ja die Provision habe und mir, wie Ihr mir geschrieben habt, das Haus bleibt, das heißt das Haus, das ich in Rom bewohnte, zusammen mit den Marmorblöcken und den Geräten, die darinnen stehen: das heißt also, daß ich, um mich der Pflicht des Juliusgrabmals zu entledigen, ihnen, ich meine den Erben des Papstes Julius, nicht mehr zu zahlen habe, als was ich bis anhin erhalten habe, das heißt eben das genannte Grabmal in der Art desjenigen des Pius in Sankt Peter, und ich werde die Statuen eigenhändig herstellen. Und wenn man mir, wie abgemacht, meine Provision gibt, werde ich unermüdlich für Papst Clemens arbeiten, mit allen Kräften, die mir zu Gebote stehen, die freilich gering sind, da ich alt bin; unter der Voraussetzung jedoch, daß mir keine Kränkungen mehr angetan werden, wie ich sehe, daß man sie mir antut, denn diese vermögen viel über mich und haben mich nicht ins Werk setzen lassen, was ich schon seit mehreren Monaten vorhabe: denn man kann nicht mit den Händen das eine und mit dem Kopf das andere tun, und besonders nicht beim Marmor. Hier sagt man, daß es geschehen sei, um mich anzuspornen, aber ich sage Euch, daß es schlechte Sporen sind, die zwingen, sich wieder rückwärts zu bewegen. Schon seit einem Jahr habe ich die Provision nicht erhalten und kämpfe mit der Armut; ich bin ganz allein mit meinen Nöten und habe deren so viele, daß diese mich mehr in Anspruch nehmen, als die Kunst es tut, denn da ich die Mittel dazu nicht habe, kann ich mir hier niemanden halten, der mir aufwartet.

Hier ist die Abschrift des Briefes, den der Bildhauer Michelangniolo heute am 24. Oktober an Papst Clemens gesandt hat, und ich, Antonio, Sohn des Bernardo Mini, habe diese Abschrift eigenhändig besorgt.

Florenz, [Anfang Dezember 1525]

Herr Giovan Francesco, wenn ich so viel Kraft besäße, als ich Heiterkeit über Euren letzten Brief empfand, so würde ich meinen, ich könnte all die Dinge, von denen Ihr mir schreibt, ausführen, und zwar bald; da ich aber nicht so viel Kraft habe, werde ich mein Bestes versuchen.

Über den vierzig Ellen hohen Koloß, von dem Ihr mir Kunde gebt, daß er an der Ecke der Gartenloggia der Medici, gegenüber der Ecke des Herrn Luigi della Stufa, hinkommen oder vielmehr dort aufgestellt werden soll, habe ich nachgedacht, und zwar nicht wenig, wie Ihr mir angetragen habt, und zwar deucht mich, daß er an besagte Ecke nicht so gut hinpasse, dieweil er gar zu viel von der Straße wegnähme; doch an die andere Ecke, wo sich der Laden des Barbiers befindet, würde er nach meiner Ansicht viel besser passen, weil er den Platz vor sich hätte und die Straße nicht so beengte. Und da es vielleicht um der Einnahmen willen nicht gestattet wäre, jenen Laden auszulagern, so habe ich gedacht, daß man die genannte Statue sitzend darstellen könnte, und das Hinterteil würde alsdann so hoch werden, daß, wenn man das genannte Werk inwendig hohl ließe, wie man es auch kann, es aus Teilen zusammenzusetzen, der Barbierladen unten hineinkäme und die Miete somit nicht verlorenginge. Und sintemalen nun auch der genannte Laden einen Rauchabzug benötigte, wie er jetzt darüber verfügt, so deucht mich angebracht, der genannten Statue ein inwendig hohles Füllhorn in die Hand zu verfertigen, das dann als Kamin dient. Wenn ich den Kopf einer solchen Statue, wie die anderen Gliedmaßen, hohl lasse, glaube ich, daß man selbst daraus noch einigen Nutzen ziehen könnte, denn hier auf dem Platz wohnt ein Krämer, mit dem ich sehr befreundet bin, der mir insgeheim gesagt hat, daß er innen ein schönes Taubenhaus anbrächte. Weiterhin ist mir noch ein anderer Einfall gekommen, der noch viel vorteilhafter wäre, aber dazu müßte alsdann die Statue noch um etliches höher gebaut werden: und dies könnte man, weil ein Turm ja auch aus Teilen zusammengesetzt wird: und zwar könnte der Kopf als Glockenturm für die Kirche von San Lorenzo dienen, denn diese braucht einen solchen sehr; und wenn man die Glocken dort hineinhinge und der Glockenton zum Mund herauskäme, so schiene es, als riefe der Koloß um Gnade, und dies besonders an Festtagen, wenn des öftern und mit großen Glocken geläutet wird*.

Was das Heranschaffen der Marmorblöcke für die oben genannte Statue anbelangt, worum niemand wissen soll, deucht mich, man solle sie des Nachts kommen lassen und sie gut verhüllen, damit sie nur nicht gesehen werden. Am Stadttor* wird es allerdings ein wenig gefährlich sein, doch werden wir auch da einen Weg finden; schlimmstenfalls wird uns das Tor von San Gallo nicht im Stich lassen, das sein Sicherheitspförtchen bis Tagesanbruch besetzt hält.

Wegen der Ausführung oder Nichtausführung der Dinge, die erledigt werden sollen und von denen Ihr sagt, daß sie Vorrang hätten, ist es besser, sie von dem ausführen zu lassen, dem sie zukommen, denn ich werde so viel zu tun haben, daß mir an weiterer Arbeit nicht gelegen ist. Mir wird das hier genügen, was ehrenvoll ist.

Ich beantworte Euch nicht alle Eure Fragen, denn Spina kommt binnen kurzem nach Rom, und er wird es mündlich besser und ausführlicher ausrichten, als ich es mit der Feder könnte.

Euer Michelagniolo,
Bildhauer in Florenz.

Michelangelo an Giovan Fattucci in Rom

[Florenz, am 17. Juni 1526]

Herr Giovan Francesco, in der kommenden Woche werde ich die Figuren der Sakristei, welche roh behauen sind, zudecken lassen, denn ich will den Marmorarbeitern die Sakristei zum freien Zugang überlassen*, weil ich wünsche, daß sie das andere Grabmal aufmauern* gegenüber dem einen, das schon aufgemauert, ganz herausgehauen ist* oder doch nur noch wenig daran fehlt. Und während sie es aufmauern, dachte ich, könnte man die Kuppel herstellen, und mit genügend Leuten, würde ich meinen, könnte man sie in zwei, drei Monaten aufbauen. Ich verstehe mich nicht darauf. Nach Ablauf der kommenden Woche kann Unser Herr nach Seinem Willen den Meister Giovanni da Udine hersenden*, wenn er meint, man solle sie jetzt ausmalen, denn ich werde alsdann bereitstehen.

Im Vorraum sind in dieser Woche vier Säulen aufgemauert worden, und eine war es schon vordem. Dies wird die Arbeit an den Tabernakeln ein wenig verzögern; doch glaube ich, daß auch sie heute in vier Monaten vollendet sein werden. Mit der Decke könnte man jetzt anfangen, aber die Lindenholzbalken sind noch nicht brauchbar; wir werden dafür Sorge tragen, daß sie so gut wie möglich trocknen.

Ich arbeite, so viel ich kann, und in vierzehn Tagen werde ich den anderen Junker beginnen lassen*; alsdann bleiben mir an wichtigen Dingen nur noch die vier Flüsse. Die vier Statuen auf den Sarkophagen, die vier auf der Erde liegenden Statuen der Flüsse, die beiden Junker* und Unsere Liebe Frau, die auf das Grab am Eingang zu stehen kommt, das sind die Statuen, die ich selbst ausführen möchte: von diesen sind sechs begonnen; und ich traue mir wohl zu, sie in angemessener Zeit herzustellen und zum Teil auch die anderen, die nicht so wichtig sind, herstellen zu lassen.

Weiter ist nichts geschehen. Empfehlt mich dem Giovanni Spina und bittet ihn, er möge doch dem Figiovanni ein paar Zeilen schreiben und ihn bitten, daß er uns die Karrenführer nicht abziehen solle, um sie dann nach Pescia zu schicken, denn wir bleiben sonst ohne Steine; und dann solle er uns auch nicht die Steinmetzen abspenstig machen, indem er sich mit Redensarten wie: «Die Leute da scheren sich aber wenig um euch, daß sie euch jetzt, wo es nur zwei Stunden lang Nacht ist, bis zum Abend arbeiten lassen» bei ihnen einschmeichelt. Mit hundert Augen haben wir schon Mühe, einen von ihnen bei der Arbeit zu halten, und dieser eine wird uns auch noch von dem Scheinheiligen verdorben. Geduld! Wolle Gott nur nicht, daß mir einmal mißfällt, was ihm nicht mißfällt!

*Michelangelo an Battista della Palla in Florenz**

Venedig, [gegen Ende September
oder Anfang Oktober 1529]

Teuerster Freund Battista, ich reiste [von Florenz] ab, wie Ihr, glaube ich, wißt, um nach Frankreich zu gehen, und als ich in Venedig ankam, habe ich mich nach dem Reiseweg erkundigt, und mir ist gesagt worden, daß man, wenn man von hier aus reise, Deutschland durchqueren müsse und daß dort zu reisen gefährlich und beschwerlich sei. Darum habe ich gedacht, von Euch zu erfahren, falls Ihr noch immer zu reisen im Sinn habt, wann es Euch genehm ist, und Euch darum zu bitten, und also bitte ich Euch, Ihr möget mir hierzu Kunde geben und wo Ihr wollt, daß ich Euch erwarte: und wir werden miteinander reisen.

Ich bin ohne einem meiner Freunde dort einen Wink zu geben und ganz unvorbereitet abgereist; und obgleich ich, wie Ihr wißt, auf alle Fälle nach Frankreich gehen wollte und mehrere Mal Urlaub erheischt und keinen erhalten hatte, war ich dennoch, ohne irgendwelche Furcht, entschlossen, zunächst das Ende des Krieges* abzuwarten. Doch am Dienstag früh, am 21. September, kam einer vor das Tor San Nicolò, wo ich auf der Bastei war, heraus und sagte mir ins Ohr, daß ich nicht länger bleiben solle, wenn ich mein Leben behalten wolle; und er ging mit mir nach Hause und aß dort und verschaffte mir ein Reittier und verließ mich nicht eher, als bis er mich aus Florenz herausgebracht hatte, indes er mir bezeigte, daß es zu meinem Besten geschehe. Ob Gott oder Teufel, ich weiß nicht, wer es wohl gewesen sein mag.

Ich bitte Euch, Ihr möget mir Antwort auf das geben, was zu Anfang dieses Briefes steht, und zwar sobald Ihr könnt, denn ich verzehre mich darnach, zu reisen. Und wenn Ihr zu reisen nicht mehr im Sinn habt, so bitte ich Euch gleichfalls, gebt mir Kunde, auf daß ich einen Entschluß fasse, um, so gut ich kann, allein zu reisen. Euer Michelagniolo Buonarroti.

Sebastiano del Piombo an Michelangelo in Florenz

Rom, am 24. Februar 1531

Mein teuerster Gevatter, durch Meister Domenico, genannt Menichella, der mich in Eurem Namen aufgesucht hat, sende ich Euch dies. Gott weiß, wie lieb es mir war, daß uns Gott der Allmächtige in seiner Gnade und Barmherzigkeit nach so viel Nöten, Mühsalen und Gefahren lebendig und gesund erhalten hat: wahrlich eine wunderbare Sache, wenn ich daran denke. Seiner göttlichen Führung sei immerdar Dank dafür gesagt usw. Und wenn ich Euch mit der Feder die Ängste und Qualen wiedergeben könnte, die ich um Euch ausgestanden habe, so würdet Ihr Euch darüber wundern. Der Herr Fernando de Gonzaga könnte Euch das gut bezeugen; und Gott weiß, wie schmerzlich es mir war zu vernehmen, daß Ihr nach Venedig ginget, denn wenn ich in Venedig gewesen wäre, so wäre alles anders gekommen. Genug damit. Jetzt, mein Gevatter, da wir durch Feuer und Wasser hindurchgegangen sind und Dinge erlebt haben, die wir uns nie hätten träumen lassen, danken wir Gott für alles und verbringen wir doch dies bißchen Leben, das uns noch verbleibt, in größtmöglicher Ruhe: denn führwahr, das Schicksal ist so traurig und schmerzvoll, daß man sich wenig auf seine Unternehmungen verlassen kann. Ich habe mich soweit darein ergeben, daß das Weltall zusammenstürzen könnte, ohne daß ich mich darum scherte, und ich lache über alles. Menichella wird Euch mündlich von meinem Leben und Dasein Kunde geben. Mich deucht, ich sei nicht mehr der Bastiano, der ich noch vor der Plünderung* war; ich kann einfach immer noch nicht zu mir kommen usw. Weiter sage ich Euch nichts. Christus erhalte Euch gesund.

Was Eure Rückkehr [nach Rom] anbelangt, so deucht mich nach dem, was mir Meister Menichella sagt, daß es nicht notwendig sei, außer Ihr kämet zum Vergnügen; und Ihr könntet Euer Haus in Ordnung bringen, das, um die Wahrheit zu sagen, in fast allen Teilen heruntergekommen ist, wie zum Beispiel das Dach und an anderen Orten. Ihr wißt, glaube ich, daß der Raum, in dem sich das Bildwerk befand, über all den behauenen Blöcken eingestürzt ist, so daß es ein Jammer ist. Dem könntet Ihr abhelfen und etwas Vorsorge treffen. Mir für meinen Teil wäre es sehr lieb, wenn ich Euch ein wenig genießen könnte, denn fürwahr, ich sterbe vor Ungeduld und kann es kaum noch erwarten. Allein tut, was Euch am besten scheint.

Euer getreuester Gevatter Sebastiano.

Pier Polo Marzi, Sekretär Clemens' VII., an Michelangelo in Florenz

Rom, am 20. Juni 1531

Teuerster und ehrwürdigster Michelagnolo, Unser Herr hat Euren Brief Seiner Heiligkeit vorgelegt, den Sie mit so viel Genugtuung und solchem Vergnügen gelesen hat, als Sie Euch nur ausdrücken kann; Euer Schreiben wurde ihm durch den Maler Sebastiano überreicht, zusammen mit einem Brief, den Ihr jenem schriebet. Und Seine Heiligkeit sagt nun, daß Sie durch Euren vorgenannten Brief von Lage und Zustand erfährt, worin sich die Dinge bei Euch befinden, wie Sie dies zuvor von anderen nie so ausführlich vernommen habe, und Sie ist mit Euch und dem Fortgang Eurer Arbeit sehr glücklich und zufrieden und sagt, Ihr solltet fortfahren, zwar nicht mit all Eurer äußersten

Anstrengung, sondern in einer Art und Weise, daß Ihr gesund bliebet, und heiter und vor allem lebendig und nicht tot, und daß, wenn es Euch an irgend etwas dringend not tut, Ihr es Seiner Heiligkeit nur freimütig heraus schreiben möget, da Sie Euch immerdar zu Seite stehen wird, wie Sie Euch auch die allergrößte Liebe und Zuneigung entgegenbringt; und daß, neben den täglichen Briefen und Berichten des eifrigen, liebenswürdigen und treuen Figi, der in diesem Punkt keine Minute ausläßt, um Seiner Heiligkeit zu schreiben, und der Euch, zusammen mit jener, verehrt und in den Himmel hebt, wie es Eure Werke und hervorragenden Tugenden nur verdienen, Seine Heiligkeit sehr erfreut wäre, mitunter einen Brief und Bericht von Euch persönlich zu erhalten.

Und da der vorgenannte Meister Sebastiano mit Seiner Heiligkeit über das Juliusgrabmal und über Euren Wunsch in bezug auf dasselbige sprach, hat Sie mir aufgetragen, ich möchte Euch in Ihrem Namen schreiben, daß Sie sich in dieser Angelegenheit zu Eurem Wohl und zu Eurer Zufriedenheit verwenden wolle und daß Ihr Ihr schreiben möget, was Eures Erachtens nach diesbezüglich geschehen solle, daß er es nicht daran fehlen lassen werde, in diese Sache einzugreifen, um Euch von dieser Plage, dieser Last und diesem Alp zu befreien. Und wahrlich, mein Michelagnolo, ich sage Euch per deum vostrum, um Eurer Zufriedenheit willen, daß ich so viel guten Willen Unseres Herrn Euch gegenüber sehe, daß, könntet Ihr es selbst sehen und wissen, Ihr Euch den glücklichsten und seligsten Menschen auf dieser Welt nennen würdet. [...] Vester totus Petrus Polus Martius.

Michelangelo an Tommaso Cavalieri in Rom

[Rom, Ende Dezember 1532]

Unwillkürlich, Herr Tomao, mein teuerster Herr, wurde ich angeregt, Eurer Herrlichkeit zu schreiben, nicht als Antwort auf irgendeinen Brief, den ich von Euch erhalten hätte, sondern als erster, von dem die Anregung ausgeht, so als hätte ich geglaubt, trocknen Fußes einen kleinen Fluß oder eine im seichten Wasser sichtbar gewordene Furt zu durchschreiten. Aber dann, als ich das Ufer verlassen habe, nicht nur einen kleinen Fluß habe ich vorgefunden, vielmehr schien der Ozean mit sich aufbäumenden Wogen vor mir, so groß, daß ich, um nicht ganz von ihnen verschlungen zu werden, gern, wenn ich könnte, wieder zu dem Ufer zurückkehrte, von dem ich zuvor ausging. Aber da ich jetzt nun einmal hier bin, wollen wir aus dem Herzen einen Felsen machen und vorwärtsschreiten; und wenngleich ich nicht die Kunst mein eigen nenne, durch die Meereswogen Eures hehren Geistes zu steuern, so wird mich derselbige entschuldigen und nicht unwillig darüber werden, daß der meinige dem Eurigen nicht gleichkommt, und wird auch nicht von mir etwas begehren, was nicht in mir ist: denn wer in allen Dingen einzig dasteht, kann in nichts Gefährten haben. Derhalben kann Eure Herrlichkeit, das Licht unseres Jahrhunderts und einzig auf der Welt, sich nicht mit Werken irgendeines anderen begnügen, da Ihr keinen habt, der Euch gleich oder ähnlich sei. Und wenn doch irgendeines meiner Werke, die ich zu vollenden hoffe und verspreche, Euch gefallen sollte, so werde ich dies viel eher dem Zufall als ihrem Wert zuschreiben; und wenn ich je Gewißheit hätte, Eurer Herrlichkeit, wie gesagt, mit irgend etwas zu gefallen, so werde ich das Gegenwärtige mit allem, was künftighin von mir kommen wird, Euch darbringen, und es wird mir nur unendlich weh sein, daß ich das Vergangene nicht wiederhaben kann, um Euch noch weit länger dienen zu können als bloß mit dem Zukünftigen, das nurmehr kurz währen wird, dieweil ich zu alt bin.

Nichts anderes weiß ich zu sagen. Lest aus dem Brief das Herz und nicht die Worte, denn «die Feder kann dem Wunsch nicht nahekommen». Ich muß mich entschuldigen, daß ich in meinem ersten Brief verwundert mein Erstaunen über Euren vortrefflichen Geist bewies, und so entschuldige ich mich, dieweil ich inzwischen erkannt habe, in welch großem Irrtum ich befangen war; denn wiewohl es zum Verwundern, daß Gott Wunder tut, um wieviel mehr, daß Rom göttliche Menschen hervorbringt. Und dessen kann das Weltall Zeuge sein.

Tommaso Cavalieri an Michelangelo in Rom

[Rom, am 1. Januar 1533]

Ich habe einen Brief von Euch erhalten, der mir um so lieber ist, je weniger ich ihn erhofft hatte: nicht erhofft, sage ich, da ich mich für zu unwert erachte, als daß ein Mensch Euresgleichen sich herabließe, mir zu schreiben. Das betreffend, was Pier Antonio zu meinem Lobe* Euch gesagt hat, und meine Arbeiten, die Ihr selbst gesehen habt und derentwegen Ihr beweist, mir eine nicht geringe Zuneigung zu erzeigen, antworte ich Euch, daß es keine annähernd so wertvollen waren, um zu bewirken, daß ein Mann, der so hervorragend ist wie Ihr und von dem es keinen zweiten, ja nicht einmal einen ähnlichen auf Erden gibt, wünschen könnte, einem Jüngling zu schreiben, der kaum erst zur Welt und deshalb wie nur irgend möglich unwissend ist. Nicht will ich etwa sagen, Ihr seiet ein Heuchler. Ich kann mir wohl denken, nein, ich bin dessen sogar gewiß, daß der Grund für die Zuneigung, die Ihr mir entgegenbringt, der ist, daß, da Ihr der Vortrefflichste oder, um es besser zu sagen, der Inbegriff der Vortrefflichkeit seid, Ihr auch genötigt seid, diejenigen zu lieben, die Jünger der Vortrefflichkeit sind und diese lieben, zu denen auch ich gehöre – und darin stehe ich, allerdings nach Maßgabe meiner Kräfte, jedoch nicht vielen nach. Ich verspreche Euch fest, daß ich es Euch gleich viel und vielleicht mehr vergelten werde, denn nie brachte ich einem Menschen eine größere Zuneigung entgegen als Euch, und nie begehrte ich eine Freundschaft mehr als die Eurige; und wenn schon nicht andere Dinge, so kann ich doch mindestens dieses bestens beurteilen. Und Ihr würdet die Wirkung davon schon sehen, wenn das Schicksal, einzig darin mir feindlich gesinnt, es nur nicht wollte, daß ich derzeit, da ich mich Eurer erfreuen könnte, bei schlechter Gesundheit bin. Ich hoffe sehr, wenn es nicht von neuem mich zu quälen beginnen will, binnen weniger Tage genesen zu sein, um Euch, wenn es Euch genehm ist, meinen schuldigen Besuch abzustatten. Mittlerweile werde ich wenigstens zwei Stunden des Tages mich damit ergötzen, die beiden Zeichnungen, welche mir Pier Antonio überbracht hat, anzuschauen, welche mir, je mehr ich sie betrachte, um so besser gefallen, und ich werde meine Krankheit größtenteils dadurch lindern, daß ich der Hoffnung gedenke, welche der genannte Pier Antonio in mir geweckt hat, mich auch noch andere Eurer Arbeiten sehen zu lassen.

Um Euch nicht weiter zu langweilen, schreibe ich nichts weiter: ich rufe Euch nur in Erinnerung, solltet Ihr mich brauchen, bedient Euch meiner! Und ich empfehle mich Euch immerfort.

Eurer Herrschaft treuest ergebener Diener Tomao Cavaliere.

Michelangelo an Tommaso Cavalieri in Rom

[Rom, am 1. Januar 1533]

Ganz und gar unwillkürlich begann ich, Eurer Herrlichkeit zu schreiben, und ich war anmaßend genug, zuerst damit anzufangen, so als hätte ich, indem ich einen Brief von Euch beantwortete, die Pflicht gehabt, es zu tun; und je mehr ich Euren Brief, Dank sei Euch dafür, gelesen und genossen hatte, um so besser habe ich alsdann meinen Irrtum erkannt. Und nicht so ist es, daß Ihr mir kaum zur Welt gekommen erscheint, wie Ihr es mir in diesem Brief schreibt, sondern so als wäret Ihr schon tausendmal auf der Welt gewesen, und mich würde ich als nicht geboren oder totgeboren erachten und würde sagen, ich sei bei Himmel und Erde in Ungnade gefallen, wenn ich durch Euren Brief nicht gesehen und dem Glauben geschenkt hätte, daß Eure Herrlichkeit gern einige meiner Werke annimmt: worüber ich mich höchlichst erstaunt und nicht minder gefreut habe. Und wenn es wahr ist, daß Ihr innerlich so fühlt, wie Ihr nach außen hin schreibt, daß Ihr meine Werke schätzt, und der Fall eintritt, daß ich irgendeines so schaffe, daß es, wie ich es mir wünsche, Euch gefällt, werde ich es eher zufällig gelungen denn wertvoll nennen.

Mehr werde ich nicht sagen. Viele Dinge, die als Antwort paßten, bleiben in der Feder, einmal um Euch nicht lästig zu werden und auch weil ich weiß, daß Pier Antonio, der Überbringer dieses Briefes, das, woran ich es fehlen lassen werde, wird zu ergänzen wissen und wollen.

Am ersten, für mich so glückhaften Tag im Januar.

Statthaft wäre es, den Namen der Dinge, die ein Mensch schenkt, dem, der sie empfängt, zu nennen; doch aus Rücksicht geschieht es nicht in diesem Brief.

Sebastiano del Piombo an Michelangelo in Florenz

[Rom], am 25. Juli 1533

Mein teuerster Gevatter, ich habe Euren Brief, den Ihr am 19. dieses Monats geschrieben habt, erhalten. [...] Und weil mich deucht, daß man ein großes Geschrei deshalb macht, weil Ihr dem Frate die Arbeit an der Statue des Herzogs Giuliano übergeben habt*, habe ich mit Unserem Herrn darüber gesprochen und habe ihm Euren Brief gezeigt, den er für gut hält; er hat mir aufgetragen, ich solle Euch im Namen Seiner Heiligkeit antworten, Ihr möget die Schwätzer nur schwatzen lassen, wie sie wollen, daß Ihr tun sollet, was Euch gut deucht und gefällt, denn das wird dann auch Seiner Heiligkeit gefallen. Und dann hat Sie mir noch gesagt, Sie sei sehr zufrieden mit allem und die Dinge könnten nicht besser stehen, und es dünke Sie wunderbar, daß Ihr in so wenigen Tagen so vieles habt erledigen können; und dreimal wiederholte Sie mir, daß Ihr auf niemanden achten und tun sollet, was Euch beliebt. [...]

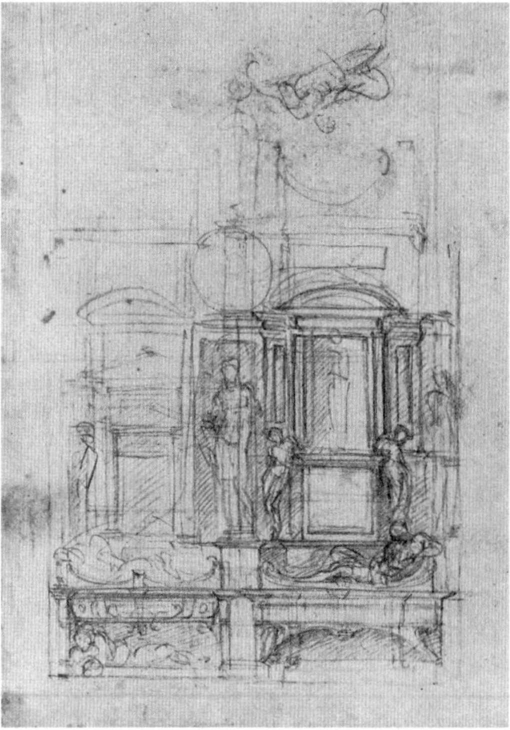

Entwurf eines Doppelgrabes für die Medici-Kapelle

Ich sende Euch die Vertonung Eurer Madrigale, die Euch nicht mißfallen werden: die eine stammt von Herrn Constanzo Festa, die andere von Concilion*; zwei Abschriften davon habe ich auch Herrn Tomao gegeben, der sich Euch unzählige Male empfiehlt.

Wegen der Abreise des Papstes habe ich mich nicht zu fragen getraut, der vielen Leute wegen, die um ihn herum versammelt waren, denn Seine Heiligkeit liegt wegen eines kleinen Gichtleidens zu Bett; aber ich werde achtgeben und Euch alles kundtun. [...]

Der Gesandte des Herzogs von Urbino macht in San Pietro in Vincoli viel Lärm* und läßt mit aller Gewalt arbeiten, so daß Ihr bei Eurer Rückkehr die Kuppel und die Mauer und die großen Teile vollendet vorfinden werdet, so daß ich glaube, es wird Seine Exzellenz, den Herzog, zugrunde richten, so viel Geld gibt er für besagtes Werk aus.

Empfehlt mich dem Frate und all den anderen Freunden. Christus möge Euch gesund erhalten.

Euer Fra Sebastaiano, Maler.

Bartolomeo Angelini an Michelangelo in Florenz

Rom, am 26. Juli 1533

Jesus.

Verehrtester und über alle anderen von mir geliebter, teuerster Michelangniolo, ich finde Euren Brief vor mit einem an Fra Sebastiano, den ich ihm persönlich übergeben ließ; er empfiehlt sich Euch angelegentlich; und am vergangenen Samstag sandte ich Euch einen Brief von ihm, zusammen mit einem von Eurem Herrn Tomao, und aus dem Eurigen hat er erfahren, wie groß die Zuneigung ist, die Ihr ihm entgegenbringt, und wahrlich nach dem, was ich an ihm bemerkte, liebt er Euch nicht weniger, als Ihr ihn liebt. Und da Ihr Euren Brief mit zwei schönen Versen begonnen habt, habt Ihr sogar mich noch auf den Gedanken gebracht, auch damit anzufangen, ein Dichter werden zu wollen, wenngleich ich denke, niemals anderen Lorbeer zur Verwendung zu haben, als wann ich Würste oder Leberchen zu braten hätte. Lacht daher nur über mich, so ordentlich Ihr könnt. Und wie ich Euch hiemit kundtue, könnt Ihr frohgemut leben, denn Eure Sehnsucht nach Tomao ist gleich groß wie die seine nach Euch.

Euer Haus mit all den Tieren und dem Garten befindet sich wohl, und alle ersehnen Euch.

Von Montag an bis anhin hat der Papst nichts anderes getan, als über Gicht geklagt, doch geht es ihm jetzt besser. [...]

Diesem Brief liegt einer von Fra Sebastiano bei, zusammen mit den beiden Vertonungen Eurer Madrigale. Weiter habe ich Euch nichts zu sagen, außer daß ich stets der Eure bin und daß Gott Euch bei Gesundheit erhalten möge.

Ganz der Eure
Bartolomeo Angelini in Rom.

Michelangelo an Tommaso Cavalieri in Rom

[Florenz, am 28. Juli 1533]

Mein teurer Herr, wenn ich nicht geglaubt hätte, Euch in Rom der übergroßen, ja maßlosen Liebe, die ich Euch entgegenbringe, vergewissert zu haben, so würde es mir weder seltsam vorgekommen sein, noch würde ich mich über den starken Verdacht gewundert haben, den Ihr in Eurem Brief gehabt zu haben äußert, daß ich, weil ich Euch nicht schriebe, Eurer vergäße. Aber es ist nichts Neues und nicht zum Verwundern, daß sich, wo mir so viele andere Dinge zuwiderlaufen, auch dies verkehrt: denn dasselbe, was Eure Herrlichkeit mir sagt, könnte ich Euch auch sagen; aber vielleicht tut Ihr es nur, um mich zu versuchen und um ein neues und größeres Feuer anzufachen, wenn es denn noch größer werden kann. Doch sei dem, wie es wolle: ich weiß sehr gut, daß ich in der Stunde Eures Namens vergessen kann, in der ich der Speise vergesse, von der ich lebe; doch vielmehr kann ich eher sogar noch der Speise vergessen, von der ich lebe und die den Leib nur unvollkommen nährt, als Eures Namens, der Leib und Seele zugleich nährt, indem er beide mit solcher Süße erfüllt, daß ich, dieweil mir Euch die Erinnerung bewahrt, weder Ungemach noch Todesfurcht empfinden kann. Bedenkt, wenn auch das Auge seinen Teil noch hätte, in welchem Zustand ich mich da befände.

Tommaso Cavalieri an Michelangelo in Florenz

Rom, am 2. August 1533

Mein einziger Herr, ich habe einen Brief von Euch erhalten, der mir sehr lieb ist und durch den ich erfahren habe, daß Eure Herrlichkeit nicht wenig betrübt war über jenes Vergessen, von dem ich Euch schrieb. Darauf antworte ich Euch, daß ich es weder schrieb, weil Eure Herrlichkeit mir nichts gesandt hatte, noch auch um die Flammen in Euch höher schlagen zu lassen, sondern ich schrieb es nur, um Euch damit scherzhaft zu unterhalten, was ich gewiß glaube, tun zu dürfen; seid darum nicht weiter betrübt, denn ich bin sicher, daß Ihr mich nicht vergessen könnt.

Was mir Eure Herrlichkeit von jenem Jüngling aus dem Hause Nerli schreibt, so ist er mir sehr ergeben, und da er von Rom abreisen mußte, kam er zu mir und sagte, ob ich in Florenz nichts zu erledigen habe; ich verneinte, und einzig aus dem Wunsch heraus, Euch zu sprechen, bat er mich, ich möge ihn mit einer Empfehlung von mir an Euch zu Seiner Herrlichkeit senden. Weiter weiß ich nichts zu schreiben, es sei denn, daß Eure Herrlichkeit bald zurückkehren möge, denn wenn Ihr zurückkehrt, werdet Ihr mich aus dem Gefängnis befreien: weil ich schlechten Umgang fliehe, und dieweil ich ihn fliehen will, kann ich keinen anderen Umgang als nur den Euren pflegen. Nichts weiter. Eurer Herrlichkeit empfehle ich mich unzählige Male.

Weniger der meine als der Eure
Tomao Cavaliere.

Bartolomeo Angellini an Michelangelo in Florenz

Rom, am 2. August 1533

Jesus.

Mein verehrtester Michelangniolo, am 26. des vergangenen Monats schrieb ich Euch meinen letzten Brief, und seither erhielt ich den Euren vom 28. mit einem beigeschlossenen an Euren Herrn Tomao, den ich ihm sogleich übergab, und er empfiehlt sich Euch sehr; und wie ich seinen Worten entnahm, hat er anscheinend keinen anderen Wunsch auf der Welt als Eure Rückkehr, denn er sagt, wenn er mit Euch zusammen sei, scheint es ihm, glücklich zu sein, da er alsdann alles habe, was er auf der Welt wünsche: so daß mich deucht, wenn Ihr Euch vor Sehnsucht verzehrt zurückzukehren, so brennt in ihm der Wunsch, Ihr möchtet doch zurückkehren. Seid deshalb zufrieden und strebt darnach, eilends hieherzureisen, um Euch und anderen Ruhe zu schenken. Ich habe Eure Seele* gesehen: es geht ihr gut, und sie steht unter bester Obhut, und der Leib erwartet Euch.

Euer Haus ist wie gewöhnlich in Ordnung, und die Muskatellertrauben sind beinah reif, und wenn sie ausgereift sein werden, werde ich dem Herrn Tomao seinen Teil senden und auch dem Fra Bastiano, falls die Elstern nicht schon alles wegfressen, wie sie nämlich begonnen haben, sich ungebührlich aufzuführen, doch habe ich mit Scheuchwerkzeugen vorgesorgt, damit es dann auch noch genug davon geben wird.

[...]

Heute morgen habe ich Eure Briefe bekommen und sandte dem Fra Sebastiano den seinen; und nach dem, was er unter Beweis stellt, hegt er für Euch wahrlich eine so große Zuneigung, wie man sie für einen anderen Menschen nur hegen kann, und seid gewiß, daß er es nicht versäumt, Euch bei Unserem Herrn immer wieder in Erinnerung zu rufen, auf daß dieser Euch gebe, was er Euch angekündigt hat, denn wie er denke auch ich, daß er in jedem Fall kommen muß.

Heute morgen hat der päpstliche Hausvorstand die Kanzlei aufgefordert, sie möge am 3. oder 4. September in Nizza sein, und eine jeder möge den Reiseweg nach eigenem Willen wählen, und er werde über Land bis La Spezia reisen, so daß er wohl [durch Florenz] kommen wird; doch der Reiseweg, den Seine Heiligkeit nun endgültig wählen wird, ist immer noch nicht bekannt.

Ich habe bis in die Nacht hinein gewartet, ob Fra Bastiano mir einen Brief an Euch schickt, und er hat es nicht getan; ich lege Euch einen bei, den mir Herr Tomao gab; und sobald ich jenen des Frate bekomme, sende ich ihn Euch.

[...]

Ganz der Eure
Bartolomeo Angelini in Rom.

Michelangelo an Sebastiano del Piombo in Rom

[Florenz, Anfang August 1533]

Mein teurer Gevatter, ich habe die beiden Madrigale erhalten, und Herr Giovan Francesco hat sie mehrere Male singen lassen; und seiner Meinung nach gelten sie, was die Musik anlangt, als etwas Wunderbares. Die Worte dazu verdienen solches Lob allerdings nicht. Ihr habt es so gewollt, worüber ich mich sehr gefreut habe; und ich bitte Euch, teilt mir mit, wie ich mich diesbezüglich jenen gegenüber zu verhalten habe, damit ich möglichst wenig töricht und undankbar erscheine.

[...]

Ihr habt die Abschrift der obengenannten Madrigale Herrn Tomao gegeben, wofür ich Euch sehr zu Dank verpflichtet bin, und ich bitte Euch, wenn Ihr ihn seht, empfehlt mich ihm unzählige Male, und wenn Ihr mir schreibt, so sagt mir einiges über ihn, auf daß ich ihn in Erinnerung behalte: denn käme er mir aus dem Sinn, glaube ich, daß ich sogleich tot hinfiele.

Sebastiano del Piombo an Michelangelo in Florenz

Rom, am 16. August 1533

Teuerster Gevatter, in mehreren Malen habe ich drei Briefe von Euch erhalten, einen über den Erhalt der Madrigale und einen weiteren, eine Zahlungsbescheinigung über den Maulesel — der übrigens gesund und wohlbehalten angekommen ist, so daß ich Euch sehr dafür danke —, und einen weiteren letzten, der fast den Inhalt des ersten wiederholt, rücksichtlich aller drei ich bei Unserem Herrn das Schuldige veranlaßt habe; aber da ich ungefähr zwei Wochen lang an einem Wechselfieber erkrankt war und das dann aber in eine kleine Grippe übergegangen ist, was, wie ich glaube, zu meinem Heil geschehen ist, habe ich meine Schuldigkeit, Euch so schnell wie möglich zu schreiben, nicht tun können. Verzeiht mir also. Nun, da es mir besser geht und ich kein Fieber mehr habe, wiederhole ich Euch zuvor als Fortsetzung meines letzten Briefes, daß ich am Abend um die zweite nächtliche Stunde[1] Unserem Herrn das Bittschreiben, das Seine Heiligkeit von mir verlangte, übergab, wie ich es schon schrieb; und das genannte Bittschreiben übergab ich ihm in Anwesenheit des florentinischen Gesandten, dem Unser Herr befahl, an Seine Exzellenz, den Herzog, zu schreiben, und er gab diesen Befehl in einer Art und Weise, daß er, was Florenz betrifft, glaube ich, noch keine vier solcher Befehle mit dieser Heftigkeit, dieser Wut und diesem Groll wie an jenem Abend dem Gesandten in so schrecklichen Ausdrücken gegeben hat, daß Ihr erstaunt wäret, wenn Ihr sie wiederholen hörtet, und sie niederzuschreiben selbst ziemt sich nicht; derhalben behalte ich mir vor, sie Euch mündlich kundzutun, und ich kann es kaum erwarten, Euch zu sehen, um mit Euch

[1] Etwa um 20 Uhr.

eine halbe Stunde zu plaudern, denn nunmehr habe ich unseren guten und heiligen Herrn völlig durchschaut. Und dabei bleibt's.

[...]

Ob Ihr nun [dort] bleibt oder [nach Florenz] kommt, das Ganze bleibt Euch überlassen und auch zu tun, was Euch beliebt. Ihr werdet Euch um nichts zu kümmern haben; Ihr seid der Herr der Welt.

Der Gesandte des Herzogs von Urbino läßt in San Pietro in Vincoli arbeiten, und er schwatzt in ganz Rom herum und bittet Euch, mich wissen zu lassen, wie Ihr die Mauer über dem Grabmal haben wollt; und bei der Rückkehr werden die Kuppel und die Mauer in höchster Vollendung abgeschlossen sein, so daß das Kolosseum fast eine Stümperei erscheine neben so viel Kunstfertigkeit Seiner Herrlichkeit.

[...]

Herr Tomao hat mich in seiner Güte viele Male besucht, während ich zu Bett lag. Und ebenso auch Herr Bartolomeo Angelini, die sich Euch beide unzählige Male empfehlen und es gar nicht erwarten können, Euch wiederzusehen.

[...]

Euer Fra Sebastiano,
apostolischer Verplomber* [...]

Tommaso Cavalieri an Michelangelo in Florenz

Rom, am 6. September [1533]

Mein einziger Herr, in den vergangenen Tagen bekam ich einen Eurer Briefe, der mir sehr lieb ist, weil ich daraus von Eurem Wohlbefinden erfahre und auch weil er mir die Gewißheit gibt, daß Eure Rückkehr kurz bevorsteht; und es tat mir sehr leid, Euch nicht antworten zu können. Doch tröste ich mich damit, daß Ihr mich entschuldigen werdet, sobald Ihr den Grund dafür vernommen habt: denn an dem Tag, da ich ihn erhielt, wurde ich von einem so starken Erbrechen und begleitendem Fieber erfaßt, daß ich glaubte, sterben zu müssen; und wahrlich, wäre nicht Euer Brief gewesen, der mich wieder etwas erweckte, wäre ich gestorben. Darnach bin ich, Gott sei Dank, immer wohlauf gewesen. Nun aber, da mir Herr Bartolomeo in Eurem Auftrag ein Sonett überbracht hat, scheint es mir, ich sollte meine Briefschuld einlösen.

Vor vielleicht drei Tagen erhielt ich meinen «Phaeton», der überaus gut gezeichnet ist, und es hat ihn der Papst gesehen und der Kardinal de' Medici* und ein jedermann. Ich weiß gar nicht, aus welcher Veranlassung heraus man ihn anzusehen wünscht. Der Kardinal de' Medici hat alle Eure Zeichnungen sehen wollen, und sie haben ihm so gut gefallen, daß er jenen «Tityos» und den «Ganymed» in Kristall ausführen lassen wollte; ich habe keine gute Ausrede zu finden gewußt, um zu erreichen, daß er den «Tityos» nicht hat machen lassen können, und jetzt führt ihn Meister Giovanni aus. Um den «Ganymed» zu retten, hat mein Einschreiten ausgereicht. Neulich habe ich Eure Botschaft dem Fra Sebastiano übermittelt, und er empfiehlt sich Euch tausendmal. Weiter nichts, außer daß ich Euch bitte zurückzukehren.

Eurer Herrlichkeit zugetaner
Tomao Cavaliere.

Bartolomeo Angelini an Michelangelo in Florenz

Rom, am 6. September 1533

Verehrtester und teuerster Michelangniolo, ich habe Euren Brief, der mir sehr lieb ist, zusammen mit Eurem feinen und schönen Sonett erhalten, das ich, nachdem ich mir davon eine Abschrift zurückbehalten hatte, dem Herrn Tomao gegeben habe, dem es sehr gefallen hat, weil er erkennt, welch eine große Gnade ihm Gott erwiesen hat, da er ihn eine so innige Freundschaft mit einem Menschen gewinnen ließ, der mit so vielen Tugenden begabt ist, wie Ihr es seid; und es hat ihm noch viel mehr gefallen, als ich ihm sagte, daß Eure Rückkehr kurz bevorstünde, was er sich mehr als alles andere ersehnt.

Teuerster Michelangniolo, ich bereue niemals eine Freude, die ich einmal einem anderen gemacht habe, vielmehr betrüben mich jene, die ich nicht habe machen können, und zwar nicht so sehr den Fremden als gerade den Freunden gegenüber: und Ihr, den ich als meinen Herrn und Meister betrachte, sollt nicht denken, daß es mir leid tut, wenn ich etwas getan habe, das Euch angenehm war, denn Gott weiß es, ich begehre nichts anderes, als Euch zu dienen und Gefälligkeiten zu erweisen, und dies tut mir nie leid und wird mir auch nie leid tun, solange ich lebe.

[...]

Ganz der Eure
Bartolomeo Angelini in Rom.

Michelangelo an seinen Bruder Giovan Simone in Settignano

Florenz, [Juni — September 1534]

Giovan Simone, Mona Margherita hat es nicht recht verstanden*: als ich gestern früh vor Herrn Giovan Francesco von Dir und von Gismondo sprach, sagte ich, daß ich für Euch alle immerdar mehr getan hätte denn für mich selbst und viel Ungemach erduldet hätte, damit Ihr es nicht erduldetet, und daß Ihr niemals etwas anderes getan hättet, als in ganz Florenz übel über mich herzuziehen. Das ist es, was ich sagte: und so soll es nicht wahr sein, bei Eurer Ehre! daß Ihr Euch wie Tiere aufgeführt habt. Was den Aufenthalt [in Settignano] betrifft, so wäre es mir lieb, daß Du dort bliebest und Deine Bequemlichkeiten habest und gesund zu werden trachtest: denn an dem, was ich vermag, werde ich es Euch nie fehlen lassen, denn ich sehe auf meine Pflicht und nicht auf Eure Worte. Mir wäre es sehr lieb, wenn Du dort für Schlafmöglichkeit sorgtest, damit Mona Margherita auch dort bleiben kann; und dieweil mein Vater sie mir vor seinem Tode anbefohlen hat, werde ich sie nie verlassen. Michelangniolo in Florenz.

*Michelangelo an Febo di Poggio in Florenz**

[Florenz, vor dem 23. September(?) 1534]

Febo, wiewohl Ihr mir größten Haß entgegenbringt — ich weiß allerdings nicht warum und glaube auch nicht so sehr wegen der Liebe, die ich Euch entgegenbringe, als vielmehr wegen anderer Leute Geschwätz, auf das Ihr nicht achten solltet, sintemalen Ihr mich ja erprobt habt —, kann ich jedoch nicht umhin, Euch dies zu schreiben. Ich reise morgen früh ab und gehe nach Pescia, um den Kardinal Cesis und Herrn Baldassarre aufzusuchen; mit ihnen werde ich nach Pisa reisen, alsdann nach Rom, und ich werde nicht wieder hieher zurückkehren und tue Euch kund, daß ich Euch, solange ich lebe und wo immer ich sein werde, stets zu Diensten stehe mit einer Treue und einer Liebe, wie kein anderer Freund sie hegt, den Ihr auf der Welt habt.

Ich bitte Gott, er möge Euch auf andere Weise die Augen öffnen, damit Ihr erkennet, daß einer, der Euer Wohl mehr wünscht als sein eigenes Heil, zu lieben weiß und nicht zu hassen wie ein Feind.

Febo di Poggio an Michelangelo in Rom

Florenz, am 14. Januar 1535

Erlauchter und wie ein Vater zu verehrender Michelangelo, gestern kehrte ich aus Pisa zurück, wohin ich gereist war, um meinen Vater zu sehen, und sobald ich angekommen war, wurde mir von jenem Eurer Freunde, der an der Bank angestellt ist, ein Brief von Euch übergeben, den ich mit außerordentlichem Vergnügen gelesen habe, da ich daraus von Eurem Wohlergehen erfuhr. Das gleiche gilt, Gott sei Dank, derzeit auch von mir. Daneben habe ich Euch bezüglich dessen vernommen, daß ich böse auf Euch sei, doch wißt Ihr wohl, daß ich nie böse auf Euch sein könnte, da ich Euch an Vaters Statt annehme: und dann ist Euer Verhalten mir gegenüber nicht von der Art gewesen, daß ich so etwas tun müßte. Und denkt Euch nur, an jenem Abend, da Ihr am Morgen darauf abreistet, konnte ich mich von Herrn Vincentio nicht losmachen, obgleich ich das größte Verlangen darnach hatte, Euch zu sprechen: und am Morgen kam ich in Euer Haus, und Ihr waret schon abgereist, so daß ich große Betrübnis darüber empfand, daß Ihr abreistet, ohne daß ich Euch noch sah.

Ich halte mich hier in Florenz auf, und bevor Ihr abreistet, sagtet Ihr mir, daß, wenn ich etwas benötigte, ich jenen Euren Freund darum bitten solle; und weil Herr G. nicht hier ist, würde ich Geld brauchen, sowohl um mich zu kleiden als auch um zum Monte zu gehen, um jene dort verhandeln zu sehen, denn dort hält sich auch

Herr G. auf. Daher suchte ich jenen Bankangestellten auf, und der sagte mir, er habe keinen Auftrag irgendwelcher Art von Euch, daß es da aber jemanden gäbe, der abreiste, und daß er in ungefähr fünf Tagen Antwort erwarte und daß, wenn Ihr ihm Auftrag erteiltet, er es schon an nichts fehlen ließe. Daher bitte ich Euch, so freundlich zu sein, um für mich vorzusorgen und mir mit eben so viel auszuhelfen, als es Euch recht erscheint. Und vergesset nicht zu antworten.

Ich sage Euch nichts weiter, als daß ich mich Euch, so sehr ich es kann und weiß, empfehle und Gott bitte, Euch vor allem Übel zu bewahren.

Von Eurem an Sohnes Statt
Febo di Poggio.

Pietro Aretino an Michelangelo in Rom*

Venedig, am 16. September 1537

Pietro Aretino an den göttlichen Michelagnolo.

Allwie Gott nicht zu gedenken, den Ruhm zuschanden macht und die Seele versündigt, so trägt es der Tugend Schmach und der Urteilskraft Unehre ein, Euch nicht zu ehren, Euch, der Ihr eine Zielscheibe der Wunder seid, nach welcher die Gunst der Gestirne im Wettstreit sämtliche Pfeile ihrer Huld geschleudert hat. Denn in Euren Händen lebt verborgen die Idee einer neuen Natur, wodurch Euch die Schwierigkeit der äußeren Linien (diese höchste Weisheit in der Feinheit der Malerei) so leichtfällt, so daß Ihr im Umriß der Körper das Ziel der Kunst selbst umschließt: was die eigene Kunst bekennt, daß es zur Vollkommenheit zu treiben nämlich unmöglich ist, darum weil das Äußere (wie Ihr wißt) sich selbst einschließen und dann bewirken muß, daß es in der Offenbarung dessen, was es nicht offenbart, Dinge versprechen kann, die die Gestalten der Kapelle dem versprechen, der sie besser zu beurteilen denn zu betrachten weiß. Ich nun, der ich durch Lob und Verächtlichmachung den Hauptteil an Verdienst und Geringschätzung anderer besorgt habe, um nicht das wenige, das ich bin, in nichts zu verkehren, ich grüße Euch. Und ich würde es nicht wagen, solches zu tun, hätte nicht mein Name, der den Ohren eines jeden Fürsten genehm ist, so viel von seinem Unwert eingebüßt. Nichtsdestoweniger muß ich Euch mit höchster Verehrung begrüßen, denn die Welt besitzt wohl viele Könige, aber nur einen Michelagnolo. Welch großes Wunder ist es doch, daß die Natur, die nichts so Hohes zu bilden vermag, daß Ihr es nicht durch Euren Fleiß erreichen könntet, ihren Werken nicht die Erhabenheit aufzuprägen versteht, welche die unendliche Macht Eures Stiftes und Eures Meißels in sich birgt: wer Euch daher sieht, der kümmert sich nicht darum, Phidias, Apelles und Vitruv nicht gesehen zu haben, deren Geister nur Schatten Eures Geistes waren. Aber ich halte Parrhasios und die anderen antiken Maler für glücklich, nachdem die Zeit es nicht zugelassen hat, daß ihr Tun bis auf den heutigen Tag überkommen ist: der

Grund dafür, daß wir, die wir allerdings auch dem Glauben schenken, was im Blätterwald rauscht*, es noch hinausschieben, Euch jene Palme zu gewähren, die sie Euch mit dem Namen einzigartiger Bildhauer, einzigartiger Maler und einzigartiger Architekt gäben, wären sie ins Tribunal unserer heutigen Augen versetzt. Und wenn es so ist, weshalb gebt Ihr Euch nicht mit dem Ruhm zufrieden, den Ihr bis anhin erworben habt? Mich deucht, es sollte Euch genügen, die anderen mit Euren bisherigen Werken besiegt zu haben. Doch merke ich, daß Ihr mit dem Ende der Welt, das Ihr jetzo malt, den Anfang der Welt, den Ihr schon maltet, zu übertreffen gedenkt, auf daß Eure Gemälde, von Euren eigenen Gemälden übertroffen, Euch zum Sieg über Euch selbst verhelfen. Doch wer schreckte nicht davor zurück, den Pinsel für ein solch furchtbares Thema zu gebrauchen*? Inmitten einer wilden Menge sehe ich den Antichrist mit einem Ausdruck, wie nur Ihr ihn zu ersinnen vermögt. Ich sehe das Entsetzen auf der Stirn der Lebendigen. Ich sehe, wie die Sonne, der Mond und die Sterne sich zu verlöschen anschicken. Ich sehe den Geist über dem Feuer, der Luft, der Erde und dem Wasser gleichsam verhauchen. Ich sehe dort abseits die Natur bestürzt und in ihrem abgelebten Alter unfruchtbar in sich gekehrt. Ich sehe die Zeit, da sie an ihrem Ziel angelangt ist, abgezehrt und bebend vor Furcht auf einem ausgedörrten Stamm sitzen; und während ich fühle, wie vor den Posaunen der Engel die Herzen in jeglicher Brust erzittern, sehe ich das Leben und den Tod von grauenhafter Verwirrung besessen, dieweil jenes sich abmüht, die Toten zu erwecken, und dieser sich anschickt, die Lebendigen niederzuschlagen. Ich sehe die Hoffnung und die Verzweiflung, welche die Scharen der Guten und die Rotten der Bösen anführen. Ich sehe das Schauspiel der Wolken, die von den Strahlen verfärbt sind, die aus den reinen Gluten des Himmels brechen, auf denen Christus in seiner Herrlichkeit, umgürtet mit Glanz und Schrecknis, sich inmitten seiner Heerscharen niedergesetzt hat. Ich sehe sein Antlitz leuchten, und mit dem Funkeln der Flammen voll lieblichen und schaurigen Lichtes erfüllt er die zum Heil Erkorenen mit Fröhlichkeit und die zur Verdammnis Geborenen mit Furcht. Unterdessen sehe ich die Höllendiener, die, gräßlich anzuschauen und mit Grausamkeit gewappnet, die Seelen, die sich mit ihren Körpern abquälten, wieder zurückgeben und den von der Gefallsucht hervorgeleierten Ruhm verlachen. Und dieser, mit seinen Kronen und Palmenzweigen unter seinen Füßen, den gerupften Flügeln, wirft sich vor die Räder seiner Wagen. Und endlich sehe ich aus dem Munde des Gottessohnes den großen Richtspruch hervorgehen: ich sehe ihn in Gestalt zweier Pfeile, der eine ist der Pfeil des Heils und der andere der Pfeil der Verdammnis; und dieweil ich sie so hinabfliegen sehe, fühle ich seinen Zorn an der Elementenmaschine auftreffen und sie mit schrecklichem Getöse zerbrechen und sich auflösen. Ich sehe den Glanz des Paradieses und die Schmelzöfen der

Hölle, und ihr Licht scheidet die Finsternis, die sich über dem Himmelsgewölbe ausgebreitet hat; so daß der Gedanke, welcher mir das Bild des Untergangs am Jüngsten Tag vor Augen stellt, mir sagt: wenn man zittert und vor Furcht bebt beim Anblick des Werkes vom Buonarroti, wie werden wir erst zittern und beben, wenn wir uns von dem gerichtet sehen, der uns richten wird? Glaubt Eure Herrlichkeit nun nicht, daß das Gelübde, das ich getan, Rom nie wiederzusehen, nicht gebrochen werden sollte, dieweil ich ein solches Gemälde sehen möchte? Eher will ich meinen Entschluß Lügen strafen, als Eure Kunst beleidigen, und ich bitte Euch, mein Wunsch, Euer Lob zu verkünden, möge Euch genehm sein.

Michelangelo an Pietro Aretino in Venedig

Rom, am 20. November 1537

An den göttlichen Aretino.

Herrlicher Herr Pietro Aretino, mein Herr und Bruder, da ich Euren Brief empfing, habe ich Freude und Schmerz zugleich empfunden. Ich habe mich sehr gefreut, dieweil der Brief von Euch kam, der Ihr unvergleichlich seid in der Welt, aber er hat mich auch sehr betrübt, weil ich, da ich schon einen großen Teil des Gemäldes vollendet habe, Eure Gedanken nicht mehr in das Werk aufnehmen kann, welche so beschaffen sind, daß, wenn der Tag des Jüngsten Gerichts schon stattgefunden hätte und Ihr da-

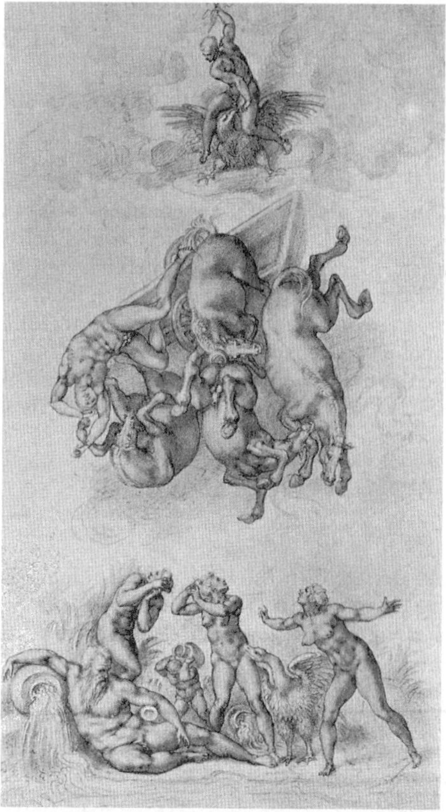

Sturz des Phaeton

bei gewesen wäret, Eure Worte ihn nicht besser schildern könnten. Um auf Euren Vorschlag, über mich zu schreiben, Antwort zu geben, sage ich Euch, daß es mir nicht nur lieb wäre, sondern ich bitte Euch sogar inständig darum, es zu tun, dieweil sogar Könige und Kaiser es als höchste Gnade erachten, wenn Eure Feder sie erwähnt. Wenn ich indessen etwas besitze, was Euch genehm sein könnte, so biete ich es Euch von ganzem Herzen an. Und schließlich laßt Euch von Eurem Vorsatz, nicht mehr nach Rom kommen zu wollen, nicht abbringen, bloß um das Gemälde zu sehen, das ich schaffe, denn dies wäre denn doch zu viel. Und ich empfehle mich Euch. Michelagnolo Buonarruoti.

Pietro Aretino an Michelangelo in Rom

Venedig, am 20. Januar 1538

An den großen Michelagnolo Buonaruoti.

Da ich kein smaragdenes Gefäß besitze gleich jenem, in dem Alexander der Große die Werke Homers aufzubewahren pflegte, wünschte ich mir, als Herr Jacopo Nardi, ein sowohl infolge seines Alters wie auch seiner Weisheit verehrungswürdiger Mann, mir Euren Brief überbrachte, sehnlichst seinen so großen Verdienst und beklagte meine so geringe Macht. Und da ich keinen würdigeren Platz habe, legte ich Euren Brief, nachdem ich ihn mit Ehrerbietung gelesen hatte, feierlich in den mir zum Gedächtnis der hohen Güte Kaiser Karls gewidmeten

Schrein, den ich in einem der goldenen Kelche bewahre, die mir der unsterbliche Antonio da Leva in seiner Höflichkeit schenkte. Obgleich es bedauerlich ist, daß Ihr so viel kostbare und lobesame Zeit für eine Antwort an mich verstreichen ließet, sage ich, daß es zu viel der Ehre für mich war, Euch herabzulassen und meinen Brief anzunehmen, den ich Euch nicht geschrieben hatte, um Euch kundzutun, wie Ihr das Jüngste Gericht zu malen hättet, sondern um Euch darzulegen, daß man sich nichts auszudenken vermag, was Eurem Werk nicht untergeordnet wäre. Wahrlich, Ihr seid ein göttlicher Mensch; wer daher über Euch schreibt, der muß es mit übermenschlichen Worten tun, wenn er nicht seine Unwissenheit offenbaren oder lügen will, indem er auf gewöhnliche Art von Euch spricht. Nun empfange ich es als ein besonderes Geschenk, daß Ihr mir erlaubt, über einen Teil Eures Wissens zu schreiben, so wie ich es zu tun weiß. Und damit Ihr auch seht, daß ich damit anfange, sende ich Euch hiemit dies Buch*, in dem ich, mit dem Ruhm Eures Namens mich schmückend, mich seiner in mancherlei Art bedient habe. Doch sollte meine Verehrung dem Fürsten der Bildhauerei und Malerei nicht ein Blatt jener Handzeichnungen entlocken können, wie Ihr sie dem Feuer zu übergeben pflegt, auf daß ich mich im Leben daran ergötze und es im Tode mit mir ins Grab nehme? Ich weiß, die Kühnheit einer solchen Bitte kann die Vortrefflichkeit des Freundes, an den sie gerichtet ist, nicht herabwürdigen, weil er edelmütig ist und das Anerbieten, das er mir in bezug auf sich selbst und alles, was er besitzt, gemacht hat, nicht Lügen strafen wird. Pietro Aretino.

Michelangelo an Luigi del Riccio in Rom

[Rom, November/Dezember 1538(?) — Mai 1539]

Dieses [Madrigal] sandte ich vor längerer Zeit nach Florenz. Nun da ich es dem Zweck entsprechend nochmals überarbeitet habe, sende ich es Euch, damit Ihr es, wenn es Euch gefällt, dem Feuer übergebt, und zwar demjenigen, welches mich versengt*. Noch eine andere Gnade erbitte ich von Euch, diejenige nämlich, daß Ihr mich aus einem gewissen Zweifel, in dem ich heute nacht befangen war, herausreißt, denn da ich im Traum unseren Abgott* grüßte, deuchte es mich, als ob er mir mit seinem Lächeln drohe; und da ich nicht weiß, an welches von beidem ich mich nun halten soll, so bitte ich Euch, erforscht es von ihm, und wenn wir uns am Sonntag wiedersehen, so erzählt mir davon.

Der Eure in tiefster Verbundenheit
und für immer.

Wenn es Euch gefällt, so laßt es gut abschreiben und übergebt es den Saiten, welche die Menschen ohne Unterschied fesseln. Und empfehlt mich Herrn Donato*.

Vittoria Colonna an Michelangelo in Rom

[Rom, zwischen 1538 und 1541(?)]

Mein liebenswürdigster Herr Michelagnelo, ich bitte Euch, schickt mir doch für kurze Zeit das Kruzifix*, auch wenn es noch nicht fertiggestellt ist, denn ich möchte es den Edelleuten Seiner Hochwürden des Kardinals von Mantua zeigen; und wenn Ihr heute nicht mitten in der Arbeit seid, so könntet Ihr, wenn es Euch genehm ist, ein wenig zum Plaudern zu mir kommen.

Zu Euren Diensten,
die Marchesa von Pescara.

Michelangelo an Vittoria Colonna in Rom

Rom, [zwischen 1538 und 1541(?)]

Frau Marchesa, da ich in Rom bin, brauchtet Ihr, wie mir scheint, das Kruzifix nicht Herrn Tomao überlassen und ihn zum Mittler zwischen Eurer Herrlichkeit und mir, Eurem Diener, zu machen, um so meine Dienste in Anspruch zu nehmen, sintemalen ich den Wunsch hege, für Euch mehr zu tun als für irgendeinen Menschen, den ich je auf der Welt gekannt habe; aber durch die große Arbeit*, mit der ich mich beschäftigt habe und noch beschäftigt bin, habe ich Eurer Herrlichkeit dies nicht kundtun können. Und da ich weiß, daß Euch bekannt ist, daß Liebe keines Meisters bedarf und daß, wer liebt, nicht schläft, hätte es noch weniger eines Mittlers bedurft. Obgleich ich mich nicht zu erinnern schien, schuf ich doch etwas, wiewohl ich nicht davon sprach, um mit einer unerwarteten Gabe einzutreffen. Dieser mein Plan ist nun vereitelt worden. «Übel tut, wer so große Treue so bald vergißt.»*

Eurer Herrlichkeit Diener,
Michelagniolo Buonarroti in Rom.

Vittoria Colonna an Michelangelo in Rom

[Rom, zwischen 1538 und 1541(?)]

Einziger Meister Michelagnelo und mein ganz besonderer Freund, ich habe Euren Brief erhalten und das Kruzifix gesehen, welches fürwahr in meinem Gedächtnis alle anderen Bilder gekreuzigt hat, die ich je erblickt habe. Man kann kein besser gemaltes, lebendigeres und vollendeteres Bildnis schauen; und ich könnte gewiß niemals ausdrücken, wie fein und wundersam es gemacht ist, weshalb ich beschlossen habe, daß ich es von keiner anderen Hand ausführen lassen will. Und daher klärt mich auf: stammt es von anderen, einerlei; ist es Eures, so möchte ich es unter allen Umständen behalten, aber für den Fall, daß es nicht Euer eigen wäre und Ihr es von einem Eurer Gehilfen machen lassen wolltet, müßten wir zuvor noch darüber sprechen, denn ich weiß, wie schwierig es ist, es nachzuarbeiten, und eher entschließe ich mich dazu, daß dieser mir eine andere Arbeit ausführe. Wenn aber Ihr die Zeichnung gemacht habt, dann verzeiht, daß ich nicht geneigt bin, sie Euch je wiederzugeben.

Ich habe sie sehr genau bei Licht und mit dem Glas und mit dem Spiegel betrachtet, und nie habe ich etwas Vollendeteres erblickt.

Ich bin zu Euren Diensten,
die Marchesa von Pescara.

Vittoria Colonna an Michelangelo in Rom

[Rom, zwischen 1538 und 1541(?)]

Eure Werke fordern mit Gewalt das Urteil dessen heraus, der sie betrachtet, und um noch mehr desgleichen vor Augen zu haben, sprach ich davon, ob es wohl möglich sei, Vollendetes noch vollkommener zu machen. Und ich habe gesehen, daß omnia possibilia sunt credenti[1]. Ich hatte das feste Vertrauen auf Gott, er werde Euch übernatürliche Kräfte verleihen, diesen Christus zu schaffen: dann erblickte ich ihn so wunderbar, daß er in jeder Weise all meine Erwartungen übertraf: alsdann wagte ich, durch Eure Wunderwerke mutig geworden, das zu begehren, was ich jetzt auf so wunderbare Weise vollendet sehe, nämlich was in allen Teilen von höchster Vollendung ist, und mehr könnte man nicht wünschen noch dahin gelangen, Höheres zu begehren. Und ich sage Euch, daß ich mich überaus freue, daß der Engel zur Rechten um so viel schöner ist, denn dieser Michele wird Euch, Michel Angelo, am Jüngsten Tag zur Rechten des Herrn setzen. Mittlerweile weiß ich nicht,

---

[1] Alle Dinge sind dem möglich, der da glaubt. Mark 9, 23.

wie ich Euch besser dienen könnte, als indem ich zu diesem süßen Christus bete, den Ihr so schön und vollkommen gemalt habt, und Euch bitte, über mich als Euer Eigentum in allem und zu allem zu gebieten. Zu Euren Diensten,
die Marchesa von Pescara.

Michelangelo an Vittoria Colonna in Rom*

[Rom, im Jahre 1541(?)]

Ich wollte, Herrin, bevor ich die Dinge annahm*, die Eure Herrlichkeit mir zu verschiedenen Malen hat geben wollen, und um sie so wenig unwürdig zu empfangen, als ich es vermochte, eigenhändig etwas für Euch arbeiten; da ich aber erkannte und sah, daß die Gnade Gottes sich nicht erkaufen läßt und daß es eine große Sünde ist, sie zu verschmähen, sage ich, daß ich Unrecht getan habe und die besagten Dinge daher gern annehme. Und wenn sie dann in meinem Besitz sein werden, wird es mir, nicht weil ich sie im Hause habe, sondern weil vielmehr ich bei ihnen im Hause bin, scheinen, im Paradies zu sein: und dafür werde ich Eurer Herrlichkeit mehr verpflichtet sein, wenn ich es mehr noch sein kann, als ich es schon bin.

Der Überbringer dieses Briefs ist Urbino, der mir dient und dem Eure Herrlichkeit sagen kann, wann Ihr es wünscht, daß ich kommen soll, um den Kopf anzusehen, den Ihr mir zu zeigen versprochen habt. Und ich empfehle mich Euch. Eurer Herrlichkeit Diener,
Michelagniolo Buonarroti.

Michelangelo an Papst Paul III. in Rom

[Rom], am 20. Juli 1542

Da Herr Michelagnolo Buonarroti vor geraumer Zeit unter gewissen Abmachungen und Verträgen die Ausführung des Grabmals für Papst Julius in San Pietro in Vincoli übernommen hat, wie aus einem von Herrn Bartolomeo Cappello unter dem 18. April 1532 abgefaßten Vertrag hervorgeht, und da er daraufhin von Seiner Heiligkeit, Unserem Herrn Papst Paul III., ersucht und gezwungen wurde, Seine neue Kapelle in Arbeit zu nehmen und auszumalen, so daß er sich weder der Vollendung des Grabmals noch jener Kapelle widmen kann, kam er unter Vermittlung Seiner Heiligkeit von neuem mit dem erlauchtesten Herzog von Urbino, in dessen Obhut das erwähnte Grabmal geblieben ist, überein, wie aus einem Brief vom 6. März 1542 ersichtlich ist, daß von sechs Statuen, die für das besagte Grabmal bestimmt sind, der genannte Herr Michelagnolo drei einem guten und berühmten Meister übergeben könnte, der sie ausarbeiten und in dem erwähnten Werk aufstellen solle, und die übrigen drei, unter diesen den Moses, habe er selbst eigenhändig fertigzustellen, und ebenso sei er gehalten, den Aufbau, das heißt den Rest der Ornamente besagten Grabmals, nach Maßgabe des erfolgten Anfangs auszuführen. Um daher diesem Übereinkommen nachzukommen, übergab besagter Herr Michelagnolo die Fertigstellung der drei genannten Statuen, welche schon sehr weit fortgeschritten waren, nämlich eine Madonna mit dem Kind auf dem Arm, aufrecht dastehend, sowie diejenigen eines Propheten und einer Sibylle, beide sitzend, dem Raphaello da Montelupo, einem Florentiner, der zu den besten Meistern unserer Zeit gezählt wird, um vierhundert Dukaten, wie aus dem zwischen ihnen aufgesetzten Schreiben hervorgeht, und den Rest des Aufbaus und der Ornamente des Grabmals, ausgenommen das oberste Gesims, übergab er dem Meister Giovanni de' Marchesi und dem Francesco da Urbino, Steinmetzen und Steinschneider, um siebenhundert Dukaten, wie aus den gegenseitigen Verträgen ersichtlich ist. Ihm verblieb es, die drei Statuen eigenhändig auszuführen, nämlich einen Moses und zwei Gefangene, welche drei Statuen beinah fertig sind. Aber weil an den beiden Gefangenen gearbeitet wurde, als das Werk noch viel größer geplant war und viel mehr Statuen dazukommen sollten, was dann aber in dem obengenannten Vertrag gekürzt und eingeschränkt wurde, passen sie nicht in den jetzigen Aufbauplan und können sich in keinerlei Weise gut darin ausnehmen, daher begann besagter Herr Michelagnolo, um seiner Ehre zu genügen, zwei andere Statuen, die neben den Moses zu stehen kommen sollen, das heißt das Beschauliche und das Tätige Leben, welche beide ziemlich weit vorgeschritten sind, so daß sie mit Leichtigkeit von anderen Meistern fertiggestellt werden können. Und da besagter Herr Michelagnolo von neuem von Seiner Heiligkeit, Unserem Herrn Papst Paul III., ersucht und gedrängt wird, an Seiner Kapelle zu arbeiten und sie auszumalen, wie oben erwähnt wurde, was ein großes Werk ist und einen ganzen, von allen anderen Sorgen befreiten Menschen erfordert, und da der genannte Herr Michelagnolo alt ist und Seiner Heiligkeit, von der er gedrängt und gezwungen wird, mit seiner ganzen Kraft dienen möchte und es doch nicht tun kann, wenn er nicht zuvor vollständig von diesem Grabmal des Papstes Julius befreit wird, das ihn an Leib und Seele bindet, so bittet er Seine Heiligkeit inständig, da Sie entschlossen ist, daß er für Sie arbeite, Sie möge von dem erlauchtesten Herrn Herzog von Urbino erwirken, daß er ihn gänzlich von dem genannten Grabmal befreie, indem er ihn jeder Verpflichtung, die zwischen ihnen besteht, entbinde und sie für nichtig erkläre, jedoch unter den folgenden Bedingungen.

Als erstes beansprucht genannter Herr Michelagnolo die Erlaubnis, die anderen beiden Statuen, die noch fertigzustellen sind, dem erwähnten Raphaello da Montelupo oder irgendeinem anderen mit der Einwilligung Seiner Exzellenz für einen angemessenen Preis, über den man sich einigen würde und der sich nach seiner Meinung auf zweihundert Dukaten belaufen wird, zu übertragen, und den Moses will er eigenhändig fertiggestellt abgeben, und darüber hinaus will er, obschon ihm dies hinderlich ist und er auf das erwähnte Werk schon reichlich verwendet hat, die ganze Summe Geldes, die bei der Fertigstellung des genannten Werkes ausgegeben werden muß, hinterlegen, nämlich den

Rest von dem, was er dem Raphaello da Montelupo noch nicht für die Ausarbeitung der drei ihm übertragenen Statuen bezahlt hat, was ungefähr dreihundert Dukaten ausmacht, und den Rest von dem, was er noch nicht für die Arbeit an Rahmen und Ornament bezahlt hat, was ungefähr fünfhundert Dukaten ausmacht, und alsdann die zweihundert Dukaten oder wieviel nötig sein werden, um die letzten beiden Statuen fertigzustellen, und ferner hundert Dukaten, welche zur Ausführung des obersten Gesimses des Ornamentes an dem genannten Grabmal nötig sein werden: was alles zusammen eintausendeinhundert bis eintausendzweihundert Dukaten sind, die er in Rom bei einer geeigneten Bank im Namen des genannten erlauchtesten Herzogs als ihm und dem Werk zu eigen hinterlegen möchte, mit der ausdrücklichen Bedingung, daß sie zur Fertigstellung des genannten Werkes und zu nichts anderem dienen sollen und daß man sie nicht zu einem anderen Zweck abheben oder anrühren könne. Im übrigen ist er zufrieden, wenn er, soweit es möglich ist, die Aufsicht über das genannte Werk mit seinen Statuen und Ornamenten haben kann, auf daß es mit jener Sorgfalt fertiggestellt werde, welche es verlangt. Und so kann Seine Exzellenz sicher sein, daß das Werk fertiggestellt wird, und wird wissen, wo sich das Geld für dieses Werk befindet, und wird es durch Diener fortwährend beschleunigen und zur Vollendung führen können: was wünschenswert wäre, da Herr Michelagnolo sehr alt und mit Arbeit beschäftigt ist, die ihn so gefangenhält, daß er kaum die nötige Zeit findet, sie auszuführen, geschweige denn etwas anderes zu tun; und Herr Michelagnolo wird in allem frei sein und wird Seiner Heiligkeit dienen und Sie in Ihrem Wunsch zufriedenstellen können, die er daher inständig bittet, Sie möge Seiner Exzellenz schreiben lassen, auf daß diese hier einen entsprechenden Befehl erteile und eine ausreichende Vollmacht sende, um ihn von jedem Vertrag und von jeder Verpflichtung, die zwischen ihnen bestanden hat, zu entbinden.

Michelangelo an Luigi del Riccio in Rom*

[Rom, vor dem 24. Oktober 1542]

Herr Luigi, teurer Freund, ich werde von Herrn Pier Giovanni sehr gedrängt, mit dem Malen anzufangen*, doch, wie man sehen kann, glaube ich, es vor vier oder sechs Tagen nicht tun zu können, dieweil der Bewurf nicht so trocken ist, daß man beginnen könnte. Aber da ist noch etwas anderes, was mir mehr Sorgen macht als der Bewurf und was mich nicht nur nicht malen, sondern auch nicht leben läßt, und das ist die Ratifikation, die nicht eintrifft, und ich erkenne, daß man mir nur leere Versprechungen gemacht hat, so daß ich in großer Verzweiflung bin. Ich habe mir eintausendvierhundert Dukaten aus dem Herzen gerissen, die mir sieben Jahre zur Arbeit gereicht hätten, so daß ich zwei Grabdenkmäler und nicht nur eines hätte schaffen können: und dies habe ich getan, um in Frieden leben und dem Papst von ganzem Herzen dienen zu können. Jetzt stehe ich da ohne Geld und mit mehr Hader und Kümmernis denn je zuvor. Was ich rücksichtlich besagten Geldes tat, habe ich mit Einwilligung des Herzogs und infolge des Befreiungsvertrages getan; und jetzt, da ich es ausgelegt habe, kommt die Ratifikation nicht: so daß man, auch ohne darüber zu schreiben, sehen kann, was dies bedeutet. Genug, für sechsunddreißigjährige Treue und dafür, sich aus freien Stücken anderen zur Verfügung gestellt zu haben, verdiene ich auch nichts anderes: Malerei und Bildhauerei, Mühsal und Treue haben mich zugrunde gerichtet, und es geht ständig je länger desto schlimmer. Es wäre besser für mich gewesen, ich hätte in der Jugend gelernt, Zündhölzer herzustellen, dann wäre ich nicht in solch großer Not! Ich schreibe dies Eurer Herrlichkeit, damit Ihr als einer, der mir wohl gesinnt ist und der in dieser Angelegenheit vermittelt hat und ihren wahren Sachverhalt kennt, es dem Papst kundtun könnet, damit er wisse, daß ich nicht leben und noch viel weniger malen kann: und wenn ich darauf gehofft habe, anfangen zu können, so habe ich dies in der Hoffnung auf die Ratifikation getan; und diese hätte schon vor einem Monat hier sein sollen. Ich will nicht länger unter diesem Druck leben noch täglich als Betrüger geschmäht werden von Leuten, die mir das Leben und die Ehre genommen haben. Der Tod oder der Papst allein können mich daraus erretten. Euer Michelagniolo Buonarroti.

Michelangelo an Monsignore [...] in Rom*

[Rom, vor dem 24. Oktober 1542]

Monsignore, Eure Herrlichkeit läßt mir sagen, daß ich malen und keinerlei Bedenken haben solle. Ich antworte, daß man mit dem Kopf und nicht mit den Händen malt; und wer seinen Kopf nicht klarhalten kann, der bringt sich in Unehre: derhalben, solang meine Angelegenheit nicht in Ordnung gebracht wird, stelle ich nichts Rechtes her. Die Ratifikation des letzten Vertrages kommt nicht; und kraft des anderen, der in Gegenwart von Clemens abgeschlossen wurde, werde ich jeden Tag an den Pranger gestellt, so als hätte ich Christus gekreuzigt. Ich erkläre, daß ich den genannten Vertrag in Gegenwart des Papstes Clemens nicht so habe vorlesen hören, wie die Abschrift lautet, die ich hernach erhielt: und dies geschah, weil der Gesandte Gian Maria da Modonna* beim Notar war und den Vertrag nach seinen Angaben ausstellen ließ, während mich Clemens am selben Tag nach Florenz schickte; so daß ich, als ich zurückkehrte und ihn abholte, tausend Dukaten mehr als vereinbart darauf vorfand; ich fand auch das Haus darauf vor, in dem ich jetzt lebe, und noch gewisse andere Haken, die mich zugrunde richten, welche Clemens nicht würde geduldet haben. Und Fra Sebastiano, der wollte, daß ich es dem Papst zu wissen gebe und den Notar aufhängen lasse, kann dies bezeugen; ich wollte jedoch nicht, damit ich nicht zu etwas verpflichtet wäre, was ich nicht hätte ausführen können, selbst wenn man mich gelassen hätte. Ich schwöre, daß ich nichts davon weiß, das Geld empfangen zu haben, das dieser Vertrag anführt und von dem Gian Maria behauptet, ich hätte es erhalten. Aber gesetzt den Fall, ich hätte es erhalten, dieweil ich es bestätigt habe und mich nicht vom Vertrag lösen kann, und hätte auch noch weiteres erhalten, falls man weiteres auch noch herausfindet, und dann nehme man doch einmal all das zusammen und sehe, was ich für den Papst Julius gearbeitet habe zu Bologna, zu Florenz und zu Rom in Bronze, in Marmor und mit meiner Malerei und all die Zeit über, die ich bei ihm verbrachte, was so lange währte, als er Papst war; und alsdann sehe man sich an, was ich verdiene. Ich behaupte guten Gewissens, daß ich, ungeachtet der Provision, die mir Papst Paul gewährte, von den Erben des Papstes Julius immer noch fünftausend Scudi zu bekommen habe, und folgendes kann ich auch noch behaupten: ich habe von Papst Paul einen solchen Lohn für meine Mühen bekommen, weil ich, es ist meine Schuld, es nicht verstanden habe, für mich zu sorgen, so daß, hätte ich nicht wenigstens das, was mir Papst Paul immerhin gegeben hat, ich heute Hungers stürbe. Und nach jenen Gesandten zu schließen, scheint es, als hätte ich mich bereichert und den Altar beraubt, und sie erheben ein großes Geschrei: und ich wüßte wohl einen Weg, sie zum Schweigen zu bringen, aber dazu tauge ich nicht. Gian Maria, Gesandter schon zu Zeiten des alten Herzogs*, sagte zu mir, als der oben genannte Vertrag in Gegenwart von Clemens geschlossen und ich aus Florenz zurückgekehrt war und meine Arbeiten am Juliusgrabmal wiederaufnahm, daß, wenn ich dem Herzog einen großen Gefallen erweisen wolle, ich mit Gott machen solle, daß ich fortkomme, da er sich nicht um Grabmäler schere, es aber sehr ungern sähe, daß ich dem Papst diene. Da erkannte ich, weshalb er das Haus in den Vertrag aufgenommen hatte: um mich loszuwerden und mich tüchtig hereinzulegen; so daß man daran sieht, daß sie hinterlistige Ränke schmieden und sowohl an ihren Feinden als auch ihren Herren schändlich handeln. Derselbe, der jetzt gekommen ist*, forschte zuvor nach dem, was ich in Florenz besaß, ehe er sehen sollte, wieweit das Grabmal gediehen wäre. Ich fühle mich jetzt so, in der Bindung an dieses Grabmal, im Widerstand gegen Papst Leo und Papst Clemens, so sehr mir dies möglich gewesen ist, meine ganze Jugend verloren zu haben; und meine allzu große Treue, die niemand hat erkennen wollen, ist mein Untergang geworden. So will es mein Schicksal! Ich kenne viele, die mit zweitausend oder dreitausend Dukaten Einkünften im Bett sich pflegen, und ich mache die allergrößten Anstrengungen, doch nur um ein armer Mann zu werden.

Doch um zur Malerei zurückzukehren, ich kann dem Papst Paul nichts abschlagen: ich werde unglücklich gestimmt malen und unglücklich geratene Dinge hervorbringen. Ich habe Eurer Herrlichkeit solches geschrieben, damit Ihr, wenn es sich ergibt, dem Papst den wahren Sachverhalt besser darlegen könnt; auch wäre es mir lieb, daß es der Papst erführe, auf daß er wisse, welcher Art dieser Krieg ist, der gegen mich geführt wird. Wer es hören soll, der höre!

Eurer Herrlichkeit Diener
Michelagniolo.

Außerdem habe ich noch einiges zu sagen: und zwar behauptet jener Gesandte, ich hätte das von Papst Julius erhaltene Geld zu Wucherzinsen ausgeliehen und hätte mich an ihnen bereichert; als ob Papst Julius mir achttausend Dukaten im voraus ausbezahlt hätte. Die Gelder, die ich für das Grabmal erhalten habe, das will heißen die Ausgaben aus jener Zeit für das genannte Grabmal, betragen, wie man sehen wird, annähernd so viel, wie der zur Zeit des Clemens abgeschlossene Vertrag etwa angibt. Denn im ersten Jahr, da Julius Papst war und mich mit dem Grabmal beauftragte, weilte ich acht Monate in Carrara, um Marmorblöcke zu brechen, und ich überführte sie auf den Sankt-Peter-Platz, allwo ich meinen Arbeitsraum hinter Santa Caterina hatte; dann wollte Papst Julius das Grabmal nicht mehr zu seinen Lebzeiten erbauen lassen und befahl mir zu malen; hernach hielt er mich zwei Jahre lang in Bologna fest, damit ich die Papststatue aus Bronze anfertigte, die zerstört wurde; alsdann kehrte ich nach Rom zurück und blieb bei ihm bis zu seinem Tode, während ich ohne Anteil und ohne Provision stets ein offenes Haus führte und immerdar von dem Grabmalsgeld lebte, weil ich keine anderen

Einkünfte hatte. Alsdann, nach dem erwähnten Tod des Julius, wollte Aginensis* das genannte Grabmal weiterführen, aber in größerem Umfang, weshalb ich die Marmorblöcke nach dem Macello de' Corvi überführen und jenen Teil ausarbeiten ließ, der in San Pietro in Vincoli aufgemauert ist, und fertigte die Statuen, die ich im Hause habe. Zu jener Zeit gab Papst Leo, der nicht wollte, daß ich das genannte Grabmal ausführe, vor, in Florenz die Fassade von San Lorenzo erbauen zu wollen, und forderte mich von Aginensis zurück, worauf mich dieser notgedrungen freigab, unter der Bedingung, daß ich das genannte Grabmal in Florenz fertigte. Da ich aber wegen der genannten Fassade von San Lorenzo in Florenz war und keinen Marmor für das Juliusgrabmal hatte, kehrte ich nach Carrara zurück und blieb dort dreizehn Monate lang und überführte für das besagte Grabmal alle Marmorblöcke nach Florenz und begann zu arbeiten. Zu der Zeit schickte Aginensis Herrn Francesco Palavisini, der heute Bischof von Aleria ist, um mich zu drängen, und dieser sah die Werkstatt und all die genannten Marmorblöcke und die erst roh behauenen Statuen für besagtes Grabmal, die noch heute dort stehen. Da nun der Medici, der in Florenz wohnte, der spätere Clemens, sah, daß ich für das genannte Grabmal arbeitete, ließ er mich nicht weiterfahren: und so war ich verhindert, bis Medici Clemens wurde, worauf man in seiner Gegenwart dann den vorletzten Vertrag über dieses Grabmal abschloß, in dem vermerkt wurde, ich hätte die achttausend Dukaten erhalten, von denen gesagt wird, ich hätte sie zu Wucherzinsen ausgeliehen. Und ich will Eurer Herrlichkeit eine Sünde bekennen: als ich mich wegen des genannten Grabmals dreizehn Monate lang in Carrara aufhielt und mir Geld fehlte, gab ich für Marmor zu besagtem Grabmal tausend Dukaten aus, die mir der Papst Leo für die Fassade von San Lorenzo, oder vielmehr, um mich nur beschäftigt zu halten, geschickt hatte: und ihm erzählte ich etwas anderes, gab Schwierigkeiten vor; und dies tat ich aus Liebe zu dem genannten Werk, wofür ich nun mit Vorwürfen bezahlt werde, ich sei ein Dieb und Wucherer, und das von Unwissenden, die damals noch gar nicht auf der Welt waren.

Ich schreibe Eurer Herrlichkeit diese Geschichte, weil ich mich gern vor Ihr rechtfertigen möchte, gleichsam als täte ich es vor dem Papst, welchem Übles von mir erzählt wird nach dem, was mir Herr Pier Giovanni schreibt, der sagt, daß er mich habe verteidigen müssen. Wenn darüber hinaus Eure Herrlichkeit eine Möglichkeit sieht, zu meiner Rechtfertigung ein Wort einzulegen, so möge Sie es tun, denn ich schreibe die Wahrheit. Vor den Menschen, ich sage nicht vor Gott, halte ich mich für einen rechtschaffenen Menschen, weil ich nie jemanden betrog und auch weil man bisweilen einfach zum Narren werden muß, wie Ihr seht, wenn man sich gegen Schurken verteidigt.

Ich bitte Eure Herrlichkeit, wenn Ihr Zeit übrig habt, so lest diese Geschichte vor und bewahrt sie mir auf und wisset, daß für einen großen Teil des Niedergeschriebenen noch Zeugen da sind. Wenn auch der Papst sie zu sehen bekäme, wäre es mir lieb, und wenn sie die ganze Welt sähe, weil ich die Wahrheit schreibe, ja es fehlt noch vieles von dem, was wirklich geschehen ist, und ich bin kein diebischer Wucherer, sondern ein adeliger Florentiner Bürger und Sohn eines achtbaren Mannes, und ich stamme nicht etwa aus Cagli*.

Da ich dieses Schreiben verfaßte, erhielt ich Nachricht vom Gesandten aus Urbino, nämlich daß, wenn ich wolle, daß die Ratifikation komme, ich zuvor mit meinem Gewissen aufräumen solle. Ich sage, er hat sich da in seinem Herzen einen Michelagnolo aus einem Stoff zurechtgemacht, der in ihm selber steckt.

Um noch weiter in der Angelegenheit des Grabmals von Papst Julius fortzufahren, sage ich, daß damals, als er seinen Sinn änderte, das heißt es doch, wie bereits gesagt wurde, zu seinen Lebzeiten erbauen zu lassen, und einige Barken mit Marmor, die ich vor längerer Zeit schon in Carrara bestellt hatte, in Ripa eintrafen und ich vom Papst kein Geld erhalten konnte, weil ihn inzwischen ein solches Werk reute, brauchte ich jedoch zweihundert Dukaten, die mir Baldassarre Balducci, das heißt die Bank des Herrn Jacopo Gallo lieh; und als zu jener Zeit einige Steinmetzen aus Florenz kamen, die ich für das genannte Grabmal bestellt hatte und von denen einige noch leben, und ich das Haus, das mir Julius hinter Santa Caterina bereitgestellt hatte, mit Betten und anderem Haushaltsgerät für die Männer der Arbeitsmannschaft und für andere Dinge des genannten Grabmals ausgestattet hatte, kam ich mir ohne Geld höchst bedrängt vor; und als ich den Papst, so sehr ich konnte, zur Fortsetzung drängte, ließ er mich eines Morgens, da ich mit ihm darüber sprechen wollte, von einem Reitknecht hinausschicken. Als ein lucchesischer Bischof, der diesen Vorfall mitansah, zum Reitknecht sagte: «Aber wißt Ihr denn nicht, wer das ist?», sagte der Reitknecht zu mir: «Verzeiht mir, edler Herr, ich habe den Auftrag, so zu handeln.» Ich ging nach Hause und schrieb folgendes an den Papst: «Heiliger Vater, heute morgen hat man mich seitens Eurer Heiligkeit aus dem Palast gejagt, daher ich Ihr zur Kenntnis gebe, daß Sie mich von nun an, falls Sie mich wünscht, woanders als in Rom zu suchen haben wird.» Und ich schickte diesen Brief an den Truchseß Herrn Agostino, der ihn dem Papst übergab, und zu Hause rief ich Cosimo, einen Tischler, der bei mir wohnte und mir Haushaltsgerät machte, und einen Steinmetzen, der heute noch lebt und damals auch bei mir wohnte, und ich sagte zu ihnen: «Geht zu einem Juden und verkauft, was in diesem Haus ist, und geht fort nach Florenz.» Und ich ging und nahm das Postpferd und reiste nach Florenz. Nachdem der Papst meinen Brief erhalten hatte, schickte er mir fünf Reiter hinterdrein, die mich ungefähr um drei nachts in Poggi Bonzi einholten und mir einen Brief folgenden Inhalts vorlegten: «Gleich nach Empfang dieses Briefes

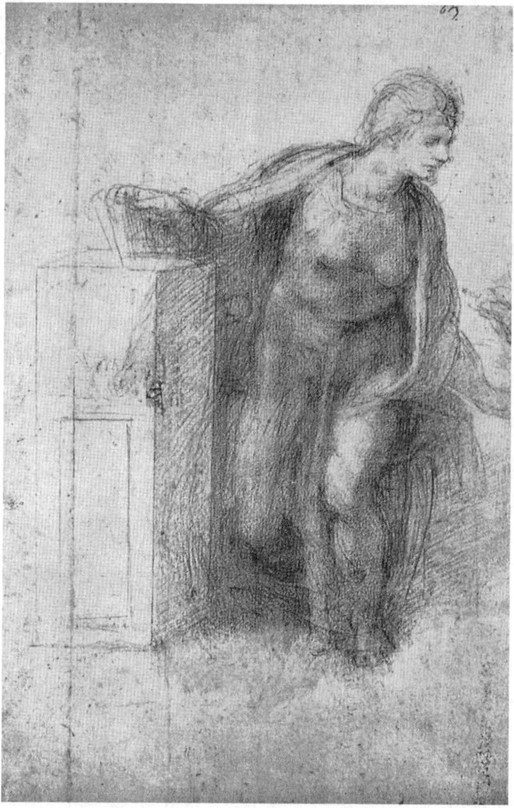

Maria einer Verkündigung

sollst Du, bei Strafe Unserer Ungnade, nach Rom zurückkehren.» Die genannten Reiter wollten zum Zeichen dafür, daß sie mich getroffen hatten, eine Antwort von mir. Ich antwortete dem Papst, daß ich zurückkäme, wenn er mir hielte, zu was er verpflichtet sei; andernfalls möge er nicht hoffen, mich jemals wieder zurückzubekommen. Und während ich mich damals in Florenz aufhielt, schickte der Papst Julius der Signoria drei Breves. Zuletzt schickte die Signoria dann nach mir und sagte: «Deinetwegen wollen wir nicht mit dem Papst Julius in einen Krieg geraten: du mußt fort, und wenn du zu ihm zurückgehen willst, geben wir dir einen so gebieterischen Brief mit, daß, beginge er dir gegenüber eine Beleidigung, er damit diese der Signoria gegenüber beginge.» Und so geschah mir, und ich kehrte zum Papst zurück; und was dann folgte, könnte lang und breit erzählt werden. Genug damit, daß mir diese Geschichte einen Schaden von mehr als tausend Dukaten eintrug, denn nach meiner Abreise aus Rom kam es zur Schande des Papstes zu einem großen Aufsehen; und fast alle Marmorblöcke, die ich auf dem Sankt-Peter-Platz in Rom stehen hatte, wurden mir gestohlen, und vor allem die kleinen Stücke, die ich daher noch einmal arbeiten mußte: so daß ich fest behaupte, daß ich von den Erben des Papstes Julius an Schadenersatz und Zinsen noch fünftausend Dukaten zu bekommen habe; und derjenige, der mir meine Jugend und meine Ehre und meine Habe nahm, nennt mich auch noch einen Dieb! Und wie ich schon geschrieben habe, läßt mir der Gesandte aus Urbino dann noch ausrichten, ich möge doch zuvor mit meinem Gewissen aufräumen, und alsdann käme die Ratifikation des Herzogs. Bevor er mich die eintausendvierhundert Dukaten hinterlegen ließ, sprach er nicht so! In dem, was ich schreibe, kann ich mich nur in den Zeitangaben zwischen früher und später irren: alles andere ist wahrer, als ich es besser nicht schreiben könnte.

Ich bitte Eure Herrlichkeit um der Liebe Gottes und um der Wahrheit willen, wenn Ihr die Zeit dazu habt, lest diese Dinge vor, auf daß ich, wenn es geschehen könnte, mich beim Papst gegen diejenigen zu verteidigen vermöchte, welche, ohne daß sie Kenntnis von den Dingen haben, mir Übles nachreden und mich wegen falscher Erkundigungen vor dem Angesicht des Herzogs als einen großen Schurken hingestellt haben. All die Streitigkeiten, die zwischen Papst Julius und mir erwuchsen, hat der Neid des Bramante und des Raffael von Urbino heraufbeschworen; und dieser Neid war die Ursache, daß sein Grabmal zu seinen Lebzeiten nicht fortgesetzt wurde, nur um mich zugrunde zu richten. Und Raffael hatte wohl Veranlassung dazu, denn was er an künstlerischen Fertigkeiten besaß, das hatte er von mir.

Im Kloster zu Viterbo,
am 20. Juli [1543(?)]

Herrlichster Herr Michelagnelo, ich habe Euren Brief nicht eher beantwortet, da er sozusagen eine Antwort auf den meinigen gewesen ist; und da ich mir gedacht habe, daß, wenn Ihr und ich mit dem Schreiben so weiterführen, gemäß meiner Pflicht und Eurer Höflichkeit, so müßte ich alsdann hier der Kapelle der Santa Catarina fernbleiben und könnte nicht zu den festgesetzten Stunden der Gesellschaft der Nonnen beiwohnen, und Ihr müßtet es unterlassen, Euch in der Kapelle des San Paulo einzufinden, um vom Morgen vor der Dämmerung an den ganzen Tag über in holdem Zwiegespräch mit Euren Malereien zu verbringen, welche mit ihren natürlichen Farbtönen nicht weniger mit Euch reden, als es die wirklichen, lebendigen Menschen, die ich um mich habe, mit mir tun; so daß wir beide fehlten, ich gegen die Bräute Christi und Ihr gegen seinen Stellvertreter. Darum, weil ich um Eure innige Freundschaft weiß und um die sichere, vom christlichen Band umschlungene Liebe, glaube ich nicht, mir mit meinen Briefen das Zeugnis der Eurigen verschaffen zu müssen, vielmehr mit vorbereitetem Gemüt eine wahrhafte Gelegenheit, Euch zu dienen, abwarten zu sollen und inzwischen den Herrn, von dem Ihr mir mit so glühendem und demütigem Herzen bei meiner Abreise von Rom gesprochen habt, zu bitten, daß ich Euch bei meiner Rückkehr wiederfinde mit seinem Bild in Eurer Seele, so erneut und in wahrem Glauben lebendig, wie Ihr es in meiner Samariterin gemalt habt*. Und so empfehle ich mich Euch und ebenso Eurem Urbino.

Zu Euren Diensten,
die Marchesa von Pescara.

Michelangelo an seinen Neffen Leonardo in Rom

[Rom], vor dem 11. Juli [1544]

Lionardo, ich bin krank gewesen: und Du bist auf Veranlassung von Herrn Giovan Francesco gekommen*, um mir den Tod zu geben und zu sehen, ob ich nicht etwas hinterlasse. Hast Du in Florenz nicht schon so viel von mir, daß es Dir genügt? Du kannst nicht leugnen, daß Du Deinem Vater gleichst, der mich in Florenz aus meinem Haus gejagt hat. Wisse, daß ich ein Testament gemacht habe, und zwar so, daß Du an das, was ich in Rom besitze, nicht mehr zu denken brauchst. Darum mach, daß Du mit Gott fortkommst, und tritt mir nicht mehr unter die Augen und schreibe mir nie mehr und tue wie der Priester! Michelagniolo.

Luigi del Riccio an Michelangelo in Rom

Rom, [Juli/August(?) 1544]

Großherrlicher Herr Michelagnolo, ich sende Eurer Herrlichkeit zwei Melonen aus Lunghezza* und eine Flasche Griechischen von San Gimignano. Genießt sie mir zuliebe.

Ich flehe Euch an, sucht eine gewisse Zeichnung wiederzufinden, von der ich Euch schon gesprochen habe, damit Ihr den Kopf Cechinos darnach meißeln könnt, da ich nun einmal auf diesem Einfall bestehe; und Ihr sagtet mir, Ihr wolltet noch eine Zeichnung dazu machen, dieweil jene Euch nicht gefiel. Tut nach Eurem Ermessen und schickt mir nur die erste Zeichnung, wenn Ihr sie findet; wenn nicht, so macht es auch nichts.

Zu Euren Diensten
Euer Luigi del Riccio.

Pietro Aretino an Michelangelo in Rom

Venedig, im November [1545]

Mein Herr.

Dieweil ich jetzt die ganze Darstellung Eures Jüngsten Gerichts wiedergesehen habe, bin ich schließlich dahin gelangt, in der herrlichen Schönheit der Erfindung die berühmte Schönheit Raffaels zu erkennen. Doch da ich als ein Christ getauft bin, schäme ich mich der allzu zügellosen, dem Geist unziemlichen Freiheit, die Ihr Euch herausgenommen habt, um die Gedanken auszudrücken, in denen jenes Ende beschlossen liegt, nach dem jeder Sinn unserer wahren Gläubigkeit strebt. Also dieser Michelagnolo, der durch seinen Ruhm so viel Staunen erregt, dieser Michelagnolo, der durch seine Klugheit so bekannt ist, dieser Michelagnolo, dessen Sitten wir alle bewundern, hat den Leuten seine Gottlosigkeit und Ungläubigkeit nicht minder als seine Vollkommenheit in der Malerei zeigen wollen? Ist es möglich, daß Ihr, der Ihr um Eurer Gottähnlichkeit willen Euch nicht herablaßt, mit gewöhnlichen Menschen zu verkehren, dies in dem höchsten Gotteshaus gemalt habt? Über dem ersten Altar Christi? In der größten Kapelle der Welt? Allwo die großen Kardinäle der Kirche, allwo die hochwürdigen Priester, allwo der Stellvertreter Christi in allgemeingültigen Zeremonien, in heiligen Gebräuchen und mit gotterfüllten Gebeten seinen Leib, sein Blut und sein Fleisch bekennen, betrachten und anbeten? Wenn es nicht so ruchlos wäre, den Vergleich herbeizuziehen, so würde ich, indem ich meine weise Klugheit Eurem schamlosen Gewissen gegenüberstellte, mich der Güte in der Abhandlung der Nanna* rühmen, dieweil ich dort einen wollüstigen und unzüchtigen Stoff nicht nur behutsam und mit gesetzten Worten behandle, sondern ihn mit keuschen und untadeligen Wendungen erzähle; Ihr aber zeigt am Vorwurf eines solch erhabenen Geschehens die Engel und Heiligen, diese bar jeglicher irdischer Verschämtheit und jene bar allen himmlischen Schmuckes. Haben doch selbst die Heiden, wenn sie ein Bildwerk meißelten, ich will nicht gerade von Diana sprechen, aber wenn sie die nackte Venus schufen, diese mit der Hand jene Teile bedecken lassen, die man nicht enthüllt; und auch wer Christ ist, nimmt, um die Kunst höher zu achten als den Glauben, den nicht befolgten Anstand bei den Märtyrern und den Jungfrauen ebenso wie auch die Gebärde des Geraubten für die Schamteile als wirkliches Schauspiel, daß selbst das Freudenhaus, um nur nicht hinzusehen, darüber die Augen schlösse. In ein prunkvolles Badezimmer, aber nicht in das hehrste Chor der Welt paßte Euer Werk hinein! Wäret Ihr nicht gläubig, so wäre es wohl eine kleinere Sünde, als daß Ihr als ein in solcher Weise gläubiger Mensch den Glauben anderer herabwürdigt. Aber bis anhin bleibt das Außergewöhnliche solch kühner Wunder nicht ungestraft, denn gerade ihre Wunderherrlichkeit bedeutet den Tod Eures Ruhmes. Gebt seinem Namen neues Leben und laßt das Feuerflackern die Scham der Verdammten überzüngeln und die Sonnenstrahlen diejenige der Seligen überflirren oder aber ahmt die florentinische Bescheidenheit nach, die jene ihres schönen Kolosses* unter ein paar Goldblättern verhüllt; und selbst dieses steht auf einem öffentlichen Platz und nicht an heiligem Ort. Doch Gott möge Euch verzeihen, wie auch ich nicht aus Ärger über die gewünschten Dinge rede; denn was Ihr mir zu schicken Euch verpflichtetet, dem nachzukommen hättet Ihr mit aller Sorgfalt besorgen sollen, damit Ihr durch solches Tun den Neid besänftigt, der da will, daß nur Gherardi* und Tomai* über Euch zu verfügen vermögen. Wenn Euch jedoch nicht einmal der Goldschatz, der Euch von Julius hinterlassen wurde, auf daß dessen Gebeine in einem von Euch gemeißelten Schrein ruhten, genügte, um zu bewirken, daß Ihr ihm Euer Versprechen hieltet, was kann ich da von Euch erhoffen*? Doch der Grund dafür, o großer Maler, liegt weder in Eurer Undankbarkeit noch in Eurem Geiz, sondern in der Gnade und dem Verdienst des hehren Hirten; möge Gottes Wille geschehen, nämlich daß sein ewiger Ruhm in einem Sarg einfacher Machart, in dem Sein seines Selbst und nicht in einem stolzen Grabmalsmachwerk von Gnaden Eures Stiles fortlebe. Mittlerweile rechnet man Euch Eure Pflichtvernachlässigung als Diebstahl an. Aber sintemalen unsere Seelen mehr der Ergriffenheit zur Andacht als der Lebendigkeit der Zeichnungen bedürfen, möge Gott Seine Heiligkeit den Papst Paul erleuchten, wie er den Papst Gregor erleuchtete, welcher Rom lieber den stolzen Statuenschmuck nehmen als den demütigen Heiligen die schuldige Ehrfurcht vorenthalten wollte. Hättet Ihr, um nun zum Schluß zu kommen, Euch bei der Komposition von Weltall, Hölle und Paradies durch die Hochherrlichkeit, das Ehrgefühl und die Schrecknis unterweisen lassen, die Euch mein Brief, den inzwischen die ganze Welt liest*, in Bildung, Beispielhaftigkeit und Wissen umrißhaft schon entworfen hatte, so würde die Natur und jeder andere wohlmeinende Einfluß, dies wage ich zu sagen, es jetzt nicht bereuen, Euch einen so klaren Geist verliehen zu haben, der Euch heute zu einem Götzenbild macht, sondern die Vorsehung dessen, auf dem alles ruht, trüge Sorge für ein derartiges Werk, damit sich die eigene Ordnung in der Beherrschung der Hemisphären erhalte.

Zu Diensten, Aretino.

Nun da ich meinem Zorn über die Grausamkeit, mit der Ihr meine ehrerbietige Unterwerfung erwidert habt, ein wenig freien Lauf gelassen habe, und da mir scheint, Euch gezeigt zu haben, daß, wenn Ihr göttlich seid [= divino = di vino], ich nicht etwa aus Wasser bin, so zerreißet diesen Brief, den auch ich in Stücke zerrissen habe, und kommt endlich zu der Einsicht, daß ich jemand bin, dessen Briefe selbst Könige und Kaiser beantworten.

Michelangelo an seinen Neffen Leonardo in Florenz

Rom, [am 16.] Januar 1546

Teuerster Lionardo, ich schrieb Dir am vergangenen Samstag, den 9., und ließ Dir von Piero Capponi durch Luigi del Riccio sechshundert Dukaten überweisen, wie Du gesehen haben wirst, worauf ich noch Antwort erwarte. Weiterhin sagte ich Dir, daß ich mich entschlossen hatte, Giovan Simone, Gismondo und Dir dreitausend Dukaten zu geben, falls Du eine gute Liegenschaft fändest, um das Geld anzulegen, damit es in der Familie bleibe: daß Ihr auf die Suche gehen und es mir sogleich kundtun sollt. Nun vernehme ich hier von einem meiner treuesten Freunde, daß der Besitz des Francesco Corboli, der in Venedig wohnt und vor mehreren Monaten Bankrott gemacht hat, verkauft werde; dieser bestehe, wie man mir gesagt hat, aus einem alten Haus, das sich im Stadtteil Santo Spirito befindet, und aus gewissen Besitzungen, die alle zusammen, neben sechs Ochsen und einem brauchbaren Gästehaus, auf dem Monte Spertoli gelegen sind, was ungefähr auf eine Ausgabe des genannten Betrags hinausliefe. Darum möchte ich, daß Ihr, Giovan Simone und Du, Euch gut darnach erkundigt, wieviel die Zinsen betragen, von welcher Beschaffenheit die Häuser sind und wie der Ertrag ist, wie sie in Stand gehalten sind und ob Ihr Prozesse oder irgendwelche Betrügereien damit übernähmet und was Euch deucht, daß sie wert sind; über alles dies gebt mir, sobald Ihr könnt, Nachricht.

Wie Ihr seht, hat es mir Herr Luigi del Riccio, da ich mich nicht wohl fühle, abgenommen, Euch über diese Grundstücke, die mir hier angetragen worden sind, zu schreiben; gebt aber acht, was sie etwa wert sind, und antwortet rasch.

Michelagniolo Buonarroti in Rom.

Michelangelo an seinen Neffen Leonardo in Florenz

Rom, am 6. Februar 1546

Lionardo, Du hast es sehr eilig gehabt, mir wegen der Besitzungen der Corboli zu berichten: ich glaubte gar nicht, daß Du noch in Florenz wärest. Du hast wohl Angst, es könnte mich gereuen, wie es Dir vielleicht eingeflüstert worden ist? Und ich sage Dir, daß ich bedächtig vorgehen will, denn ich habe das Geld hier mit solcher Mühe verdient, wie sie einer nicht ermessen kann, der wie Du gestiefelt und gespornt zur Welt gekommen ist.

Was das anbelangt, daß Du mit solcher Eile nach Rom gekommen bist, so weiß ich nicht, ob Du ebenso rasch gekommen wärest, wenn ich im Elend säße und mir das Brot fehlte: genug, Du wirfst das Geld hinaus, das Du nicht verdient hast. Welchen Eifer zeigst Du doch, nur nicht diese Erbschaft zu verlieren! Und Du sagst, daß es Deine Pflicht war, hieher zu kommen, um der Liebe willen, die Du mir entgegenbringst: eigennützige Liebe! Wenn Du mir Liebe entgegenbrächtest, so hättest Du mir jetzt geschrieben: «Michelagniolo, gebt die dreitausend Dukaten dort für Euch aus, denn Ihr habt uns schon so viel gegeben, daß es uns genügt; uns ist Euer Leben lieber als Euer Hab und Gut.» Schon vierzig Jahre lang habt Ihr nun von meinem Geld gelebt, und noch niemals habe ich von Euch ein paar gute Worte, geschweige denn etwas anderes bekommen. Allerdings ist es wahr, daß Du aus lauter Scham darüber, daß ich Dir im vergangenen Jahr so viel Predigten und Vorhaltungen gemacht habe, mir eine Ladung Trebbianer sandtest; hättest Du ihn mir nur nicht gesandt! Ich schreibe Dir dies nicht, weil ich etwa nicht kaufen will; ich will kaufen, aber um mir Einkünfte zu verschaffen, weil ich nicht mehr arbeiten kann; aber ich will bedächtig dabei vorgehen, um mir nicht irgendeine Plage einzuhandeln. Du brauchst Dich also nicht zu eilen.

Michelagniolo in Rom.

Falls Dir bei Euch etwas als von mir kommend gesagt oder abverlangt werden sollte, so glaube niemandem, wenn Du nicht eine Zeile von meiner Hand siehst.

Wenn Du, was die tausend Dukaten oder Scudi anlangt, die ich Dir gesandt habe, bedenkst, wie Geschäfte, sei es durch unzuverlässige Diener, sei es durch andere Umstände enden, so wirst Du wohl doch eher ein Grundstück kaufen, weil es doch eine sichere Angelegenheit ist. Doch beratet Euch miteinander und tut, was Euch am besten deucht.

Michelangelo an Luigi del Riccio in Rom

[Rom, im Februar/März (?) 1546]

Herr Luigi, Ihr glaubt wohl, ich antworte Euch das, was Ihr gern hört, auch wenn es gerade das Gegenteil davon ist. Ihr gebt mir, was ich Euch verweigert habe, und verweigert mir, was ich Euch gegeben habe; und Ihr sündigt nicht etwa in Unwissenheit, wenn Ihr es mir durch Ercole sendet, weil Ihr Euch schämt, es mir selbst zu übergeben. Wer mich dem Tode entrissen hat, kann mich wohl sehr gut auch tadeln; aber ich weiß nun nicht, was schwerer wiegt, der Tadel oder der Tod. Daher bitte ich und beschwöre Euch bei der wahren Freundschaft, die zwischen uns besteht, daß es mich nicht recht deucht, daß Ihr jenes Druckgerät* zerstören und jene Drucke verbrennen laßt; und daß, wenn Ihr schon aus mir Geschäfte schlagt, es wenigstens andere nicht auch noch machen laßt; und wenn Ihr mich in tausend

Stücke zerreißt, so werde ich ebenso viele, zwar nicht aus Euch, aber aus Euren Sachen machen.

Michelagniolo Buonarroti,
nicht Maler noch Bildhauer noch Baumeister, sondern das, was Ihr wollt, nur kein Trunkener, wie ich Euch zu Hause sagte.

Michelangelo an den König von Frankreich Franz I. in Fontainebleau

Rom, am 26. April 1546

Geheiligte Majestät, ich weiß nicht, welches größer ist, die Gnade oder das Erstaunen darüber, daß Ihre Majestät sich herabgelassen hat, an jemanden meinesgleichen zu schreiben, und mehr noch, ihn um seine Werke zu bitten, die des Namens Ihrer Majestät nicht würdig sind. Aber wie sie auch sein mögen, Ihre Majestät möge wissen, daß ich schon seit geraumer Zeit den Wunsch gehabt habe, Derselben dienlich zu sein, ich es aber aus Mangel an Gelegenheit, die sich meiner Kunst in Italien nicht geboten hat, nicht habe tun können. Jetzt fühle ich mich alt und bin für etliche Monate noch mit den Arbeiten für Papst Paul beschäftigt; allein, wenn mir nach dieser Beschäftigung noch etwas Lebensraum verbleibt, so werde ich mich, wie gesagt, bemühen, das, was ich schon lange für Ihre Majestät zu schaffen gewünscht habe, zu verwirklichen, nämlich ein Werk in Marmor, in Bronze oder ein Gemälde. Und wenn der Tod sich diesem meinem Wunsch entgegenstellte und wenn man im anderen Leben meißeln oder malen könnte, so werde ich nicht verfehlen, es dort, wo man nicht mehr älter wird, zu tun. Ich bitte Gott, er möge Eurer Majestät ein langes und glückliches Leben verleihen.

Eurer allerchristlichsten Majestät
untertänigster Diener,
Michelangelo Buonarroti.

Michelangelo an seinen Neffen Leonardo in Florenz

Rom, am 5. Juni 1546

Lionardo, ich habe den Entwurf zu der Vollmacht abschreiben lassen, ohne sie noch näher anzusehen, und ich ernenne Dich zum Bevollmächtigten und schicke sie Dir. Lasset sie Euch zeigen, und wenn sie nach Eurem Wunsch ist, so soll es mir recht sein, denn mir steht der Kopf nach anderm als nach Vollmachten; und schreibe mir nicht mehr, denn jedesmal, wenn ich einen Brief von Dir bekomme, kommt mir das Fieber, solche Mühe macht es mir, ihn zu lesen! Ich weiß nicht, wo Du das Schreiben gelernt hast. Ich glaube, daß, wenn Du dem größten Esel der Welt zu schreiben hättest, Du noch mit größerer Sorgfalt schriebest. Darum fügt mir nicht noch mehr Beschwerden zu, als ich sie ohnehin schon habe, denn ich habe deren so viele, daß sie mir genügen. Die Vollmacht müßt Ihr noch nachsehen und überprüfen lassen; und wenn Ihr das nicht tut, ist es Euer Schaden.

Michelagniolo in Rom.

Rom, am 4. Dezember 1546

Lionardo, ich habe sechzehn Märzkäse erhalten und dafür dem Maultiertreiber vier Julier bezahlt. Du mußt den Brief erhalten haben, den ich Dir wegen des Ankaufs eines gediegenen Hauses schrieb, und nunmehr, während ich schreibe, wird mir ein Brief von Dir gebracht, in welchem Du mir den Empfang des obengenannten bestätigst und mir sagst, Du wolltest den Michele und die Francesca besuchen* und die Botschaft ausrichten; empfiehl mich ihnen. Wegen des Hauskaufs bestärke ich Euch darin, nämlich daß Ihr versuchen sollt, ein gediegenes Haus für eintausendfünfhundert oder zweitausend Scudi und möglichst in unserem Stadtviertel* zu kaufen; und ich werde dann, sobald Ihr ein passendes Haus gefunden habt, das Geld dort auszahlen lassen. Ich sage dies, weil ein gediegenes Haus in der Stadt das Ansehen erhöht, denn es fällt mehr ins Auge als Landbesitzungen, und wir sind doch schließlich Bürger, die aus adeligstem Geschlecht abstammen. Ich habe mich immerdar bemüht, unsere Familie wieder hochzubringen, aber meine Brüder waren dafür nicht geschaffen. Darum bemüht Ihr Euch nun, das zu tun, was ich Euch schreibe, und Gismondo soll zurückkehren und in Florenz wohnen, auf daß man mir hier nicht zu meiner Schande sage, ich hätte einen Bruder, der in Settignano hinter den Ochsen hergeht. Und wenn Ihr das Haus gekauft habt, sollen noch andere Dinge gekauft werden.

Wenn ich Zeit habe an einem Tag, werde ich Euch von unserer Herkunft erzählen und woher und wann wir nach Florenz kamen, denn Ihr wißt es vielleicht nicht. Darum soll uns nicht genommen werden, was uns Gott gegeben hat.

Michelagniolo Buonarroti in Rom.

Michelangelo an seinen Neffen Leonardo in Florenz

Rom, am 26. März 1547

Lionardo, ich habe die Quittung über die Scudi erhalten, die Ihr von den Capponi für diejenigen bekommen habt, die ich hier bei den Altoviti eingezahlt habe, und ich bin baß erstaunt gewesen, daß Gismondo weder wegen dieses letzten Geldes noch wegen des ersten mit Dir zu ihnen gegangen ist, denn was ich schicke, ist nicht weniger für meine Brüder als für Dich; und Du schreibst mir, daß Du mir Dank für das Gute sagst, das ich an Dir tue, und hast mir vielmehr zu schreiben: «Wir sagen Euch Dank für das Gute, das Ihr an uns tut.» Zu den nämlichen Bedingungen, von denen ich Dir schrieb, als ich Dir das Geld schickte, damit Du es in ein Geschäft stecktest, habe ich Dir auch dieses gesandt, und zwar daß Du nichts damit unternehmest ohne die Einwilligung meiner Brüder. Was den Hauskauf anbetrifft, so habe ich Dir darüber schon geschrieben, denn wenn es Dich gut deucht, eine Frau zu nehmen, wie es auch mir nötig scheint, so ist das Haus, in dem Ihr wohnt, nicht geräumig genug, und wenn Ihr nichts Geeignetes zu kaufen findet, so meine ich, könntet Ihr in der Via Ghibellina, wo Ihr wohnt, erweitern lassen, das heißt, Ihr könntet die Kragsteine des Hauses bis zur Ecke fortsetzen und sie über der anderen Straße umbiegen lassen, indem Ihr das kleine Haus, das darunter ist, kauft, wenn es groß genug sein sollte. Wenn Ihr jedoch einen sicheren und gediegenen Kauf tätigen könnt, deucht mich dies, besser zu sein; und ich werde Euch schicken, was Euch fehlen sollte. Was das anbetrifft, daß Du eine Frau nehmen willst, so hat man mir hier von mehreren Personen gesprochen; die eine hat mir gefallen, die andere nicht. Ich denke, man wird auch mit Dir schon darüber gesprochen haben. Wenn Du Dich dem also widmen willst und wenn Du Dich zu einer mehr als zur anderen hingezogen fühlst, so laß es mich wissen; und ich werde Dir meine Ansicht sagen. Weiter ist nichts vorgefallen. Michelagniolo Buonarroti in Rom.

Michelangelo an Benedetto Varchi in Florenz*

Rom, [April — Juni 1547]

Herr Benedetto, damit es nun also offenkundig werde, wie dem tatsächlich auch ist, daß ich nämlich Euer Büchlein empfangen habe, werde ich Euch auf Eure Frage hin Antwort geben. Ich sage, daß mir die Malerei in dem Maße besser zu sein scheint, als sie sich mehr auf das Relief hin bewegt, und das Relief in dem Maße schlechter, als es sich mehr auf die Malerei hin bewegt: daher war ich schon immer der Ansicht, daß die Bildhauerei das Licht der Malerei sei und die eine von der anderen durch eben den Unterschied getrennt werde, der auch Sonne und Mond voneinander trennt. Nun, da ich in Eurem Büchlein dort gelesen habe, wo Ihr sagt, daß, philosophisch gesprochen, die Dinge, die ein gleiches Ziel haben, ein Gleiches auch sind, habe ich meine Meinung geändert und sage nun, daß, insofern ein höheres Maß an Urteilskraft und Schwierigkeit, Widerstand und Mühe nicht auch schon ein höheres Maß an Vornehmheit bedeuten, Malerei und Bildhauerei wohl ein Gleiches sind; aber damit die Sache als solche auch in Erscheinung trete, dürfte jeder Maler nicht weniger von der Bildhauerei als von der Malerei Gebrauch machen: und desgleichen der Bildhauer nicht weniger von der Malerei als von der Bildhauerei. Unter Bildhauerei verstehe ich, was kraft Hinwegnahme geschieht; was durch Hinzugabe geschieht, ist der Malerei gleich. Genug, sofern die eine als auch die andere von einem gleichen Verstehen ausgehen, kann man sie gütlich miteinander Frieden schließen und überhaupt das ganze Disputieren sein lassen; denn damit geht mehr Zeit verloren als mit dem Figurenherstellen. Der da schrieb, daß die Malerei vornehmer sei als die Bildhauerei, würde er die anderen Dinge, die er noch geschrieben hat*, ebensogut verstanden haben, so hätte sie meine Dienstmagd sicher besser geschrieben. Unendlich viel, aber nicht mehr Gesagtes, gäbe es über solche Wissenschaften zu sagen, aber, wie schon gesagt, sie erfordern zuviel Zeit, und ich habe wenig, denn nicht allein alt bin ich, sondern ich gehöre schon fast der Zahl der Toten an. Derhalben bitte ich Euch, mich zu entschuldigen. Und ich empfehle mich Euch, und so gut ich es kann und verstehe, danke ich der übergroßen und mir nicht gebührenden Ehre, die Ihr mir zuteil werden laßt.

Euer Michelagniolo Buonarroti in Rom.

Michelangelo an seinen Neffen Leonardo in Florenz

Rom, am 3. Dezember 1547

Lionardo, vor ungefähr einem Jahr kam mir ein handgeschriebenes Buch mit Florentiner Chroniken in die Hand, worin ich, wenn ich mich recht entsinne, einen Buonarroto Simoni fand, der etwa zweihundert Jahre vor uns mehrere Male Mitglied der Signoria war, ferner einen Simone Buonarroti, weiterhin einen Michele, Sohn eines Buonarroto Simoni, weiter einen Francesco Buonarroti. Lionardo, der zur Signoria gehörte, den Vater Lodovicos, unseres Vaters, fand ich in dem Buch nicht, weil es nicht so weit reichte. Darum deucht mich, Du solltest Dich schreiben: Lionardo Buonarroto Buonarroti Simoni. Im übrigen ist es unnötig, auf Deinen Brief zu antworten, denn Du hast noch nichts verstanden, weder von der Sache, die ich Dir schrieb, noch von dem Hause.

Michelagniolo in Rom.

Michelangelo an seinen Neffen Leonardo in Florenz

Rom, am 1. Februar 1549

Lionardo, ich sandte Dir in meinem letzten Brief eine Liste von mehreren heiratsfähigen Mädchen, welche mir [aus Florenz], ich glaube von einem Heiratsmakler, zugeschickt wurde: und es kann nur ein wenig verständiger Mensch sein, denn da ich seit sechzehn oder siebzehn Jahren ununterbrochen in Rom weile, hätte er bedenken müssen, welche Kenntnis ich wohl noch von Florentiner Familien haben kann. Deswegen sage ich Dir, wenn Du Dir eine Frau nehmen willst, so achte nicht auf mein Zaudern, denn ich kann Dich nicht bestens beraten; aber das sage ich Dir, daß Du mir nur nicht hinter dem Geld herläufst, sondern einzig und allein auf edles Wesen und guten Ruf siehst. Ich glaube, daß es in Florenz viele adelige, arme Familien gibt und daß es ein Gotteslohn wäre, sie sich zu Verwandten zu machen, denn wenn keine Mitgift vorhanden ist, dann ist auch kein Hochmut dabei. Du brauchst eine, die bei Dir bleibt und der Du befehlen kannst und die nicht im Pomp leben und jeden Tag zu Gastmählern und Hochzeiten gehen will; denn wo ein Hof ist, da ist es auch leicht, eine Dirne zu werden, besonders für eine, die ohne Verwandtschaft ist. Und Du brauchst Dich nicht darum zu kümmern, wenn man sagt, es scheine, Du wolltest adelig werden, denn es ist bekannt, daß wir alte Florentiner Bürger und adelig so gut wie jede andere Familie sind; darum befiehl Dich Gott an und bitte ihn, er möge Dir zurichten, was Dir not tut: und mir wird es sehr lieb sein, wenn Du eine findest, die Dir geeignet erscheint; bevor Du die Ehe schließest, laß es mich wissen.

[...]

Michelangelo an Giovan Francesco Fattucci in Florenz

Rom, [im Februar (?) 1550]

Herr Giovan Francesco, teurer Freund, wiewohl wir uns seit etlichen Monaten nicht geschrieben haben, ist doch die langjährige und gute Freundschaft nicht vergessen und auch nicht, daß ich stets Euer Bestes wünsche, wie ich es immerdar getan habe, und daß ich Euch von ganzem Herzen liebe: und dies insbesondere um der zahlreichen Gefälligkeiten willen, die ich von Euch empfangen durfte. Was das Alter anlangt, in dem wir uns nun gleichermaßen befinden, so wäre es mir lieb zu wissen, wie es Euch anfaßt, denn das meinige stellt mich nicht sehr zufrieden; derhalben bitte ich Euch, schreibt mir doch etwas. Ihr wißt, daß wir einen neuen Papst haben, und zwar einen*, über den sich ganz Rom freut, Gott sei Dank, und von seiner Freigebigkeit erwartet man nur lauter Gutes, insbesondere für die Armen. Was nun meine Angelegenheiten anlangt, so wäre es mir lieb und Ihr würdet mir damit den größten Gefallen erweisen, wenn Ihr mir kund gäbet, wie es mit Lionardo steht, und zwar ganz aufrichtig, ohne Rücksichtnahme, denn er ist jung, und ich habe seinethalben große Befürchtungen, vor allem

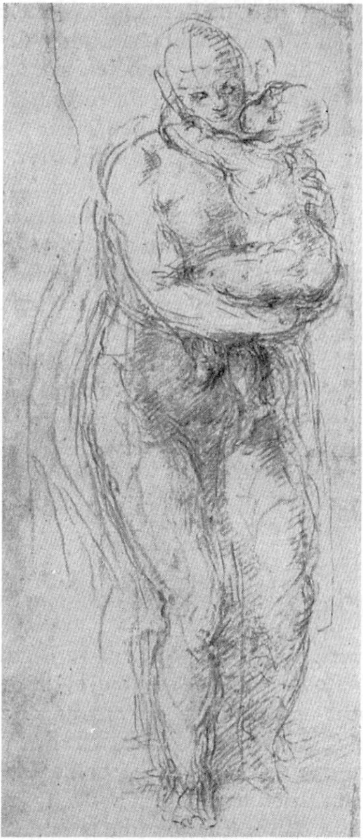

Madonna mit Kind

weil er allein und ohne Berater ist. Weiter begegnet mir nichts, außer daß Herr Tomao de' Cavalieri mich in diesen Tagen gebeten hat, ich möge in seinem Namen dem Varchi für ein gewisses wunderbares Büchlein danken*, das von ihm gedruckt worden ist und worin dieser, wie er sagt, sehr ehrenvoll von ihm und nicht minder von mir spricht; und er hat mir ein Sonett gegeben, das ich weiland auf ihn gemacht habe, und hat mich gebeten, ich möge es jenem einer gewissen Rechtfertigung wegen senden: dasselbige schicke ich Euch mit diesem Brief. Wenn es Euch gefällt, übergebt es ihm; wenn nicht, übergebt es dem Feuer und bedenkt, daß ich mit dem Tode ringe und mir der Kopf nach anderen Dingen steht; trotzdem muß man mitunter solches tun.

[...]

Euer Michelagniolo in Rom.

Michelangelo an Giovan Francesco Fattucci in Florenz

[Rom], am 1. August 1550

Herr Giovan Francesco, teurer Freund, da es sich mir ergibt, nach Florenz an den Maler Giorgio zu schreiben*, muß ich Euch einige Ungelegenheiten bereiten, das heißt, Ihr möchtet ihm den Brief, der diesem beiliegt, geben, da ich vermute, daß er Euer Freund ist: und um nun mein Schreiben an Euch nicht zu kurz sein zu lassen und dieweil ich Euch nichts anderes zu schreiben habe, sende ich Euch einige meiner Gedichte, die ich an die Marchesa von Pescara schrieb, welche mir außerordentlich zugetan war und ich ihr nicht minder. Der Tod nahm mir einen großen Freund. Weiter begegnet mir nichts. Ich lebe wie gewohnt und ertrage geduldig die Beschwerden des Alters; ebenso, glaube ich, tut auch Ihr.

Michelangelo an Giorgio Vasari in Florenz

Rom, am 1. August 1550

Herr Giorgio, teurer Freund, dieweil der Papst in bezug auf die Neufundierung von San Piero in Montorio nichts wissen wollte, unterließ ich es, Euch davon zu schreiben, da ich wußte, daß Ihr von Eurem Gewährsmann schon unterrichtet worden seid. Jetzt aber muß ich Euch folgendes sagen, nämlich daß der Papst gestern früh, als er nach dem erwähnten Montorio gegangen war, mich rufen ließ. Ich kam nicht rechtzeitig dort an: ich traf ihn auf der Brücke, als er schon zurückkehrte. Ich hatte eine lange Unterredung mit ihm über die Grabmäler, die Euch übertragen worden sind, und zuletzt sagte er mir, daß er entschlossen sei, besagte Grabmäler nicht auf jenem Berg, sondern in der Kirche der Florentiner aufstellen zu lassen, und er ersuchte mich neuerlich um Gutachten und Zeichnung, und ich bestärkte ihn darin sehr, da ich annehme, daß die genannte Kirche auf diesem Wege endlich abgeschlossen wird.

Was die drei Briefe anlangt, die ich von Euch erhalten habe, so habe ich nicht die Feder dazu, um auf solch erhabene Dinge zu antworten, allein läge es mir am Herzen, wenigstens zu einem Teil der zu sein, den Ihr aus mir macht, so läge mir dies aus keinem anderen Grund am Herzen als aus dem, daß Ihr alsdann einen Diener von etwelchem Wert hättet. Doch wundere ich mich nicht, daß Ihr als der Wiedererwecker der Toten, der Ihr seid, auch den Lebenden das Dasein verlängert, oder vielmehr, daß Ihr die nur noch halb im Leben Stehenden auf unermeßliche Zeit dem Tod streitig macht. Um es kurz zu machen, ich bin ganz der Eure, so wie ich bin. Euer Michelagniolo in Rom.

Michelangelo an seinen Neffen Leonardo in Florenz

Rom, am 7. März 1551

Lionardo, ich erhielt die Birnen, das heißt siebenundneunzig Äste, denn so nennt Ihr sie doch. Dazu gibt es nichts weiter zu sagen. Wegen der Heiratsangelegenheit schrieb ich Dir am vergangenen Samstag meine Ansicht, und zwar, daß Du also nicht auf die Mitgift schauen sollst, sondern nur darauf, daß sie aus gutem Hause und adelig und gut erzogen und gesund ist; weitere Einzelheiten kann ich Dir dazu nicht sagen, denn von Florenz weiß ich nur noch soviel wie jemand, der nie dort gewesen ist. In diesen Tagen ist mir von einer Tochter der Alessandri erzählt worden, aber ich habe keine Einzelheiten vernommen. Wenn ich Näheres höre, werde ich Dir im nächsten Brief etwelches kundtun.

Vor etwa einem Monat bat mich Herr Giovan Francesco um einige Gedichte der Marchesa von Pescara, falls ich welche hätte. Ich besitze ein Büchlein aus Pergament, das sie mir vor ungefähr zehn Jahren schenkte, welches hundertdrei Sonette enthält, ohne diejenigen, welche sie mir später auf Baumwollvliespapier aus Viterbo sandte, die, vierzig an der Zahl, ich gleichermaßen in dieses Büchlein einbinden ließ, und ich lieh es weiland vielen Leuten, so daß sich die Gedichte alle gedruckt finden*. Und ich habe auch noch viele Briefe, die sie mir aus Orvieto und aus Viterbo schrieb. Dies ist, was ich von der Marchesa besitze; zeige daher diesen Brief dem erwähnten Frate und tue mir kund, was er Dir antwortet.

[...]

Michelagniolo in Rom.

Michelangelo an seinen Neffen Leonardo in Florenz

Rom, am 20. Mai 1553

Lionardo, ich ersehe aus Deinem letzten Brief, daß Du die Frau* im Hause hast und sehr darüber zufrieden bist und daß Du mich von ihr grüßest und daß Du die Mitgift noch nicht festgesetzt hast. Über Deine Zufriedenheit freue ich mich über alle Maßen, und mich deucht, man sollte Gott immerdar dafür danken, soviel es ein Menschen nur weiß und vermag. Was die Festsetzung der Mitgift anlangt, so setze sie, wenn Du es noch nicht getan hast, nicht fest und halte die Augen offen, denn aus solchen Geldsachen entsteht immer irgendeine Zwistigkeit. Ich verstehe mich zwar nicht auf dergleichen Dinge, doch deucht mich, Du hättest alles schon in Ordnung bringen sollen, bevor Du die Frau im Hause hast. Dafür, daß sie mich grüßen läßt, danke ihr und empfiehl mich ihr in meinem Namen, was Du mündlich wirst besser machen können, als ich es schriftlich tun könnte. Ich will, daß sie immerhin als die Frau eines meiner Neffen erscheine, wofür ich aber bis anhin noch kein Zeichen habe geben können, weil Urbino nicht da war. Jetzt ist er vor zwei Tagen zurückgekehrt: daher gedenke ich, ihr einen Beweis zu erbringen. Mir wurde gesagt, ein schönes Halsband aus edlen Perlen würde gut passen: ich habe einen Goldschmied, einen Freund Urbinos, darnach auf die Suche geschickt, und ich hoffe, sie zu finden, aber sage ihr noch nichts davon; und wenn es Dich deucht, daß ich etwas anderes schenken sollte, so tue es mir kund. Weiter nichts. Suche zu leben und sei klug und bedenke alles wohl, denn die Zahl der Witwen ist immer noch größer als die der Witwer.

Michelagniolo Buonarroti in Rom.

Michelangelo an seinen Neffen Leonardo in Florenz

Rom, am 21. April 1554

Lionardo, ich ersehe aus Deinem Brief, daß Cassandra einen schönen Knaben geboren hat und daß es ihr gut geht und daß Ihr ihm den Namen Buonarroto geben werdet: über das alles habe ich die allerherzlichste Freude empfunden. Gott sei gedankt dafür, und er möge aus ihm einen guten Menschen werden lassen, damit er uns Ehre macht und das Haus aufrechterhält. Danke der Cassandra in meinem Namen und empfiehl mich ihr. Weiter nichts; ich bin kurz mit dem Schreiben, denn ich habe keine Zeit.

Michelagniolo in Rom.

Michelangelo an Giorgio Vasari in Florenz

Rom, [am 21. oder 28.] April 1554

Herr Giorgio, teurer Freund, ich habe mich sehr über Euren Brief gefreut, weil ich sah, daß Ihr Euch doch noch des armen Alten erinnert, und mehr noch darüber, daß Ihr bei dem, wie Ihr mir schreibt, Triumph dabeigewesen seid und einen zweiten Buonarroto aus der Taufe habt heben gesehen, für diese Kunde danke ich Euch, so sehr ich es weiß und vermag; doch mißfällt mir ein solcher Pomp gar sehr, denn der Mensch soll nicht lachen, wenn die ganze Welt weint. Derhalben deucht mich, Lionardo habe sehr wenig Verstand, und das vor allem, weil er solche Festlichkeiten veranstaltet, wenn ein Kind geboren wird, mit einer Fröhlichkeit, die man für den Tod dessen aufsparen sollte, der recht gelebt hat. Ich danke Euch höchlichst für die Liebe, die Ihr mir entgegenbringt, wiewohl ich ihrer nicht würdig bin. Die Angelegenheiten stehen hier wie ehedem.

Euer Michelagniolo Buonarroti in Rom.

Michelangelo an Giorgio Vasari in Florenz

Rom, am 22. Juni 1555

Herr Giorgio, teurer Freund, an einem dieser Abende suchte mich in meinem Hause ein sehr bescheidener und achtbarer Jüngling auf, nämlich Herr Lionardo, der Kämmerer des Herzogs, und machte mir unter großer Gunstbezeigung und Artigkeit im Namen Seiner Herrlichkeit dasselbe Anerbieten* wie Ihr in Eurem letzten Brief. Ich antwortete ihm das nämliche, das ich auch Euch antwortete, das heißt, daß ich meinerseits, so gut ich es verstünde, dem Herzog für ein solch großzügiges Angebot dankte und daß ich Seine Herrlichkeit bäte, mit Dero Erlaubnis hier den Bau von Sankt Peter fortsetzen zu dürfen, bis daß er abgeschlossen sei, auf daß er nicht mehr im Sinn einer anderen Form verändert werden könnte; denn ginge ich vorher weg, so wäre ich die Ursache eines großen Schadens, einer großen Schande und einer großen Sünde; und darum bitte ich Euch um der Liebe zu Gott und dem Sankt Peter willen, ersucht den Herzog darum und empfehlt mich Seiner Herrlichkeit. Mein teurer Herr Giorgio, ich weiß, Ihr erseht aus meinem Brief, daß ich in der vierundzwanzigsten Stunde lebe und nicht ein Gedanke in mir entsteht, in dem nicht der Tod eingemeißelt wäre: wolle Gott, daß ich ihm einige Jahre hindurch doch noch etwas Ungemach koste.

Euer Michelagniolo Buonarroti in Rom.

Michelangelo an seinen Neffen Leonardo in Florenz

Rom, am 30. November 1555

Lionardo, ich erfahre aus Deinem Brief vom Tode meines Bruders Gismondo, und dies nicht ohne den größten Schmerz*. Man muß es mit Geduld ertragen: und dieweil er bei vollem Bewußtsein und versehen mit allen Sakramenten, die die Kirche vorschreibt, gestorben ist, haben wir Gott dafür zu danken.

Ich lebe allhier in großen Sorgen, und Urbino liegt mir noch immer bei sehr schlechtem Befinden zu Bett: ich weiß nicht, was daraus noch entstehen wird; mich betrübt dies so, als wenn er mein Sohn wäre, denn er hat mir fünfundzwanzig Jahre lang treulich gedient; und da ich alt bin, habe ich keine Zeit mehr, einen anderen für meine Zwecke einzuarbeiten: derhalben schmerzt es mich sehr. Darum, wenn Du dort irgendeinen frommen Menschen kennst, so bitte ich Dich, laß ihn zu Gott beten, daß Urbino wieder gesund werde.

Michelagniolo Buonarroti in Rom.

Michelangelo an seinen Neffen Leonardo in Florenz

Rom, am 4. [Januar 1556]

Lionardo, bezüglich der Erbgüter, die Gismondo hinterlassen hat und von denen Du mir schreibst, sage ich Dir, daß alles Dir verbleiben soll. Suche sein Testament zu erfüllen und Gebete für seine Seele sprechen zu lassen, denn etwas anderes kann man nicht für ihn tun.

Ich teile Dir mit, daß gestern abend, am 3. Dezember*, um die vierte Stunde[1] Francesco, genannt Urbino, zu meinem großen Schmerz aus diesem Leben schied; und er hat mich sehr betrübt und bedrückt zurückgelassen, so sehr, daß es mir, um der Liebe willen, die ich ihm entgegenbrachte, lieber gewesen wäre, mit ihm zu sterben; und er verdiente es auch nicht minder, denn er war ein tüchtiger Mann geworden, voll Treue und Redlichkeit; daher deucht es mich jetzt, ich sei durch seinen Tod ohne Leben zurückgeblieben, und kann keine Ruhe finden. Darum wäre es mir lieb, Dich zu sehen: allein ich weiß nicht, ob Du Deiner Frau wegen von Florenz wegreisen kannst. Tue mir kund, ob Du in einem oder anderthalb Monaten hieherkommen könntest, selbstverständlich immer nur mit Erlaubnis des Herzogs.

Ich habe zwar gesagt, Dein Herkommen möge füglich mit Erlaubnis des Herzogs erfolgen, doch glaube ich nicht, daß es nötig ist. Besorge es nach Deinem Gutdünken und antworte. Schreibe mir, ob Du kommen kannst, und ich werde Dir schreiben, für wann Du dann Deine Abreise ansetzen sollst, denn ich möchte, daß zuvor die Frau Urbinos aus dem Hause sei.

Michelagniolo Buonarroti in Rom.

---

[1] Um 22 Uhr.

Michelangelo an seinen Neffen Leonardo in Florenz

Rom, am 15. Juli 1559

Lionardo, ich habe die Hemden erhalten, zusammen mit allen anderen Dingen, die Dein Brief erwähnt. Danke Cassandra in meinem Namen, wie Du es schon zu tun wissen wirst.

Ich habe zwei Briefe von Dir bekommen, welche mich sehr flehentlich bitten, ich möge doch nach Florenz zurückkehren. Ich glaube, Du weißt nicht, daß ich vor ungefähr vier Monaten vermittels des Kardinals von Capri, welcher zu den Vorstehern der Bauhütte von Sankt Peter gehört, vom Herzog von Florenz die Erlaubnis bekam, in Rom den Bau des Sankt Peter fortzuführen; wofür ich Gott dankte und worüber ich die größte Freude empfand. Nun da Du mir, wie gesagt, so flehentlich schreibst, weiß ich nicht, ob es aus dem Wunsch heraus geschieht, daß ich zurückkehren möge, oder ob noch etwas anderes dahintersteckt; derhalben erkläre es ein wenig besser, denn jedes Vorkommnis erregt mich nur und ist mir sehr lästig.

Aus gutem Grunde muß ich Dich wissen lassen, daß die Florentiner hier einen großen Bau, nämlich ihre Kirche, errichten wollen, und alle haben mich einstimmig gedrängt und drängen mich noch, daß ich ihn übernehmen solle. Ich habe geantwortet, daß ich auf Ersuchen des Herzogs wegen des Baus von Sankt Peter hier sei und daß sie, ohne seine Erlaubnis, nichts von mir zu erwarten haben.

Michelagniolo Buonarroti in Rom.

Das Schreiben macht mir die größte Mühe, der Hand, den Augen und dem Gedächtnis. Das macht das Alter!

Der Herzog von Florenz Cosimo I. de' Medici an Michelangelo in Rom

Livorno, am 26. Oktober 1559

Cosimo Medici, Herzog von Florenz und von Siena usw.

Großherrlicher Herr Michelagnolo, Ihr wißt um den Entschluß, welchen neuerdings die Florentiner in Rom gefaßt haben, den Bau der Kirche von San Giovanni weiterzuführen, was Uns unendlich gefallen hat, sowohl in allgemeiner Hinsicht wie auch in privater, da diese Kirche, wie Euch bekannt ist, schon von Leo heiligen Angedenkens begonnen worden war. Und dieweil alles in möglichst geeigneter Weise unternommen werden soll, möchten wir Euch bitten, es möge Euch nicht gereuen, ein wenig Hand an das Werk zu legen, und zwar indem Ihr insbesondere einen hübschen Entwurf anfertigt, der alle anfallenden Überlegungen berücksichtigt, wie sie überhaupt keinem besseren Ermessen als dem Euren anheimgestellt werden können. Und wiewohl Wir des gewiß sind, daß Ihr, sofern Euer Alter es Euch gewährt, geneigt wäret, die Sache zu übernehmen, da Ihr Eurer Vaterstadt immerdar so freundlich gesinnt waret, haben Wir dennoch gedacht, daß, wüßtet Ihr, Uns damit eine Freude zu bereiten, dies Euch in Eurer Neigung noch um vieles mehr bestärke, und darum haben Wir es nicht an der oben genannten Ehrenbezeigung fehlen lassen wollen und ergreifen gleichzeitig die Gelegenheit, Euch zu sagen, daß Wir Euch einen Gefallen zu erweisen wünschen. Unser Hergott erhalte Euch. Der Herzog von Florenz.

Michelangelo an den Herzog von Florenz, Cosimo I. de' Medici in Livorno

[Rom, am 1. November 1559]

Erlauchtester Herr Herzog von Florenz, die Florentiner haben schon zu mehreren Malen den lebhaften Wunsch gehabt, hier in Rom eine Kirche des San Giovanni zu errichten. Jetzt, da sie zur Zeit Eurer Herrlichkeit hoffen, dies leichter zu erreichen, haben sie sich dazu entschlossen und haben fünf Männer ausersehen, welche mich schon etliche Male um einen Entwurf für die genannte Kirche ersucht und gebeten haben. Da ich weiß, daß Papst Leo schon den Anfang mit dieser Kirche gemacht hat, habe ich ihnen geantwortet, ich wolle mich nicht ohne Erlaubnis und Auftrag des Herzogs von Florenz damit befassen. Nun, nachdem man dies befolgt hat, finde ich einen sehr leutseligen und huldvollen Brief Eurer Erlauchtesten Herrlichkeit vor, welchen ich für einen ausdrücklichen Befehl halte, mich um die oben erwähnte Kirche der Florentiner zu kümmern, und erzeige, daß ich darüber das größte Vergnügen empfinde. Für den Platz, den mir die oben genannten Beauftragten für ein solches Werk angegeben haben, habe ich schon mehrere geeignete Zeichnungen angefertigt. Als Männer von großer Klugheit und Urteilskraft haben sie eine darunter ausgewählt, welche mich wahrlich die würdigste deucht; diese wird man klarer, als ich es auf Grund meines Alters gekonnt habe, darstellen und zeichnen lassen und sie Eurer Erlauchtesten Herrlichkeit zuschicken: und was Euch gefällt, wird befolgt werden.

Es schmerzt mich in diesem Fall, daß ich so alt bin und mit dem Leben auf so schlechtem Fuß stehe, so daß ich für diesen Bau nur wenig Einsatz von mir versprechen kann; doch werde ich mich bemühen, auch wenn ich zu Hause bleibe, das zu tun, was mir von Eurer Herrlichkeit befohlen wird, und Gott wolle, daß ich es vermag, Euch gegenüber in nichts zu fehlen.

Eurer Exzellenz Diener,
Michelagniolo Buonarroti in Rom.

Tommaso Cavalieri an Michelangelo in Rom

[Rom], am 15. November 1561

Mein großherrlicher Herr, seit etlichen Tagen habe ich bemerkt, daß Ihr etwas, ich weiß allerdings nicht was, gegen mich habt, und gestern, als ich in Euer Haus kam, habe ich mich davon überzeugt; da ich mir die Ursache nicht vorstellen kann, habe ich Euch diesen Brief schreiben wollen, auf daß Ihr mich, wenn es Euch gefällt, aufklären könnt. Und ich bin mehr als gewiß, Euch nicht gekränkt zu haben: aber Ihr glaubt leicht denjenigen, denen Ihr am wenigsten glauben solltet; und vielleicht hat Euch jemand aus der Furcht heraus eine Lüge erzählt, daß ich eines Tages die vielen Schurkenstreiche entdecke, die in Eurem Namen verübt werden, die Euch wenig Ehre einbringen. Und wenn Ihr sie erfahren wollt, so werdet Ihr sie erfahren; doch zwingen kann ich Euch nicht, und auch, wenn ich es könnte, würde ich es nicht wollen. Doch sage ich Euch, daß, wenn Ihr mich nicht zum Freunde wollt, Ihr es wohl halten könnt: aber damit könnt Ihr es nicht auch schon so halten, daß ich nicht Euer Freund bin, und ich werde immerdar suchen, Euch zu Diensten zu sein; und so kam ich auch gestern, um Euch einen Brief zu zeigen, den mir der Herzog von Florenz geschrieben hatte, und um Euch Unannehmlichkeiten abzunehmen, wie ich es bis anhin immerdar getan habe; und Ihr wißt gewiß, daß Ihr keinen besseren Freund habt als mich. Ich will mich auch nicht des weiteren darüber auslassen: doch wenn es Euch jetzt anders zu sein deucht, so hoffe ich, Ihr werdet, so Ihr wollt, Euch binnen kurzem darüber erklären; und ich weiß, Ihr wißt, daß ich Euch immerdar ein Freund ohne irgendwelche Gewinnsucht war. Für den Moment will ich nichts weiter dazu sagen, denn sonst schiene es noch, als wollte ich mich irgendwie rechtfertigen, was nicht der Fall ist; und ich kann mir in keinerlei Weise denken, was Ihr gegen mich habt. Und ich bitte und beschwöre Euch bei Eurer Liebe zu Gott, Ihr wolltet es mir kundtun, damit ich Euch von

Eurem Irrtum befreien kann. Und da mir nichts anderes zu schreiben bleibt, empfehle ich mich Euch.

Eurer Herrlichkeit Diener,
Tomao de' Cavalieri.

Michelangelo an seinen Neffen Leonardo in Florenz

Rom, am 14. Februar 1562

Lionardo, ich schicke Dir die Schriftstücke, die Du mir sandtest, noch nicht zurück, denn ich habe noch nichts von dem, was ich wollte, ausführen können mit Rücksicht auf den Karneval und weil ich mich sterbenselend gefühlt habe. Ich habe ganz grauenhafte Koliken gehabt; jetzt geht es mir gut: und sowie ich die besagten Schriftstücke durchgesehen habe, werde ich mir eine Abschrift davon zurückbehalten und Dir alles mitsamt denen senden, die ich zuvor schon hatte. Bewahre sie auf, denn es ist gut, sie im Hause zu haben.

Ich, Michelagniolo Buonarroti in Rom.

Michelangelo an seinen Neffen Leonardo in Florenz

Rom, am 21. August 1563

Lionardo, ich ersehe aus Deinem letzten Brief, daß Du gewissen Neidern und Schurken Glauben schenkst, die, da sie mich nicht beherrschen und bestehlen können, Dir viele Lügen schreiben. Es ist eine Bande von Schuften: und Du bist so einfältig, daß Du ihnen, was meine

Angelegenheiten betrifft, Glauben schenkst, als wenn ich ein kleines Kind wäre. Halte Dir diese Skandaltreiber, Neider und Schurken vom Leibe. Was die Aufwartung und das andere anlangt, von dem Du schreibst, daß ich darunter leiden soll, so sage ich Dir, daß es mir bezüglich der Aufwartung nicht besser gehen könnte und daß ich in allen Dingen nicht treuer versorgt und behandelt werden könnte; und was das Bestohlenwerden anlangt, wovon Du, wie ich glaube, reden willst, so sage ich Dir, daß ich Leute im Hause habe, derentwegen ich in Frieden leben und Vertrauen haben kann. Darum kümmere Dich um Dein Leben und denk nicht an meine Angelegenheiten, denn, wenn es nötig sein sollte, weiß ich mich zu schützen, und ich bin kein kleines Kind. Bleibe gesund. Michelagniolo.

Michelangelo an seinen Neffen Leonardo in Florenz

Rom, am 28. Dezember 1563

Lionardo, ich erhielt Deinen letzten Brief, zusammen mit zwölf schönen und guten Märzkäsen: ich danke Dir dafür und freue mich, daß Ihr wohlauf seid, und dasselbe gilt auch von mir. Und wenn ich letztlich mehrere Briefe erhalten und sie nicht beantwortet habe, so geschah dies, weil die Hand mir nicht mehr gehorcht; darum werde ich in Zukunft andere schreiben lassen und werde nurmehr unterschreiben. Weiter nichts. Ich, Michelagniolo Buonarroti.

GESPRÄCHE

Aus den

«GESPRÄCHEN ÜBER DIE MALEREI»

*Von Francisco de Hollanda**

I.

Dieweil, da ich nach Italien ging, wohin mich mein König gesandt hatte*, mein Zweck nicht darin bestand, Vorteile oder Ehre zu erlangen, sondern Gutes zu tun, hatte ich nicht den Ehrgeiz, die Gunst des Papstes oder den Schutz der Kardinäle zu gewinnen*, das weiß Gott und das weiß Rom, allwo es bekannt ist, daß das Schicksal mir die Möglichkeit geboten hätte, mich durch die Gunst des Hofes im Hause des Papstes niederzulassen. Dergleichen Gedanken aber waren so ferne von mir, daß sie mir gar nicht durch den Sinn gingen, sondern es waren völlig andere und eher nach meinem Geschmack, die viel mehr über mich vermochten. Was mir immerdar im Geiste lag, war nur, wie ich mit meiner Kunst dem König, unserm Herrn, der mich hieher gesandt hatte, dienen könnte. Immerfort überlegte ich bei mir, wie ich die Schönheit und Lieblichkeit Italiens rauben und das Geraubte nach Portugal bringen könnte zur Zufriedenheit des Königs und der Infanten. Ich fragte mich: Welche Befestigungen und was für fremde Städte habe ich noch nicht in meinem Skizzenbuch? Welche ewigen Gebäude und bedeutenden Statuen gibt es in dieser Stadt, die ich ihr noch nicht geraubt habe, um sie, ohne Wagen und Schiffe, fortzuführen auf leichten Blättern?

Und so weiß ich kein Ding, weder ein antikes noch ein modernes in der Malerei, Bildhauerei oder Baukunst, von dem ich nicht irgendeine Eigenheit aufgezeichnet hätte, um mich daran zu erinnern; denn es deuchte mich, dies seien die höchsten Belohnungen und Versprechungen, die ich mit mir nehmen könnte. Ich glaube mich hierin auch nicht getäuscht zu haben (wiewohl etliche es mir sagen); denn da meine Gedanken und Wünsche auf solches gerichtet waren, brauchte ich mich nicht dem Gefolge eines Kardinals Farnese oder irgendeines hohen Geistlichen anzuschließen* und um ihre Gunst zu bewerben, sondern ich konnte, wie es mir gefiel, an einem Tag Don Giulio di Macedonia, den berühmten Miniaturmaler, besuchen* und an einem andern den Meister Michelangelo, einmal den edlen Bildhauer Baccio*, einmal Pierino* oder Sebastiano Veneziano und mitunter Valerio von Vicenza* oder den Baumeister Jacopo Melechino* und Lattanzio Tolomei*, deren Bekanntschaft und Freundschaft ich weit mehr schätzte als die anderer Leute von höherem Rang. Denn von jenen empfing ich reichliche Geistesnahrung und Belehrung durch ihre Werke, und ich ergötzte mich daran, mit ihnen über viele berühmte und edle Dinge zu sprechen.

Insbesondere den Meister Michelangelo schätzte ich so sehr, daß, wenn ich ihn traf —

entweder im Hause des Papstes oder auf der Straße —, wir uns so lange unterhielten, bis uns die Sterne heimschickten. Der Gesandte Don Pedro Mescaranhas kann mein Zeuge* sein, wie selten und schwierig es war, so weit bei ihm zu kommen.

Meine eigenen Schritte und Wege aber führten mich fast stets zu dem ehrwürdigen Tempel des Pantheon, dessen Säulen und Gliederungen ich alle zeichnete; ich pilgerte zum Mausoleum des Hadrian und des Augustus, zum Kolosseum, zu den Thermen des Antonius und des Diokletian, zum Bogen des Titus oder zu dem des Severus, zum Kapitol, zum Theater des Marcellus und zu vielen andern berühmten Bauten dieser Stadt, an deren Namen ich mich schon nicht mehr erinnere. Zuweilen hätte man mich fast mit Gewalt aus den prachtvollen Gemächern des Papstes hinauswerfen müssen, wohin ich nur ging, weil sie von der edlen Hand des Raffael von Urbino geschmückt sind. Denn tiefer liebte ich diese stummen antiken Menschen aus Stein, die auf den Bogen und Säulen der alten Gebäude gemeißelt standen, als jene andern immerdar vergänglichen, die überall zur Last fallen, und mehr als von diesen lernte ich von jenen und von ihrem ernsten Schweigen.

Zu jener Zeit geschah es eines Sonntags, daß ich Messer Lattanzio Tolomei besuchte (wie ich es gewohnt war), welcher mit Hilfe des Messer Blosio, des Sekretärs des Papstes, mir zu der Freundschaft mit Michelangelo verholfen hatte. Messer Lattanzio war eine sehr bedeutende Persönlichkeit, sowohl durch Adel des Geistes wie des Blutes (er war ein Neffe des Kardinals von Siena) und ebenso auch durch seine Kenntnisse in der lateinischen, griechischen und hebräischen Literatur sowie durch sein Alter und seinen unbescholtenen Lebenswandel. — Da man mir in seinem Hause bedeutete, er sei auf dem Monte Cavallo in der Kirche von San Silvestro, allwo er zusammen mit der Marchesa von Pescara einer Auslegung der Episteln des heiligen Paulus zuhöre, begab ich mich nach dem Monte Cavallo und nach San Silvestro.

Es ist aber die Frau Vittoria Colonna, Marchesa von Pescara und Schwester des Herrn Ascanio Colonna, eine der berühmtesten und erlauchtesten Frauen, die es in Italien und in ganz Europa, das heißt, in der Welt gibt; rein in all ihrem Tun, noch immer schön, lateinkundig, klug und teilhaftig aller Tugenden, die einer edlen Frau zur Zierde gereichen. Sie führt seit dem Tode ihres hohen Gemahls ein abgeschiedenes Dasein, verzichtet auf das Leben, das sie ehedem geführt hat, und liebt nur noch Jesum Christum und die guten Werke, indem sie armen Weibern Hilfe zuteil werden läßt.

Daß ich diese Frau kennenlernte, verdanke ich der Beziehung zu Messer Lattanzio, welcher ihr vertrautester Freund war.

Sie bat mich, ich möge mich setzen, und da die Vorlesung und das Rühmen derselben vorbei waren, begann sie, wenn ich nicht irre, zu mir und zu Messer Lattanzio gewendet, und sprach:

«Francisco de Hollanda würde sicherlich lieber etwas von Michelangelo über Malerei gehört haben als diese Vorlesung des Fra Ambrosio?»

Darauf antwortete ich ihr beinahe betroffen:

«Wie, Herrin, es scheint Eurer Exzellenz, daß ich für nichts Sinn habe oder zu nichts tauge als nur zum Malen? Immerdar werde ich — dies ist die Wahrheit — dem Michelangelo gerne zuhören; allein, wenn es sich um die Episteln des heiligen Paulus handelt, so ziehe ich es vor, dem Fra Ambrosio zu lauschen.»

«Laßt es Euch nicht verdrießen, Messer Francisco», fiel Messer Lattanzio ein, «denn die Frau Marchesa ist überzeugt, daß ein Mensch, der malt, auch zu allem andern tauglich ist. So hoch schätzen wir Italiener die Malerei. Aber vielleicht hat sie dies nur gesagt, um anzudeuten, daß wir nach dem Genuß, den wir gehabt haben, auch noch den haben werden, Michelangelo sprechen zu hören.»

Worauf ich rasch entgegnete:

«In diesem Fall würde Ihre Exzellenz etwas tun, was mir nichts Neues und Ihr nichts Ungewohntes wäre, denn Sie gewährt immerdar mehr Gnade, als die Menschen von Ihr zu erbitten wagen.»

Die Marchesa, die meine Gedanken erriet, winkte einem ihrer Diener und sagte zu mir:

«Demjenigen, der zu danken weiß, muß man auch zu geben wissen, insbesondere da mir, der Gebenden, gleichermaßen Gewinn daraus erwächst wie dem Empfangenden.»

Und zum Diener gewendet:

«Du, geh zum Hause des Michelangelo und sage ihm, ich und Messer Lattanzio seien hier, da die Kapelle angenehm kühl und der Gottesdienst beendet sei; ich lasse fragen, ob er uns zur Freude ein wenig von seiner Zeit opfern wolle; aber sag ihm nicht, daß Francisco de Hollanda, der Spanier, hier ist.»

Ich konnte nicht umhin, dem Lattanzio etwas über die kluge Umsicht der Frau Marchesa ins Ohr zu flüstern, und sie wollte wissen, was es sei.

«Er sagte mir eben», entgegnete Lattanzio, «wie gut Eure Exzellenz in allem die richtige Form zu wahren verstehe, selbst bei einer einfachen Bestellung. Denn da Messer Michelangelo jetzt mehr sein Freund ist als der meinige, sagt er, daß der Meister alles tue, was er könne, um nicht mit Messer Francisco zusammenzutreffen; denn wenn sie einmal beisammen seien, so könnten sie sich nicht wieder voneinander trennen.»

«Dieweil ich den Meister Michelangelo gut kenne», entgegnete sie, «ist mir dies wohl bekannt. Immerhin weiß ich nicht, wie wir es machen sollen, ihn dahin zu bringen, daß er über Malerei zu sprechen beginnt.»

Fra Ambrosio aus Siena, einer der berühmtesten Prediger des Papstes, der noch nicht weggegangen war, meinte:

«Ich glaube nicht, daß, wenn Michelangelo den Spanier als Maler kennt, er über Malerei wird sprechen wollen; derhalben sollte dieser sich verstecken, wenn er ihn hören will.»

«Vielleicht wäre aber dieser Portugiese vor den Augen des Meisters Michelangelo nicht so leicht zu verbergen», entgegnete ich dem Frate etwas gereizt. «Wenn ich mich auch versteckte, so würde er mich eher bemerken als Euer Hochwürden mich, so wie ich hier stehe, ob Ihr auch Eure Brille aufsetztet. Ihr werdet sehen, ob er mich entdecken wird oder nicht, wenn ich hier bleibe, falls er überhaupt kommt.»

Da lachten die Frau Marchesa und Lattanzio, nicht aber ich, und auch der Frate nicht, der obendrein von der Marchesa noch hören mußte, es könnte sich erweisen, daß ich mehr verstünde als bloß zu malen.

Eine Zeitlang schwiegen wir, und als wir an die Türe pochen hörten, äußerten wir alle unsere Befürchtung, Michelangelo möchte nicht kommen, da die Antwort so rasch erfolgte. Allein, der Meister, der nahe am Monte Cavallo wohnte, war zu meinem Glück nach San Silvestro unterwegs gewesen, da er im Begriff war, nach den Thermen zu gehen, und im Gespräch mit seinem Diener Urbino auf der Esquilinischen Straße einherkam. Und weil er unserm Boten so nicht hatte entgehen können, war er es selber, der an die Türe klopfte.

Die Marchesa erhob sich, um ihn zu empfangen, und blieb eine gute Weile plaudernd bei ihm stehen, bevor sie ihn zwischen sich und Herrn Lattanzio Platz nehmen ließ. Ich setzte mich ein wenig abseits. Nach einem kurzen Stillschweigen begann die Frau Marchesa — ihrer Gewohnheit gemäß jedes Gespräch und jeden Ort, da sie sich befand, adelnd — mit einer Kunst, die ich nicht beschreiben kann, über allerlei Dinge klug und wohlgesetzt zu sprechen, und zwar so, daß sie die Malerei nicht berührte, um uns die Gegenwart des großen Malers zu sichern. Ich konnte sie vergleichen mit einem, der eine schwer und nur mit Mühe und Geschick zu erobernde Feste belagert; und der Maler war wie einer, der wachsam und mißtrauisch bleibt und zu entkommen sucht, der an einem Ort Posten aufstellt und an einem andern Brücken schlägt, der Minen anlegt und alle Mauern und Türme besetzt — allein schließlich siegte doch die Marchesa, denn niemand hätte sich gegen sie verteidigen können. Sie sprach:

«Es ist sattsam bekannt, daß, wer Michelangelo mit seinen eigenen Waffen angreift, nämlich mit denen der Klugheit, nicht umhin kann, besiegt zu werden. Es wird daher notwendig sein, Herr Lattanzio, daß wir ihn befragen entweder über päpstliche Erlasse oder aber — über Malerei, um ihn zum Verstummen zu bringen und uns das letzte Wort zu sichern.»

«Ich hingegen» — warf ich ein — «kenne kein besseres Mittel, um Michelangelos Rede zum Stocken zu bringen, als ihn wissen zu lassen, daß ich hier bin; denn bis anhin hat er

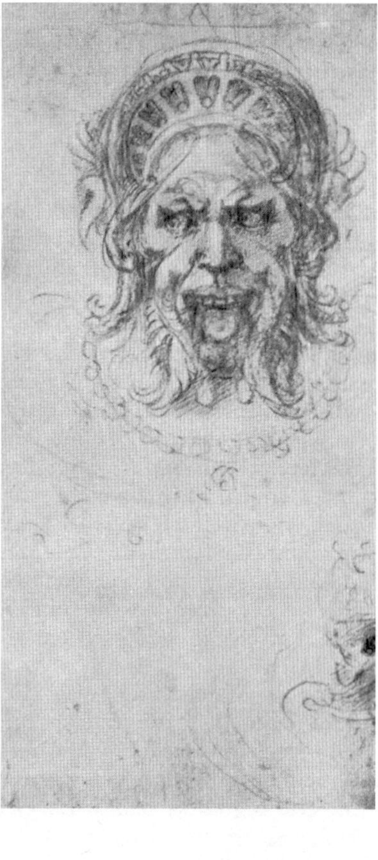

Maskenkopf

mich noch nicht gesehen. Freilich, das sicherste Mittel, einen Menschen nicht zu sehen, besteht darin, ihn dicht vor den Augen zu haben.»

Da hättet Ihr sehen sollen, wie Michelangelo sich verwundert nach mir umwandte und sagte:

«Verzeiht mir, Herr Francisco, daß ich Euch nicht gesehen habe, dieweil ich nur die Frau Marchesa sah. Aber da Gott Euch hiehergeführt hat, so helft mir und steht mir als Kamerad bei.»

«Um dieser Worte willen verzeihe ich Euch. Doch es scheint mir, die Frau Marchesa bewirke wie ein Licht zwei entgegengesetzte Dinge, so wie die Sonne tut, die mit denselben Strahlen schmilzt und härtet; denn Euch hat sie geblendet, so daß Ihr mich nicht saht, Euch aber höre ich nur, weil ich sie sehe. Und da ich weiß, wie völlig Ihre Exzellenz einen Menschen gefangennehmen kann und wie wenig Zeit sie einem für andere übrigläßt, befolge ich zuweilen die Ratschläge gewisser ehrwürdiger Herren nicht.»

Da begann die Marchesa abermals zu lachen.

Fra Ambrosio aber erhob sich und verabschiedete sich von der Frau Marchesa und von uns. Seither ist er mir ein guter Freund geblieben. Die Marchesa nahm das Gespräch wieder auf:

«Seine Heiligkeit hat mir die Gnade gewährt, daß ich ein neues Frauenkloster hier am Abhang des Monte Cavallo erbauen darf* (allda, wo der verfallene Turm steht, von dem aus, wie man sagt, Nero die Stadt Rom hat brennen sehen), auf daß die Spuren eines solch bösen Menschen durch die Schritte frommer Frauen verwischt würden. Ich weiß nun nicht, Michelangelo, welche Form und welche Proportionen ich dem Hause geben soll. Wo soll ich die Pforte anbringen? Und kann man wohl für den neuen Bau irgendeinen Teil des alten noch verwenden?»

«Gewiß, Herrin», antwortete Michelangelo, «der verfallene Turm könnte als Kampanile dienen.»

Diesen Scherz brachte Michelangelo mit solchem Ernst und solcher Trockenheit vor, daß Herr Lattanzio nicht anders konnte, als ihn darin noch zu unterstützen.

Der große Maler aber fuhr also fort zu reden:

«Es deucht mich, Eure Exzellenz könnte das Kloster erbauen, und wenn wir von hier aufbrechen werden, so könnten wir den Platz ansehen, wenn es Euch genehm ist, um irgendeinen Plan zu entwerfen.»

«Ich hätte es nicht gewagt, von Euch so Großes zu erbitten», sagte sie, «aber ich weiß wohl, daß Ihr in allem die Worte des Herrn befolgt: Deposuit potentes, exaltavit humiles[1]. Und darin seid Ihr hervorragend, daß Ihr auf besonnene Art freigebig und nicht töricht ver-

---

[1] Er stößt die Gewaltigen vom Stuhl und erhebt die Niedrigen. Lukas 1, 52.

schwenderisch seid. Darum schätzen in Rom diejenigen, welche Euch kennen, Eure Persönlichkeit höher als Eure Werke; und diejenigen, die Euch nicht kennen, bewundern nur einen Teil von Euch, nämlich das Werk Eurer Hände. Und nicht minder, wahrlich, würdige ich es, daß Ihr Euch so zurückzieht und unsere nutzlosen Gespräche flieht und nicht für einen jeglichen Fürsten malt, der Euch darum angeht, sondern Euer ganzes Leben lang gleichsam an einem einzigen großen Werke malt, wie Ihr es getan habt*.»

«Herrin», erwiderte Michelangelo, «Ihr lobt mich fürwahr mehr, als ich es verdiene. Aber da wir schon davon sprechen, möchte ich vor Euch eine Klage erheben, die sich gegen nicht wenige richtet, in meinem Namen und in dem einiger anderer Maler, die mit mir übereinstimmen, und gleichermaßen im Namen des Messer Francisco, der hier ist. Denn viele verbreiten tausenderlei Lügen und sagen, die berühmten Maler seien wunderlich und im Gespräch unzugänglich und verschlossen, während sie doch sind wie andere Menschen. Und die Törichten (ich rede nicht von den Verständigen) halten sie für verschroben und launenhaft. Dies aber verträgt sich nur sehr schlecht mit dem Wesen eines Malers. Es ist wohl wahr, Maler haben gewisse Eigenheiten, insbesondere hier in Italien, wo die Kunst in ihrer Vollendung zu Hause ist. Im Unrecht aber sind die eitlen Müßiggänger, die von einem arbeitsamen und vielbeschäftigten Künstler erwarten, daß er ihnen die Langeweile vertreibe, wo doch nur wenige Sterbliche Zeit dazu haben, das wirklich gut zu vollbringen, was ihre Pflicht ist. Und dies tut sicher keiner von jenen unzufriedenen Anklägern. Die tüchtigen Maler sind nicht in irgendeiner Weise unzugänglich aus Hochmut, sondern weil sie nur wenige finden, die für Malerei Verständnis haben, und weil sie sich durch das nutzlose Geschwätz der Müßiggänger nicht von den hohen Gedanken ablenken und zu den alltäglichen Dingen herabziehen lassen wollen. Ich versichere Eurer Exzellenz, daß selbst Seine Heiligkeit mir Verdruß und Ärger bereitet, wenn Sie mit mir redet und mich so oft und eindringlich fragt, weshalb ich mich nicht sehen lasse, während ich doch weiß, daß ich dem Papst besser diene, wenn ich nicht zu ihm komme, sooft er mich rufen läßt, solange ich nicht dazu aufgelegt bin, und wenn ich nach meinem Belieben bei mir zu Hause für ihn arbeite; und ich sage es ihm, daß ihm Michelangelo so besser diene, als wenn er den ganzen Tag über stehenden Fußes vor ihm bliebe wie die andern.»

«O glücklicher Michelangelo», rief ich bei diesen Worten aus, «ob je ein Fürst, der nicht Papst ist, eine solche Sünde verzeihen kann?»

«Solche Sünden, Messer Francisco, sind es gerade, welche die Könige verzeihen», sagte er und fügte hinzu: «Überdies sage ich Euch, daß gerade mein schwerer Beruf mir derartige Freiheiten zugesteht, daß ich, wenn ich mit dem Papst spreche, mir zuweilen meinen Filzhut auf den Kopf setze und ganz unverblümt und frei heraus mit ihm rede. Er aber läßt mich deshalb nicht töten, im Gegenteil, er hat mir vielmehr das Leben ermöglicht, und ich nehme mehr notwendige Rücksichten auf ihn als überflüssige und persönliche.

Wenn es aber geschähe, daß ein Mensch so blind wäre und sich einbildete, um sich selbst zu finden, müsse man sich ganz abschließen, so, daß er die Freunde verlöre und sie sich zu Feinden machte, würde man einen solchen mit Recht verurteilen. Wenn hingegen ein Künstler so veranlagt und durch Geburt und Erziehung so geworden ist, daß er auf leere Formen wenig hält und Heuchelei haßt, so wäre es der größte Unsinn, ihn nicht ruhig gewähren zu lassen. Und wenn er dazu noch so bescheiden ist, daß er mit Euch nicht zu verkehren sucht, wozu begehrt Ihr seinen Umgang? Weshalb sucht Ihr ihn zu jenen Nichtigkeiten herabzuziehen, die zu seiner Stille nicht passen? Wißt Ihr nicht, daß es geistige Arbeiten gibt, die den ganzen Menschen beanspruchen und die nicht den kleinsten Teil übriglassen für Euren Müßiggang? Hätte er aber so wenig zu tun wie Ihr, dann macht ihm den Garaus, wenn er Eure Art zu leben nicht mitmacht und Eure Lobhudelei nicht besser versteht als Ihr! Einen schöpferischen Menschen werdet Ihr nicht erkennen, Ihr werdet ihn höchstens loben zu Eurer eigenen Ehre, weil es Euch gefällt, mit einem zu sprechen, der mit dem Papst und mit dem Kaiser spricht. Ich aber wage zu behaupten, daß der nimmermehr ein hervorragender Mensch sein kann, der lieber Unwissende zufriedenstellt, als daß er seiner Kunst genügt, noch solch einer, an dem nichts Seltsames und Absonderliches ist, oder wie Ihr dies nennen wollt. Denn die nichtssagenden und gewöhnlichen Menschen kann man ohne Laterne auf den Märkten der ganzen Welt finden.»

Hier schwieg Michelangelo, und nach einer Weile sprach die Frau Marchesa:

«Wenn man jenen Freunden, von denen Ihr sprecht, wenigstens noch so viel zugut hielte wie den antiken Freunden, so wäre das Übel kleiner! Denn als Archesilaus eines Tages den Apelles besuchte, der krank und bedürftig war, hieß er ihn den Kopf heben, auf daß er ihm die Kissen zurechtrücken könne, und er legte ihm bei dieser Gelegenheit eine Summe Geldes zu seiner Pflege darunter; da die alte Dienerin das Geld fand und sich verwunderte, meinte der Maler lachend, dieser Dieb sei Archesilaus gewesen, sie brauche nicht erstaunt zu sein.»

Daraufhin tat Lattanzio also seine Meinung kund:

«Die echten Künstler sind von sich selbst so überzeugt, daß sie mit keinem andern Menschen, auch nicht mit dem größten tauschen möchten. Sie geben sich zufrieden mit den besonderen Ehrungen, die sie für ihre Kunst erhalten. Ich aber würde ihnen raten, wenigstens mit den Glücklichen zu tauschen, wenn mir schiene, daß sie es zu tun wünschten und sie sich nicht für die Glücklichsten unter den Sterblichen hielten. Ein Geist, welcher der erhabenen Malkunst fähig ist, erkennt, wohin das Leben und Streben des Hoffärtigen zielt und wie dieser ruhmlos stirbt und ohne Verständnis für das lebt, was allein in der Welt wert ist, erkannt und geschätzt zu werden; und ferner, daß einer sich nicht einbilden darf, er sei ein Lebender, auch wenn er große Schätze in seinen Truhen birgt. Er erkennt, daß ein schönes Werk und ein unsterblicher Name das Glück dieses Lebens sind und daß alles übrige wenig erstrebenswert ist. Mit vollem Recht hat der Kaiser Maximilian gesagt, daß er wohl einen Herzog oder einen Grafen machen könne, nicht aber einen vortrefflichen Maler; dies könne Gott allein zu der Zeit, da es ihm gefalle. Aus dieser Überlegung heraus gewährte er einem Künstler, der den Tod verdient hatte, die Gnade.»

«Was ratet Ihr mir, Messer Lattanzio», fragte darauf die Marchesa, «soll ich Michelangelo bitten, mich ein wenig über die Malerci aufzuklären? Er, der soeben gesagt hat, große Menschen seien Rechtdenkende und keine Sonderlinge, er wird sich doch gegen mich nicht absonderlich benehmen, wie er es andern gegenüber gewohnt ist?»

Und Lattanzio:

«Für Eure Exzellenz, Herrin, kann Messer Michelangelo nicht umhin, sich Gewalt anzutun und hier dasjenige auszusprechen, was er, uns zum Glück, sonst überall verschweigt.»

Da sprach Messer Michelangelo:

«Gebietet über mich! Was ich Eurer Exzellenz zu geben vermag, das soll Euer sein.»

Und sie, vor sich hinlächelnd:

«So möchte ich gerne wissen, da wir einmal bei diesem Gegenstand sind, was es für eine Bewandtnis hat mit der niederländischen Malerei und wem sie gefällt; denn sie scheint mir frömmer als die italienische.»

«Die niederländische Malerei», entgegnete langsam der Meister, «wird, Herrin, im allgemeinen jedem Frommen mehr gefallen als ein italienisches Werk, das ihm keine Träne entlocken wird, wie ein niederländisches es tut, jedoch nicht infolge der Trefflichkeit und Güte dieser Malerei, sondern wegen der Milde jenes frommen Beschauers. Den Frauen wird sie gut gefallen, insbesondere den sehr alten oder den ganz jungen, und ebenso auch den Mönchen und Nonnen und einigen amusischen Edelleuten, denen die Empfindung für wahre Harmonie fehlt. Die Niederländer malen recht eigentlich, um das äußere Auge zu bestechen, entweder durch Dinge, die gefallen, oder durch solche, von denen man nichts Schlechtes sagen kann, wie Heilige und Propheten. Oder sie malen Gewänder, Maßwerk, grüne Felder, schattige Bäume, Flüsse und Brücken und was sie ‚Landschaften' nennen, und viele Figuren da und dort, und wiewohl dies alles gewissen Augen wohlgefällt, so fehlt darin in Wahrheit doch die echte Kunst, das rechte Maß und das rechte Verhältnis, die Auswahl und die klare Verteilung im Raum, und schließlich sogar Inhalt und Kraft. Doch malt man in andern Gegenden vielleicht schlechter als in den Niederlanden. Auch tadle ich die niederländische Malerei nicht deshalb, weil sie völlig schlecht wäre, sondern weil sie so viele Dinge in ein Bild zu bringen versucht, von denen jedes einzelne groß und schwer genug wäre, so daß sie keines ganz gut zu machen versteht.

Nur die Werke, die man in Italien schafft, kann man wahre Malerei nennen. Und derhalben nennen wir auch die echte Malerei die italienische, so wie wir ihr den Namen nach einem andern Lande gäben, wenn sie dort so gut geschaffen würde. Etwas Edleres und Frömmeres als diese gute Malerei gibt es nicht, denn in den Frommen wird die Andacht durch nichts so sehr erweckt und vertieft wie durch die mit Mühe errungene Vollkommenheit, die sich Gott nähern und ihm vereinen will. Ein gutes Gemälde ist nämlich nichts anderes als ein Abglanz der vollkommenen Werke Gottes und eine Nachahmung seines Malens, eine Musik und eine Melodie, die nur ein edler Geist erfühlen kann und dies nur mit größter Anstrengung. Darum ist ein solches Gemälde so selten, und fast niemand weiß es zu schaffen und zu begreifen.

Und weiter sage ich (und wer es bedenkt, wird es tiefer verstehen), daß, so viele Völker und Länder die Sonne und der Mond auch bescheinen, man in keinem andern besser zu malen versteht als im Gebiet von Italien. Und ich halte es für fast unmöglich, daß man es anderswo hervorragender machen könnte als hier, auch wenn es in andern Gegenden treffliche Meister gäbe, was man bezweifeln kann, und zwar aus den Gründen, die ich Euch im folgenden sagen werde:

Nehmt einen berühmten Meister aus einem andern Lande und sagt ihm, er solle malen, was er wünsche und was er am besten könne, und alsdann mache er es. Und nehmt einen schlechten italienischen Anfänger und heißt ihn einen Strich ziehen oder heißt ihn malen, was Ihr wünscht, und alsdann mache er es; Ihr werdet finden, wenn ich es recht verstehe, daß der Strich dieses Lehrlings, was Kunst anbetrifft, mehr Inhalt aufweist als die Malerei irgendeines Meisters, und daß es mehr wert ist, was jener machen wollte, als alles, was dieser andere gemacht hat. Veranlaßt einen großen Meister, der kein Italiener ist (meinetwegen kann es selbst Albrecht Dürer sein, ein in seiner Art feinfühlender Mensch), er solle versuchen, mich oder Francisco de Hollanda zu täuschen, indem er ein italienisches Werk nachahme — ich versichere Euch, man wird alsogleich erkennen, daß ein solches Werk nicht in Italien und nicht von der Hand eines Italieners geschaffen worden ist.

Ich behaupte daher, daß keine Nation und kein Volk (ein oder zwei spanische Meister ausgenommen) es vermag, die italienische Art zu malen (welche diejenige der alten Griechen ist), so vollkommen nachzuahmen und nachzubilden, daß sie nicht leicht als ein fremdes Werk erkannt werden kann, soviel Arbeit und Mühe auch darauf verwendet worden sind. Und wenn durch ein großes Wunder einer ganz gut zu malen lernte, so würde man, auch wenn er nicht die italienische Art nachahmen wollte, doch sagen müssen, er habe wie ein Italiener gemalt.

So nennt man also nicht jedes in Italien entstandene Gemälde ‚italienische Malerei', sondern jedes, das gut und kunstgerecht ist; denn weil in diesem Lande die Werke der Malerei mit mehr Meisterschaft und gewissenhafter als in irgendeiner andern Gegend hervorgebracht werden, nennen wir die gute Malerei die ‚italienische', so daß auch ein Gemälde, selbst wenn es in den Niederlanden oder in Spanien (wo man uns meines Wissens am nächsten kommt) geschaffen wurde, wenn es gut ist, italienische Malerei wäre. Denn diese edelste Kunst gehört keinem Lande an, sondern stammt vom Himmel.»

Also sprach er. Da ich aber sah, daß Michelangelo schwieg, suchte ich ihn auf folgende Weise herauszufordern:

«Ihr behauptet also, Meister Michelangelo, daß nur die Italiener auf der ganzen Welt zu malen verstünden? Ist es aber erstaunlich, wenn dem so ist? Ihr wißt sehr wohl, aus welchem Grunde man in Italien so gut und außerhalb Italiens so schlecht malt. Erstens sind die Italiener von Natur außergewöhnlich lernbegierig, und die klugen Köpfe bringen schon von selbst bei ihrer Geburt Arbeitslust, Geschmack und Liebe zu dem mit, wozu sie Neigung verspüren und was ihrem Geiste entspricht. Und wenn einer sich zu einem Beruf entschließt und eine Kunst oder eine Wissenschaft erwählt, so begnügt er sich nicht damit, zu den guten Handwerkern gerechnet zu werden, sondern er will der Erste darin sein und sorgt und wacht und strebt beständig und hat nur dies Ziel vor Augen: ein Ausbund an Vollkommenheit zu werden (ich spreche hier vor Ohren, die zu hören wissen), nicht aber ein Mittelmäßiger in Kunst oder Wissenschaft zu bleiben.

Im übrigen werdet Ihr in einem Lande geboren, welches die Mutter und Erhalterin aller Künste ist, und lebt unter so zahlreichen alten Bauwerken, wie sie in keiner andern Gegend zu finden sind, so daß Ihr schon von Kind an vieles von dem vor Augen habt, was Euren Neigungen und Anlagen entgegenkommt, und es auf allen Euren Wegen erblickt und von klein auf gewohnt seid, Dinge zu schauen, welche in andern Ländern selbst alte Leute nicht zu sehen bekommen. Seid Ihr erwachsen, dann sind Eure Augen, selbst wenn Ihr ungebildet und verständnislos wäret, so daran gewöhnt, bedeutende antike Statuen zu schauen, daß Ihr es nicht unterlassen könnt, sie nachzuahmen. Ihr habt einzigartige Meister, denen Ihr nacheifern könnt, und habt ihre

Werke, und Eure Städte sind voll von modernen Bildern, von Gegenständen des Kunstgewerbes und von neuen Dingen, wie sie täglich entdeckt und aufgefunden werden. Wenn alle diese Sachen nicht ausreichen (die ich zur Vervollkommnung in jeder Kunst für vollauf genügend halten würde), so kommt noch eines hinzu: daß wir andern, wir Portugiesen, auch wenn wir von Natur klug und feinsinnig sind, wie dies oft der Fall ist, doch die Kunst verachten und sie gering schätzen und beinahe eine Tugend daraus machen, wenig von ihr zu wissen; darum bleiben wir darin immerfort unfähig und unvollkommen.

Ihr Italiener aber (ich spreche weder von den Deutschen noch von den Franzosen), Ihr achtet und ehrt und schätzt den am meisten, der ein bedeutender Maler oder ein Gewaltiger in irgendeiner Kunst ist. Und zumal man in Italien große Fürsten nicht sonderlich ehrt noch sie namhaft preist, nennt man gerade einen Maler, allerdings nur einen einzigen, ‚den göttlichen', nämlich Michelangelo, wie Ihr es in den Briefen finden werdet, die Euch Aretino, dieser Lästerer aller Christen, schrieb*.

Auch die Preise, die man in Italien für Gemälde bezahlt, scheinen mir zu bewirken, daß in keinem andern Land so gemalt werden kann wie hier. Denn oftmals werden für ein Bildnis tausend Cruzados bezahlt, und für viele andere Werke werden, wie Ihr es besser wißt als ich, noch weit höhere Summen ausgegeben als in andern Ländern, wenngleich das meinige eines der herrlichsten und freigebigsten ist. Nun möge Eure Exzellenz uns sagen, ob die Voraussetzungen und Hilfsmittel nicht verschieden seien.»

«Es deucht mich», antwortete die Frau Marchesa, «daß Euer Geist und Euer Wissen diese Mißhelligkeiten überwinden, nicht als wäret Ihr einer von jenseits der Berge, sondern ein echter Italiener. Schließlich gilt überall dasselbe für gut und dasselbe für schlecht, sogar wo die Sitten nicht so hochstehend sind wie bei uns.»

«Wenn man dies», entgegnete ich, «in meinem Vaterlande hörte, so würde man wohl, Herrin, darüber staunen, daß Eure Exzellenz mich lobt, und darüber, daß Ihr einen solchen Unterschied macht zwischen italienischen Menschen und andern, die Ihr Tramontaner oder ‚von jenseits der Berge Kommende' nennt.

Nicht so empfindungslos pochet das
Herz uns im Busen, es lenket
Nicht seine Rosse der Sonnengott
fernab von Lysiens Gauen*.»

Da hub Messer Lattanzio, der eine Weile nichts gesagt hatte, also zu sprechen an:

«Diesen großen Vorzug haben wir Italiener vor allen andern Nationen dieser weiten Welt, daß wir den erhabenen und wertvollen Künsten und Wissenschaften Verständnis und Verehrung entgegenbringen. Doch möchte ich Euch zu wissen tun, Herr Francisco de Hollanda, daß, wer die hochedle Malkunst nicht versteht oder schätzt, selbst daran schuld ist und nicht die Kunst, die an sich edel und rein ist, und daß jener ein Barbar und ein Unverständiger ist, der ein gut Teil seiner Menschenwürde verloren hat.

Und wiewohl die edle Malkunst insbesondere um ihrer großen Werke und Wirkungen willen Verehrung findet, ohne daß andere Beweise dafür nötig wären als diejenigen, welche sie selbst erbringt, so möchte ich doch hier vor Kennern zeigen, von was für Männern sie geschätzt wurde. Wenn durch Zufall zu irgendeiner Zeit oder an irgendeinem Ort ein hochstehender und großer Mann diese Kunst gering schätzen sollte, so möge er wissen, daß andere und größere sie gepriesen haben. Denn wer kann sich dem griechischen oder dem römischen Alexander vergleichen? Wer wäre heldenmütiger als Cäsar, wer berühmter als Pompejus, wer ein größerer Fürst als Trajan? Und doch haben Alexander und Cäsar nicht nur die göttliche Malkunst geliebt und hohe Preise für ihre Werke bezahlt, sondern sie sogar mit eigener Hand ausgeübt und gepflegt. Wer könnte sie daher aus Barbarentum und Überheblichkeit verwerfen, der sich vor ihrem strengen und ernsten Antlitz nicht klein fühlte und ungleich geringer als sie?»

Da es schien, Lattanzio wolle aufhören, fuhr die Frau Marchesa fort und sprach:

«Wo wäre ein Tugendhafter und Frommer, der nicht Ehrfurcht und Anbetung empfände beim Betrachten der heiligen Gemälde? Die Zeit würde, glaube ich, nicht ausreichen, das Lob dieses Gegenstandes zu erschöpfen. Sie erregen im Schmerzerfüllten neue Freude, dem Zufriedenen wie dem Traurigen zeigen sie das menschliche Elend, den Hartherzigen bewegen sie zur Reue, den Weltlichen zur Buße, den Unfrommen und Leichtgläubigen zur Andacht, ja sogar zu Furcht und Scham. Sie zeigen uns den Tod und was wir sind, aber sanft und in verwandelter Art; sie weisen uns die Schrecken und Qualen der Hölle; sie stellen uns, soweit es möglich ist, die Glorie und die Freuden der Seligen dar und das unerforschliche Bild Gottes, unseres Herrn. Sie schildern uns die Demut der Heiligen, die Standhaftigkeit der Märtyrer, die Reinheit der Jungfrauen, die Schönheit der Engel und die Liebe und Barmherzigkeit, in der die Seraphim erglühen, besser als es auf andere Art geschehen könnte. Sie erheben uns den Geist und das Gemüt bis über die Sterne, daß wir das Reich dort oben uns vorstellen können. Was soll ich davon sagen, daß uns die Malkunst auch die Helden längst vergangener Zeiten gegenwärtig macht, von denen nichts mehr als die Gebeine unter der Erde übrig sind, auf daß wir ihre großen Taten nachahmen können? Und wie sie uns Ratsversammlungen und Schlachten zeigt, Ereignisse und wissenswerte Begebenheiten, tapfere Taten, Frömmigkeit und Sitten und Gebräuche! Dem Feldherrn schildert sie die Formen der antiken

Heere, die Kohorten und Gliederungen, die Disziplin und die Art und Weise des Kampfes. Und sie flößt Mut und Begeisterung ein, indem sie die Helden zu Wetteifer und redlichem Neid anspornt, wie es Scipio Africanus bezeugt.

Die Malerei bewahrt das Andenken der Toten für die, welche nach ihnen kommen. Sie zeigt uns fremde und alte Trachten, die Verschiedenheiten der Völker und Nationen, der Gebäude, der Tiere und Ungeheuer, zu deren Beschreibung viele Worte nötig wären, die doch falsch verstanden würden. Und nicht nur dergleichen Dinge vermittelt diese edle Kunst, sondern sie stellt uns auch das Bild jedweden großen Mannes vor Augen, den jeder um seiner selbst willen zu sehen und kennen zu lernen wünscht, und desgleichen die Schönheit einer fremden Frau, die viele Meilen von uns entfernt lebt, ein Vorzug, den Plinius ganz besonders hervorhebt. Den Toten hält sie uns viele Jahre lang lebendig, da sie uns von ihm ein getreues Abbild bewahrt, und so tröstet sie die Witwe, die tagtäglich das Bildnis des verstorbenen Gatten betrachten kann; und die Söhne, die als kleine Kinder zurückgeblieben sind, freuen sich, wenn sie Männer geworden, den teuren Vater gegenwärtig zu haben und zu erkennen, wie er im Leben war, und sie empfinden vor ihm Ehrfurcht und Scheu.»

Hier hielt die Frau Marchesa, den Tränen nahe, eine Weile inne, weshalb Messer Lattanzio, um sie von den trüben Gedanken der Erinnerung abzulenken, weiterfuhr:

«Wenn wir alle diese Vorzüge, von denen schon die Rede war und die gewiß groß sind, beiseite lassen, muß man noch fragen: Was verleiht den Dingen Schönheit, den Waffen, den Tempeln, den Palästen oder Festungen, wenn nicht die Malerei? Darum bezeugen es die großen Geister, daß nichts sonst den Menschen schützt vor seiner Vergänglichkeit und vor dem Neid der Zeit als nur allein die Malerei. Dasselbe dachte auch Pythagoras, als er sagte, nur in drei Dingen könne der Mensch dem unsterblichen Gott gleichkommen: in der Wissenschaft, in der Malerei und in der Musik.»

Darauf sprach Meister Michelangelo:

«Wenn man in Eurem Portugal, Messer Francisco, die Schönheit der Malerei sähe, welche einige Häuser hier in Italien ziert, so würdet Ihr dort sicherlich nicht so amusisch sein, sie nicht zu achten, sondern Ihr würdet wünschen, sie zu besitzen. Aber es ist nicht erstaunlich, daß Ihr weder erkennen noch schätzen könnt, was Ihr niemals gesehen habt und was Ihr nicht besitzt.»

Hier erhob sich Messer Michelangelo, zum Zeichen, es sei Zeit für ihn, sich zurückzuziehen und zu gehen. Und auch die Frau Marchesa stand auf, dieweil ich sie bat, mir zu gewähren, daß die ganze berühmte Gesellschaft am nächsten Tag am selben Ort wieder zusammenkomme und daß Michelangelo nicht fehlen dürfe. Sie willfahrte meiner Bitte, und auch er versprach zu kommen.

Nachdem wir alle die Frau Marchesa hinausgeleitet hatten, ging Messer Lattanzio mit Michelangelo von dannen. Ich und Diego Çapata, der Spanier*, gingen mit der Frau Marchesa vom Kloster San Silvestro bis zu dem andern Kloster, wo das Haupt des heiligen Johannes des Täufers aufbewahrt wird und wo die Frau Marchesa wohnte*. Dort wurde sie von den Äbtissinnen und Nonnen empfangen.

Und alsdann begab ich mich in meine Herberge.

II.

Jene ganze Nacht hindurch überdachte ich den verflossenen Tag und bereitete mich auf den vor, welcher kommen sollte. Doch wie es oft geschieht, daß unsere Beschlüsse und Entscheidungen sich als unsicher und eitel erweisen und das Gegenteil von dem eintrifft, was wir erwarten, so widerfuhr es auch mir. Denn am folgenden Tag ließ Messer Lattanzio mir sagen, wir könnten uns wegen gewisser Abmachungen, welche die Frau Marchesa und ebenso Michelangelo in Anspruch nähmen, nicht treffen, wie wir es vereinbart hatten; ich solle mich jedoch in acht Tagen in San Silvestro einfinden, denn man habe beschlossen, alsdann zusammenzukommen.

Jene acht Tage deuchten mich sehr lang; doch als endlich der Sonntag gekommen war, schien es mir, die Zeit sei kurz gewesen und ich hätte mich besser vorbereiten sollen für eine solch erlauchte Gesellschaft. Allein, als ich nach San Silvestro kam, hatte Fra Ambrosio die Auslegung der Episteln schon beendet und war weggegangen, und man begann bereits über meine Verspätung und über mich unwillig zu werden. Als man mir, nachdem ich mich der Nachlässigkeit bezichtigt, verziehen hatte, und nachdem mich die Frau Marchesa und auch Michelangelo ein wenig geneckt hatten, ward es uns gewährt, zu dem ehemals gepflogenen Gespräch zurückzukehren, und ich begann also zu reden:

«Es scheint mir, Messer Michelangelo, Ihr habet am vergangenen Sonntag, ehe wir auseinandergingen, davon gesprochen, daß man im Königreich Portugal, das Ihr hier Spanien nennt, die herrlichen Kunstwerke Italiens sehr schätzen würde, wenn man sie sehen könnte, deshalb erbitte ich mir von Eurer Herrlichkeit die Gnade, Ihr möchtet es nicht unterlassen, mich darin zu unterweisen, welches die schönsten Gemälde in Italien sind, auf daß ich wisse, wie viele ich davon schon gesehen habe und wie viele mir noch zu sehen übrigbleiben.»

«Ihr erbittet eine langwierige Sache von mir, Messer Francisco», sagte Michelangelo, «sie ist weitschweifig und darum schwierig zu erklären, denn wir wissen, daß es in Italien keinen Fürsten gibt und keinen Fürstendiener

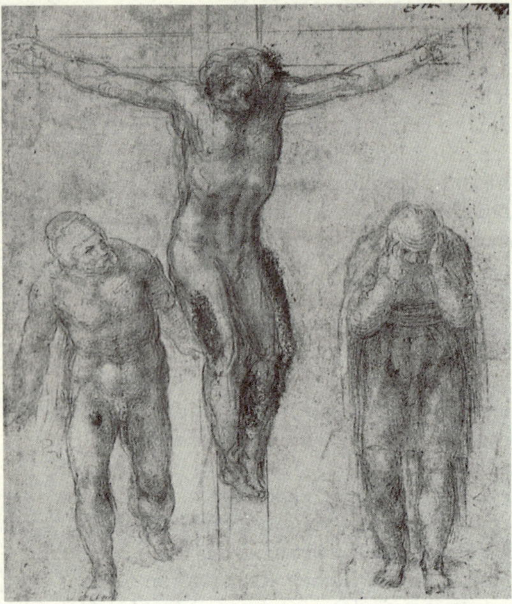

Christus am Kreuz mit Maria und Johannes

oder Adligen, der etwas auf sich hält, so wenig kunstverständig er auch sei (ich nehme die Erlauchten aus, welche die Kunst anbeten), der nichts unternähme, um irgendein Meisterwerk der göttlichen Malkunst zu besitzen oder wenigstens einige der ihm erreichbaren Herrlichkeiten sein eigen zu nennen. Derhalben ist ein gut Teil ihrer Schönheit über viele vornehme Schlösser, Landhäuser, Städte, Paläste und Kirchen sowie andere private und öffentliche Gebäude verstreut. Aber dieweil ich natürlich nicht alle gesehen habe, werde ich nur von einigen hauptsächlichen, die ich kenne, sprechen können. In Siena gibt es etliche seltene Gemälde im Stadthaus und an andern Orten. In Florenz, meiner Vaterstadt, sind im Palast der Medici Groteskwerke von Giovanni da Udine zu sehen, gleichermaßen in der ganzen Toscana. In Urbino enthält der Palast des Herzogs, der selbst Maler war*, viele und lobenswerte Bilder; und auch das als Imperiale bezeichnete Landhaus bei Pesaro, das seine Gemahlin erbaut hat, ist prachtvoll ausgemalt*. Desgleichen ist der Palast des Herzogs von Mantua, wo Andrea den Triumph des Cajus Cäsar* gemalt hat, bekannt; aber mehr noch sind es die Bilder im Hofe der Pferdestallungen, die von Giulio geschaffen wurden* (einem Schüler Raffaels), der gegenwärtig in Mantua von sich reden macht. In Ferrara haben wir im Palazzo del Castello die Wandgemälde des Dosso*, und in Padua besitzen wir die bekannte Loggia des Messer

Luigi* und ebenso in der Festung Legnano. In Venedig bewundern wir die Werke des Ritters Tiziano, eines vortrefflichen Mannes auf dem Gebiet der Malerei und auf demjenigen des Porträtierens nach der Natur*; einige seiner Arbeiten sind in der Bibliothek von San Marco zu sehen, andere im Deutschhaus und noch weitere in Kirchen, wo auch Werke anderer guter Maler vorhanden sind, denn jene ganze Stadt ist ein einziges großes Gemälde.

Weitere Werke befinden sich in Pisa, in Lucca, in Bologna, in Piacenza, in Parma, allwo jetzt der Parmeggiano weilt*, in Mailand und in Neapel. Ferner findet sich in Genua im Hause des Prinzen Doria verschiedenes, gemalt vom Meister Perino, insbesondere der Schiffbruch des Äneas, ein Ölbild, und die Raserei des Neptun und seiner Wellenrosse. Beinahe die gesamte Stadt ist bemalt, von innen und von außen. Und in vielen anderen Festungen und Ortschaften Italiens, wie in Orvieto, in Esi, in Ascoli und in Como begegnen wir Tafelbildern, und zwar solchen von hohem Wert; denn nur von diesen spreche ich. Und wenn wir von Gemälden in Privatbesitz und von Bildern reden wollten, die der einzelne für sich malen läßt und die ihm oftmals teurer sind als sein Leben, so müßten wir von zahllosen sprechen. Denn es bestehen einige Städte in Italien, die fast gänzlich mit bedeutenden Malereien bedeckt sind, innen und außen.»

Es schien, als wolle Michelangelo aufhören; da sagte die Frau Marchesa, zu mir herübersehend:

«Bemerkt Ihr nicht, Messer Francisco, daß Michelangelo sich enthielt, von Rom zu sprechen, der Mutter der Malerei, um nichts über seine eigenen Werke sagen zu müssen? Da er hierin seine Pflicht nicht erfüllt hat, wollen wir es nicht unterlassen, die unsere zu tun und ihn zu beschämen; denn wenn von schönen Gemälden gesprochen wird, ist alles andere ohne Wert, wenn man nicht zu der Quelle zurückgeht, von der jegliches entsprungen und ausgegangen ist. Dieser Quell hat seinen Ursprung im Schoß der Kirche, ich meine im St. Peter in Rom, in jenem mächtigen Gewölbe mit den Fresken an Gesimsen und Bögen und an der Stirnwand, wo Michelangelo in göttlicher Weise dargestellt hat, wie Gott am Anfang die Welt erschaffen, mit vielen Bildern von Sibyllen und Figuren in äußerst kunstvoller Verzierung und Gestaltung*. Und das Seltsamste daran ist, daß dieses Werk, an dem er jetzt noch arbeitet und das er schon in seiner Jugend begonnen hat — die Arbeit von zwanzig Malerleben in sich schließt*. Raffael von Urbino hat in derselben Stadt ein anderes Werk gemalt von solcher Schöne, daß, wenn nicht das vorhin genannte vorhanden wäre, diesem der erste Preis gebührte, nämlich einen Saal und zwei Stanzen* sowie eine Veranda, al fresco ausgeführt, in dem Palast, der zu demselben St. Peter gehört, ein wundervolles Werk mit vielen anmutigen Schilderungen, vollendet dargestellt, darunter die einzigartige Szene, da Apoll unter den neun Musen die Harfe spielt.

Von der Hand des Venezianers Sebastiano ist das berühmte Bild in San Pietro in Montorio, das er im Wettstreit mit Raffael gemalt hat. Von Baldassare von Siena, dem Baumeister*, gibt es in Rom viele Palastfassaden in Weiß und Schwarz. Ferner sind noch eine Menge anderer Paläste in Groteskmanier und mit Stukkatur geschmückt oder mit verschiedenen Arten von Bildern verziert; denn in dieser Stadt gibt es mehr Malereien als in irgendeiner andern auf der ganzen Welt, ohne die Gemälde in Privatbesitz hinzuzurechnen, die ‚dem einzelnen oftmals teurer sind als das Leben'. Nun seht zu, ob man die Werke in unserer Stadt totschweigen darf.»

Und sie verstummte. Indessen kam mir etwas in den Sinn, und ich sprach:

«Fürwahr, auch Ihr, Exzellenz, habt eines vergessen: das marmorne Grabmal von Michelangelo in der Kapelle der Medici in San Lorenzo zu Florenz; seine wundervollen Statuen könnte man mit jedem Meisterwerk der Antike vergleichen; insbesondere das Bildwerk der Nacht, die, auf einen Nachtvogel gelehnt, schläft, gefällt mir am besten und ebenso die Schwermut jenes einen Verstorbenen*, der in der Haltung wie lebend erscheint, mehr noch als die edlen Gestalten, welche die Aurora umringen.»

«Mir scheint», sagte Messer Lattanzio, «ich hörte Francisco de Hollanda unter den Werken der Malerei das Grabmal nennen, welches Michelangelo in Marmor gemeißelt hat, und ich verstehe nicht, wie Ihr die Bildwerke als Malerei bezeichnen könnt.»

Da begann ich herzlich zu lachen und, den Meister um Erlaubnis bittend, sprach ich: «Um Michelangelo der Mühe zu entheben, will ich Messer Lattanzio antworten und ihm den scheinbaren Widerspruch erklären, den ich auf dem ganzen Weg von meinem Vaterlande bis hieher angetroffen habe.

Wie unter allen Fertigkeiten diejenigen, welche dem Ideal der Malerei am nächsten kommen, durch Ebenmaß und Anmut sich am meisten auszeichnen, so stammen die, welche ihr am nächsten stehen, von ihr ab und sind ein Teil oder Glied von ihr, insbesondere die Skulptur oder Bildhauerei, welche nichts anderes ist als eben eine Malerei; wenngleich es einigen vorkommt, als sei diese weit von jener entfernt, so ist es ihr doch bestimmt, der Malerei als ihrer Herrin zu dienen.

Und dafür möchte ich als hinreichenden Beweis anführen (damit Eure Herrlichkeit es besser verstehe), daß unsere Bücher Phidias und Praxiteles als Maler bezeichnen, wobei unsere Schriftsteller doch sicher wußten, daß jene Marmorbildhauer waren, und wir sehen ja von ihrer Hand Bildwerke, die gerade hier, dicht bei uns, auf diesem Berg stehen: nämlich die Rosse, die sie meißelten, nach denen wir heute diesen Berg den Monte Cavallo heißen.

Doch wozu suche ich Beispiele und Beweise in der Ferne, wenn sie durch Zufall nicht weit von uns zu finden sind? Um nicht von mir selbst zu reden, sage ich, daß der große Zeichner Meister Michelangelo, der hier unter uns ist, auch in Marmor meißelt, was nicht eigentlich sein Handwerk ist, und das vielleicht besser kann (wenn man so sagen darf), als mit dem Pinsel auf Tafeln malen. Er selbst versicherte mir zu verschiedenen Malen, daß es weniger schwer sei, Steine zu behauen als Farben zu reiben, und daß er es für etwas Größeres halte, mit der Feder als mit dem Meißel zu zeichnen. Ein berühmter Zeichner wird, wenn er will, ohne weiteres aus hartem Marmor, aus Bronze oder aus Silber große freistehende Statuen bilden können (was fürwahr etwas Gewaltiges ist), auch wenn er nie zuvor einen Meißel in die Hand genommen hat, und dies kraft der überragenden Fähigkeit und Vollendung seiner Skizze und Zeichnung. Hingegen wird ein Bildhauer weder zu malen noch den Pinsel zu führen verstehen, auch wird er nicht imstande sein, einen meisterlichen Pinselstrich zu ziehen, wie ich das vor etwelchen Tagen erfahren habe, da ich den Bildhauer Baccio Blandino* besuchte und ihn fand, wie er in Öl malen wollte und es nicht vermochte. Desgleichen wird der Zeichner ein Meister sein im Bau von Palästen und Kirchen und es verstehen, Gemälde zu malen wie hier der Meister Michelangelo und wie Raffael und Baldassare von Siena, lauter berühmte

Männer, die auch Baukunst und Bildhauerei lehrten.»

«Ich aber sage, Messer Lattanzio», sprach Michelangelo, «indem ich Messer Francisco beipflichte, daß der Maler, von dem er redet, nicht nur in den freien Künsten und andern Wissenschaften sowie in der Baukunst und in der Bildhauerei bewandert sein soll, die zu seinem eigentlichen Beruf gehören, sondern daß er auch in allen andern Handwerken, die man auf der ganzen Welt ausübt, noch Besseres leisten wird, wenn er will, als diejenigen, welche die eigentlichen Meister darin sind — sintemal es mich deucht (wenn ich darüber nachsinne und es mir vorstelle), daß die Menschen nur eine einzige Kunst oder Wissenschaft, nämlich das Zeichnen oder Malen kennen, von dem die übrigen Künste bloß abstammen. Daß alle menschlichen Werke Malerei oder ein Teil der Malerei sind, wird jeder einsehen, der gut überlegt und beobachtet; aber nur der Maler wird geschickt genug sein, zu finden, was noch nicht gefunden ist, und wird alle Tätigkeiten der andern mit mehr Anmut ausüben als die eigentlichen Meister derselben, denn nicht jeder kann ein wahrhaftiger Maler und Zeichner sein und werden.»

«Ich bin zufriedengestellt», antwortete Lattanzio, «und verstehe die hehre Macht der Malerei nunmehr besser. Doch vielleicht habt Ihr mit Eurer großen Einbildungskraft nicht so sehr erwogen, wie ich es tat, welch eine enge Beziehung zwischen den gelehrten Wissenschaften und der Malerei besteht (denn die zwischen der Malerei und den Künsten habt Ihr sehr wohl beachtet), noch auch, wie beide rechtmäßige Schwestern sind, so daß, trennt man die eine von der andern, keine von ihnen mehr vollkommen ist, wiewohl es derzeit scheint, als ob sie sich in irgendeiner Weise voneinander entfernt hätten. Trotzdem wird jeder gebildete Mensch und jeder, der auf irgendeinem Gebiet bewandert ist, finden, daß er in allen seinen Taten immerdar auf irgendeine Art den Beruf eines klugen Malers ausübt, indem er seine Ideen mit viel Sorgfalt und Behutsamkeit ausmalt und ihnen Farbe verleiht. Und darum, wenn man die antiken Bücher öffnet, findet man wenige unter den berühmten Schriftwerken, die nicht Malereien oder Gemälde zu sein scheinen; und es ist gewiß, daß diejenigen, welche schwerfälliger und unklarer wirken, es aus keinem andern Grunde tun, als weil der Schriftsteller kein guter Zeichner und weil er unerfahren in der Anlage und im Aufbau seines Werkes war; andererseits stammen die leichter verständlichen und ausgefeilteren Bücher von besseren Zeichnern. Wer sich jedoch gänzlich auf den Standpunkt des Altertums stellt, der weiß, daß Malerei und Bildhauerei damals mit Malerei bezeichnet wurden und daß man zur Zeit des Demosthenes das Zeichnen oder Schreiben ‚antigrapheia' nannte, und dies war ein gemeinsames Wort für beide Künste, so daß man die Schrift des Agatharchus auch Malerei des Agatharchus nennen könnte*. Und ich denke, daß alle Ägypter gewohnt waren, zu malen, denn ihre Hieroglyphen waren gemalte Tiere und Vögel, wie dies einige Obelisken beweisen, die aus Ägypten in unsere Stadt kamen. Wenn ich jedoch von der Poesie sprechen wollte, würde es mir nicht schwer fallen, zu zeigen, daß auch sie eine echte Schwester der Malerei ist. Damit aber Messer Francisco wisse, wie sehr er als Maler der Dichtkunst verpflichtet ist und wieviel er aus ihren besten Werken schöpfen kann, will ich ihm jetzt dartun (wiewohl dies besser einem Jüngling denn mir zukäme), wieviel Sorgfalt die Dichter auf die bildende Kunst und auf das Verständnis derselben verwenden und wieviel Wert sie darauf legen, dieselbe in unverfälschter Reinheit zu begreifen. Es ist beinahe so, als hätten sich die Dichter um nichts anderes bekümmert als darum, die Vortrefflichkeiten der Malkunst zu lehren und zu zeigen, was man an ihr vermeiden oder nachahmen soll, und dies mit solcher Lieblichkeit und Klangschönheit der Verse und mit einer solchen Fülle trefflicher Worte, daß ich nicht weiß, wann Ihr ihnen dies werdet zurückerstatten können. Denn was sie am meisten erstreben und zu erfassen suchen (ich spreche von den berühmten Dichtern), ist gut zu malen oder ein schönes Gemälde nachzuahmen. Das allein stellen sie allem voran, und wer dies erreicht, der ist der Vortrefflichste und Berühmteste unter ihnen.

Lest den ganzen Vergil! Was werdet Ihr darin finden? Nichts anderes als die Kunst eines Michelangelo! Und wie machen es die lyrischen Dichter? Wie die Tragiker und Komiker? Wie macht es Martial in seinen Epigrammen? Sie tun nichts anderes, als daß sie kunstgemäß malen. Ich behaupte dies, nicht etwa weil ich es erfunden hätte, sondern weil diejenigen, welche malen, es selber zugeben und die Malerei eine stumme Poesie* nennen.»

Hier warf ich ein:

«Messer Lattanzio, mir scheint, wenn die Dichter die Malerei eine stumme Poesie genannt haben, so geschah es nur, weil sie nicht viel von Malerei verstanden; denn wenn sie erkannt hätten, wieviel besser diese erläutert und redet als ihre Schwester, so würden sie solches nicht sagen; ich möchte ihnen eher entgegenhalten, die Poesie sei die stummere Kunst.»

Da sprach die Frau Marchesa:

«Wie wollt Ihr das, was Ihr soeben gesagt habt, beweisen, Spanier? Oder wie könnt Ihr dartun, daß die Malerei nicht stumm sei, wohl aber die Poesie? So laßt uns sehen (denn mit nichts Dienlicherem und Würdigerem könnten wir diesen Tag ausfüllen), welches Eure Auffassung ist, dieweil diese Gesellschaft, die hier beisammen sitzt, sich nicht so leicht anderswo wieder zusammenfinden könnte.»

«Also wünscht Eure Exzellenz», antwortete ich, «daß ich den Tag mit meinem geringen

Wissen ausfülle, dieweil ich doch der Jünger einer stummen und sprachlosen Herrin bin. Doch wie soll ich meine Geliebte in Gegenwart ihres eigenen Gatten loben vor einer so erlauchten Versammlung, die ihre Verdienste kennt? Wenn hier einige ihrer hartnäckigen Gegner stünden, so könnte ich frei sprechen; doch nein, auch hierin täusche ich mich, denn es wäre leichter, jene Feinde zu besiegen, als diese Freunde hier zufriedenzustellen. Wenn Eure erlauchte Exzellenz aber so sehr wünscht, mich zu sehen als einen, der nicht zu sprechen weiß, so werde ich reden nicht als ein Feind der Dichtkunst (der ich sehr ergeben bin, denn ich verdanke ihr viel für meinen Beruf) noch als ihr Verächter (denn ich wäre ihrer Vorzüge gerne teilhaftig), sondern um jene andere Herrin zu verteidigen, die noch mehr die meine ist; denn durch sie allein empfinde ich Freude am Leben und durch sie allein — dies bekenne ich — besitze ich Stimme und Sprache (wiewohl sie stumm ist) nur dadurch, daß sie mir die Huld gewährt hat, mir mit den Augen zu winken. Und wenn sie mit den Blicken schon so zu sprechen vermochte, was würde sie erst bewirkt haben, wenn sie ihre weisen Lippen bewegt hätte!

Es vollbringen die guten Dichter (wie schon Messer Lattanzio sagte) mit Worten nicht mehr als die mittelmäßigen Maler mit ihren Werken; denn jene erzählen, was diese ausdrücken und klarlegen. Jene befriedigen die Ohren mit ihren leeren Worten nicht immer;

doch diese erfüllen die Wünsche der Augen stets und nehmen alle Menschen durch ihre schönen Bilder gefangen. Die guten Dichter trachten zumeist darnach und halten es für sehr kunstvoll, mit Worten (des öftern mit zu vielen) Euch zu zeigen, wie sie einen Meeressturm oder den Brand einer Stadt darstellen, was sie, wenn sie es könnten, lieber malen würden; denn wenn Ihr einen solchen Sturm mit Mühe zu Ende gelesen, so habt Ihr den Anfang schon wieder vergessen und nur noch den kurzen Vers gegenwärtig, von dem Ihr Eure Augen hebt. Wer aber eine solche Begebenheit am besten zu zeigen vermag, der ist der beste Dichter.

Wie sehr viel mehr sagt die Malerei, die Euch gleichzeitig einen Sturm mit Donner, Blitzen, Wellen und Schiffen, Felsen und Fahrzeugen zeigt, so daß ihr seht, wie

... Ringsum den Männern der nahende Tod offenbar wird*,
und zugleich:
Seufzend Äneas die Hände erhebt zu den Sternen*...
und:
... Drei von den Schiffen der Süd auf verborgene Klippen
Schleudert, und Neptun bemerkt, wie der Sturm sich entfesselt* ...

Auch zeigt sie viel gegenwärtiger und unmittelbarer jenen Stadtbrand* in allen seinen

Einzelheiten, indem sie ihn so deutlich darstellt, als wäre er wirklich: auf der einen Seite eine Menschenmenge, die durch Straßen und Plätze flieht, auf der andern diejenigen, welche von Mauern und Türmen herabstürzen. Ferner die halbzerstörten Tempel und der Widerschein der Flammen im Fluß, die vom Brand erhellten sigäischen Gestade; Panthus, wie er hinkend mit seinen Götterbildern flüchtet, an der Hand den Enkel mit sich ziehend; das trojanische Pferd, aus dem die bewaffneten Männer auf den weiten Platz heruntersteigen; Neptun, wie er voller Wut die Mauern zu Boden wirft; Pyrrhos, wie er den Priamus enthauptet; Äneas, mit seinem Vater auf dem Rücken, und Askanios und Kreusa, die ihm durch die dunkle Nacht folgen, ganz entsetzt vor Furcht. Alles dies ist so gegenwärtig und so dicht gedrängt und natürlich, daß Ihr oft meinen könntet, Ihr seiet selbst nicht in Sicherheit, und Ihr Euch freut, daß dies nur Farben sind, die nicht Schaden anrichten und Unheil stiften können. Und es ist nicht wie in der Dichtung in Worte aufgelöst, wo Ihr Euch nur der Zeile erinnert, die Ihr zuletzt gelesen habt, und das Vergangene vergeßt und nichts wißt von dem, was noch kommt, sondern die Augen genießen wohlgefällig jenes Schauspiel, als wäre es Wirklichkeit, und es scheint den Ohren, als hörten sie die Schreie und Klagen der gemalten Gestalten. Und nicht der Gebildete allein ist zufriedengestellt, sondern auch der Einfältige, der Bauer, das alte Weib, und nicht nur diese, sondern auch der Fremde, er sei Sarmat, Inder oder Perser (der niemals Vergils oder Homers Verse verstehen könnte, die für ihn stumm sind) — er genießt und versteht dieses Bild mit großer Freude und sehr rasch; und vor einem solchen Gemälde hört der Barbar auf, ein Barbar zu sein, und begreift kraft der Redegewalt der Malerei, was ihn kein Gedicht in keinem Versmaß lehren könnte.

Denn das Gebot der Malerei lautet also: ‚*Aus ihr sollen diejenigen lesen, welche die Buchstaben nicht kennen*', und abermals lautet es: ‚*An die Stelle des Buches tritt das Bild*'.

Deshalb halte ich mit meinem geringen Verstand als Jünger einer stummen Herrin die Macht der Malerei für größer als die der Poesie, insbesondere in der Auslösung starker Wirkungen und in der Erregung von Freude und Leid, Lachen und Weinen. Doch sei in dieser Sache die Muse Kalliope Richterin, und ich werde mich mit ihrem Richterspruch zufriedengeben.»

Und da ich dies gesagt hatte, schwieg ich. Die Marchesa aber entschied zu meinen Gunsten und schmeichelte mir also:

«Ihr habt, Messer Francisco, Eure Geliebte so gut verteidigt, daß, wenn Meister Michelangelo nicht einen gleichwertigen Beweis seiner Liebe zu ihr erbringt, wir sie vielleicht dazu bewegen werden, sich von ihm zu trennen und mit Euch nach Portugal zu gehen.»

Und Michelangelo meinte lächelnd:

«Dieweil er weiß, Herrin, daß solches schon geschehen ist und ich sie ihm ganz abgetreten habe, da ich nicht die Kraft besitze, eine solche Liebschaft aufrechtzuerhalten, hat er von ihr gesprochen als wie von seinem Eigentum.»

«Ich gebe zu, Herrin», sagte ich, «daß er sie mir überlassen hat. Allein, sie will nicht mit mir gehen, so daß sie eben doch in seinem Hause bleibt. Und ich möchte sie, selbst wenn ich dessen würdig wäre, jetzt noch nicht in meinem Vaterlande sehen; denn weil dort nur wenige sie zu schätzen wissen und mein erlauchtester König nur selten Zeit zur Muße übrig hat, um sich ihr zu widmen, insbesondere da er durch Kriege abgelenkt wird, während deren sie ihm nichts nützen kann, möchte sie darob ergrimmen und sich vielleicht eines Tages erzürnt in den Ozean stürzen, der dort nahe ist, und ich müßte folgende Verse singen:

> ... Höre, so ging das Gerücht! Jedoch unser Gesang gilt
> Lycida, ebensoviel im Getümmel des wildesten Krieges
> Als, wie man sagt, vor dem nahenden Adler die Tauben*...

Wenn sie in Kriegszeiten Dienste leisten könnte, so würde ich sie alsogleich mitnehmen.»

«Ich verstehe Euch», sagte die Frau Marchesa, «aber dieweil der heutige Tag schon gut ausgenützt ist, wollen wir Eure weiteren Ausführungen auf den kommenden Sonntag verschieben.»

Und während sie dies sagte, erhob sie sich, und wir alle machten uns mit ihr auf den Heimweg.

III.

Doch am nächsten Sonntag konnten wir mit der Frau Marchesa und mit Michelangelo nicht zusammenkommen, auch am übernächsten wären wir beinahe verhindert worden, uns zu treffen, weil an jenem Tag in der Stadt Rom das Fest der zwölf Triumphwagen auf der Piazza Navona stattfand. Da ich nunmehr die edle Phalanx und den Festzug vom Kapitol hatte herabkommen sehen und die ganze Pracht der Wagen und die antik gewandeten Ädilen betrachtet hatte, wendete ich rasch mein Pferd und ritt nach dem Monte Cavallo auf dem Weg den Thermen entlang.

Meinen Diener aber schickte ich nach San Silvestro, damit er erfahre, ob vielleicht die Frau Marchesa oder Messer Michelangelo dort sei. Der Diener verweilte nicht lange und tat mir kund, daß zwar Michelangelo, Messer Lattanzio und Fra Ambrosio selbander in San Silvestro in dessen Zelle weilten, daß aber von der Marchesa nichts zu sehen sei. Trotzdem setzte ich meinen Weg nach San Silvestro fort, in Wahrheit aber beschloß ich, daran vorbei zu gehen und nach der Stadt zurückzukehren, als ich einen gewissen Çapata mir entgegenkommen sah, einen ergebenen Diener der Frau Marchesa und ihr Verehrer und mein Freund. Da ich zu Pferd saß und er zu Fuß ging, war ich genötigt, abzusteigen, und als er mir sagte, er komme im Auftrag der Frau Marchesa, traten wir zusammen in San Silvestro ein. Da begegneten uns gerade Michelangelo und Messer Lattanzio, die im Garten unter den Bäumen voll Efeu den Nachmittag am Wasser verbringen wollten.

«O seid herzlich willkommen», rief Messer Lattanzio, «Ihr beiden! Ihr hättet nicht zu gelegenerer Zeit kommen können, als Ihr es tut; und es gereicht Euch zum Lobe, daß Ihr aus dem Gewirr der Stadt zu fliehen wußtet, um in diesem stillen Hafen Zuflucht zu suchen.»

«Das ist gut gesprochen», sagten wir, «doch es deucht uns, Eure Schmeichelei vermöge uns nicht zu trösten und wiege den großen Verlust nicht auf, den wir empfinden, dieweil uns fehlt, was wir vermissen.»

«Ihr denkt an die Frau Marchesa», sprach Michelangelo, «und Ihr tut recht daran, denn wäret Ihr nicht eben jetzt gekommen, so hätte ich mich auf den Heimweg gemacht.»

Indem wir so sprachen, setzten wir uns auf eine Steinbank, die im Garten am Fuß von Lorbeerbäumen stand. Wir hatten einen sehr schönen Platz inne, denn wir lehnten uns gegen eine mit dichtem Efeu bekleidete Mauer und überblickten von dort aus einen Teil der

Stadt, die anmutig und mit ihren antiken Bauten majestätisch vor uns lag.

«Wir wollen nicht alles verloren geben», sagte jener Çapata, nachdem er die Frau Marchesa entschuldigt hatte, «sondern einigen Nutzen aus diesem schönen Beisammensein ziehen, wie es nun einmal ist, und fortfahren in der Unterhaltung über die edle Malkunst, die wir vor etwelchen Tagen begonnen haben, wie es mir die Frau Marchesa aufgetragen hat, die ungern fehlt und sich freuen würde, hier gegenwärtig zu sein. Denn wißt, sie hat mich hiehergesandt, auf daß ich alles im Gedächtnis behalte und ihr erzähle, was besprochen wird, ohne ein Wörtchen davon zu verlieren. Deshalb seid Ihr verpflichtet, mir etwas zu hören und zu lernen zu geben, auch wenn ich nichts davon verstehe und nur lauschen und schweigen werde.»

«Überdies ist Messer Michelangelo ohnehin verpflichtet», entgegnete ich, «den Wunsch der Frau Marchesa zu erfüllen, den sie bei unserem letzten Beisammensein äußerte, da sie mir sozusagen versprach, mir zu zeigen, ob die vorzügliche Malerei in Zeiten des Krieges so gänzlich unnütz sei; ich erinnere mich, daß Ihre Exzellenz den vergangenen Sonntag, an dem wir nicht zusammenkamen, hiefür bestimmt hatte.»

Da lachte Michelangelo und antwortete: «So wolltet Ihr also, Messer Francisco, daß die Frau Marchesa ebensoviel Einfluß geltend mache, wenn sie abwesend ist, wie wenn sie anwesend wäre? Wohlan, da Ihr solchen Glauben in sie setzt, will ich nicht, daß Ihr ihn durch mich verliert.»

Alle hießen dies gut, und Michelangelo begann also zu sprechen:

«Gibt es wohl etwas, das in Geschäften und Unternehmungen des Krieges nützlicher wäre als die Malerei, oder das in der Bedrängnis der Belagerung oder bei unvermuteten Angriffen dienlicher wäre als diese Kunst? Wißt Ihr nicht, daß, als Papst Clemens und die Spanier Florenz bestürmten, die Belagerten nur durch das Wirken und die Kunstfertigkeit des Malers Michelangelo lange Zeit beschützt wurden (um nicht zu sagen, die Stadt sei dadurch befreit worden) und daß die feindlichen Hauptleute und Soldaten draußen gar sehr erschreckt und bedrängt waren und viele getötet wurden infolge der Verteidigungsmaßnahmen, die ich auf den Türmen vornahm, indem ich während einer Nacht Säcke voll Wolle und andere, die ich statt mit Erde mit feinem Pulver gefüllt hatte, außen herabhängen ließ, mit der Wirkung, daß die Kastilianer in Stücke barsten*? Ich halte also die große Malkunst nicht nur für nützlich, sondern im Kriege sogar für sehr notwendig, denn die Zeichenkunst dient ganz vortrefflich dazu, die Lage entfernter Gebiete darzustellen, die Gestalt der Berge und Pässe, die Buchten und Meerhäfen sowie die Städte, hoch- und tiefliegende Befestigungen, ihre Mauern und Türen und deren Lage aufzuzeichnen, uns Straßen zu zeigen und Flüße, Küsten,

Seen und Sümpfe, die man zu fliehen oder zu überschreiten hat; die Richtung und Weite der Wüsten, unwegsame Gegenden, Wälder und Dickichte anzugeben; alles, was sonst schlecht verstanden würde, wird durch die Zeichnung klar und verständlich, was gewiß von großer Bedeutung für die Kriegsunternehmungen ist, und so raten und helfen die Zeichnungen den Absichten und Plänen des Heerführers. Welch größeren Dienst kann ein kühner Hauptmann den Neulingen und unerfahrenen Soldaten erweisen, als ihnen vor dem Kampf das Bild der Stadt vor Augen zu führen, welche sie zu erobern, den Fluß, welchen sie am nächsten Tag zu überschreiten haben, und die Berge und Landhäuser, an denen sie vorbeikommen werden?

Und welches Land, das die Sonne bescheint, ist kriegerischer und waffengewandter als unser Italien, oder wo gibt es beständiger Kriege, Kämpfe und Belagerungen? Und wo ist ein Land, das die Sonne bescheint, in dem man die Malerei mehr achtet und fördert als bei uns?»

Hier ruhte Michelangelo aus, und alsbald begann jener Çapata zu sprechen:

«Mir scheint, Meister Michelangelo, ich sollte Euch bitten, Ihr möget, nachdem Ihr uns gezeigt habt, wieviel die Malerei im Kriege gilt, uns auch noch sagen, was sie im Frieden vermag; denn ich meine, Ihr habet von ihr gerade jetzt so viel Vorteilhaftes gesagt, daß es Euch schwer fallen dürfte, auch noch friedliche Vorzüge an ihr zu entdecken.»

Er aber lachte und entgegnete:

«Wiewohl es mich Mühe gekostet hat, die Vorzüge dieser Kunst in Kriegszeiten aufzuzeigen, so hoffe ich, es koste nicht so viel, darzutun, wie wertvoll sie im Frieden ist, wenn die Toga herrscht. Denn in solchen Zeiten pflegen die Fürsten auf dergleichen Dinge, die von geringerer Wichtigkeit und sozusagen nichtig sind, Zeit und Geld zu verwenden; und wir erkennen, daß im Müßiggang die Menschen so sonderbar werden, daß sie aus Dingen ohne Namen und Nutzen, ohne Weisheit und Inhalt für sich selber Namen, Ehre, Vorteil und Ruhm zu ziehen verstehen, oftmals zum Schaden dessen, der ihnen den Nutzen gewährt*. Wir sehen, wie unsere Herrscher und Senatoren sich in vielen öffentlichen Angelegenheiten der Malerei bedienen: beim Bau von Domen, Kirchen, Rathäusern, von Loggien, Basiliken, Palästen, Bibliotheken und andern Gebäuden, die der Stadt zur Zierde gereichen; doch auch jeder vornehme Bürger hat teil an der Malkunst etwa in seinen Kapellen, in Landhäusern oder Villen. Jedoch, wenn man selbst da, wo es nicht statthaft ist, daß ein einzelner sich vor seinem Nachbarn hervortue, den Malern Aufträge erteilt, durch die sie reich und wohlhabend werden, um wieviel mehr muß dies in Untertanenländern geschehen, wo Gott es zuläßt, daß ein Monarch all die herrlichen Aufträge vergeben und all die prunkvollen Werke ausführen lassen kann, die seinem Geschmack und seinem Ruhm zustehen! Und da es zu Friedenszeiten so manche Gelegenheiten gibt, bei denen man sich der Malerei bedienen kann, scheint es fast, man erkaufe den Frieden zu keinem andern Zweck, als daß für die Werke der Waffen Raum und Ruhe geschaffen werde, die sie nach den erheblichen, im Kriege geleisteten Diensten brauchen und verdienen. Denn welcher Nachruhm großer Siege und Waffentaten würde übrigbleiben, wenn nicht, nachdem die Waffen schweigen, die Erinnerung an dieselben (dank der Malerei und Baukunst, dank den Triumphbögen, Triumphzügen und Grabdenkmälern) für immer dem Gedächtnis erhalten bliebe? — was für die Menschen etwas Großes und Notwendiges ist. Selbst der Kaiser Augustus hat sich, als er zum Zeichen des allgemeinen Friedens in aller Welt die Pforten des Janustempels schloß, nicht weit von dem entfernt, was ich sage, dieweil er die ehernen Tore zutat und die goldenen Pforten zu den Schätzen des Kaiserreiches öffnete, um für Werke des Friedens mehr auszugeben, als er es für den Krieg getan hatte. Und vielleicht hat er für ein einziges von den kostbaren und wundervollen Werken, mit denen er den Monte Palatino und das Forum zierte, soviel bezahlt, wie er im Monat für eine Legion Soldaten ausgab.

So muß also der Friede für die großen Fürsten etwas Wünschenswertes sein, damit sie in ihren Reichen berühmte Werke der Malerei herstellen lassen können zum Schmuck und Ruhm ihres Staates und auf daß sie sich selbst geistige und persönliche Befriedigung und schöne Schauspiele verschaffen.»

«Ich weiß nicht», wandte ich ein, «wie Ihr, Messer Michelangelo, es beweisen wollt, daß Augustus soviel für ein Gemälde bezahlen konnte, wie er im Monat für eine Legion Soldaten ausgab.»

Da lachte er, wiewohl die Frau Marchesa nicht anwesend war, und alsdann sprach er:

«Ich weiß wohl, daß man in Spanien die Werke der Malerei nicht so gut bezahlt wie in Italien, und darum müßt Ihr, denen die hohen Preise fremd sind, über die gute Bezahlung hier staunen. Ich bin darüber unterrichtet durch einen meiner Gehilfen, der ein Portugiese* war. Aber eben deshalb gibt es hier Maler — und in Spanien keine. Darum muß ein Maler wünschen, nur hier in diesem Lande, in dem wir wohnen, malen zu dürfen. Euch aber, Messer Francisco de Hollanda, der Ihr hofft, durch die Malkunst in Spanien und Portugal etwas zu gelten, Euch sage ich, daß Ihr in eitler und trügerischer Hoffnung lebt. Ich rate Euch, lieber in Frankreich oder in Italien zu weilen, allwo man ein Talent erkennt und die hehre Malkunst hochschätzt. Denn hier werdet Ihr Privatleute und Fürsten finden, die zwar die Malerei nicht sehr genießen, wie zum Beispiel Andrea Doria, der aber trotzdem seinen Palast herrlich ausmalen ließ und den Meister Perino großmütig belohnte, oder wie den Kardinal Farnese, der gar nicht weiß, was Malen ist und doch dem gleichen Perino ehrenhafte

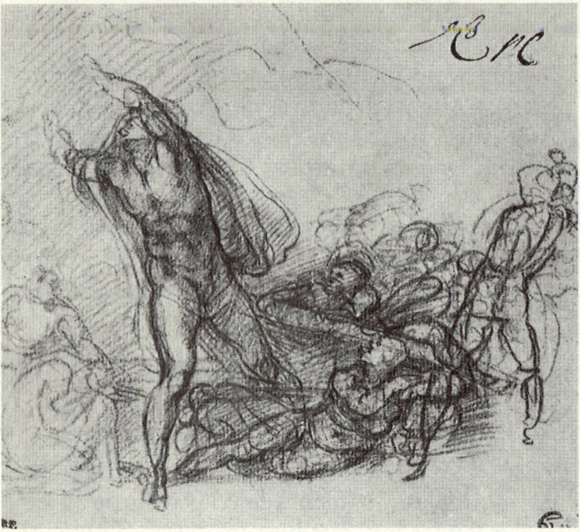

Auferstehung Christi

Vorschläge gemacht hat, damit er sich seinen Maler nennen sollte, dieweil er ihm zwanzig Cruzaden im Monat versprach sowie den Unterhalt und ein Pferd und einen Diener gewährte, und dies außer der guten Bezahlung für seine Werke. Bedenkt, was da erst der Kardinal della Valle oder de Cesis getan hätte*! Ebenso tut auch der Papst Paul, wiewohl er nicht kunstliebend und wenig auf Malerei erpicht ist; trotzdem ist er großmütig mir gegenüber und tut viel mehr, als ich von ihm erbitte (zum Beweis steht dort mein Urbino, der allein dafür, daß er mir die Farben reibt, im Monat zehn Cruzaden von ihm erhält außer freiem Unterhalt im Palast); ganz zu schweigen von seinen unnützen Gunstbezeugungen und Liebenswürdigkeiten, die mich ab und zu in schlechte Laune versetzen.

Was soll ich Euch da erst von dem Venezianer Sebastiano, dem Weltkind sagen, dem der Papst (zu nicht besonders günstiger Zeit) sein Bleisiegel gab mit allen Ehren und Vorteilen, die ein solches Amt gewährt, ohne daß der faule Maler zuvor mehr als zwei Bilder in Rom gemalt hatte, die Messer Francisco nicht sonderlich in Erstaunen versetzt haben! So zahlen in unserm Lande diejenigen, welche die Malerei nicht hochschätzen, weit mehr als in Spanien und Portugal jene, welche sie sehr feiern. Derhalben rate ich Euch wie einem Sohne, Ihr möchtet nicht von hier fortgehen, denn ich befürchte, wenn Ihr meinen Rat nicht befolgt, so könnte es Euch gereuen.»

«Ich weiß Euch, Messer Michelangelo», entgegnete ich, «Dank für diesen Rat, allein, ich stehe im Dienste des Königs von Portugal. In Portugal bin ich geboren, und dort hoffe ich auch zu sterben und nicht in Italien. Dieweil Ihr aber in der Wertschätzung der Malerei einen solch großen Unterschied macht zwischen Italien und Spanien, so erweist mir die Gnade, mich zu belehren, wie man denn ein Gemälde einschätzt, denn ich bin auf diesem Gebiet so unerfahren, daß ich es mir nicht zutraue, ein Werk richtig zu beurteilen.»

«Was nennt Ihr einschätzen?» entgegnete er mir. «Wollt Ihr etwa, daß man Gemälde wie diejenigen, von denen ich und Ihr hier sprechen, richtig bewerte, oder daß irgend jemand sie zu beurteilen wisse? — Ich schätze ein solches Werk hoch, das von der Hand eines vorzüglichen Mannes stammt, auch wenn er es in kurzer Zeit geschaffen hat; hat er aber viel Zeit darauf verwendet, wer könnte alsdann seinen Preis angeben? Hingegen halte ich eine Arbeit für wenig wertvoll, die, ob auch in vielen Jahren, von einem gemalt wurde, der vom Malen nichts versteht, mag man ihn auch einen Maler heißen; man hat die Werke nicht nach der Arbeitszeit zu bewerten, die an sie unnütz verschwendet wurde, sondern nach der Tüchtigkeit und der Hand dessen, der sie schuf; denn wenn dem nicht so wäre, so würde man einen Gelehrten, der eine Stunde Arbeit auf einen wichtigen Fall verwendet hat, nicht höher bezahlen als einen Weber für die vielen

Webereien seines ganzen Lebens, oder als einen Bauern, der vom Morgen bis zum Abend bei seiner Arbeit geschwitzt hat.

Doch gerade durch solche Unterschiede ist die Natur schön!

Sehr töricht aber ist die Einschätzung, die durch Leute vorgenommen wird, welche weder das Gute noch das Schlechte eines Werkes erfassen, die das Minderwertige hoch einschätzen und für das andere, das mehr wert ist, nicht einmal so viel bezahlen, um die Mühe, die es gekostet hat, und den Verdruß wettzumachen, den der Maler empfindet, wenn er daran denkt, daß sein Werk zu Geld gemacht werden muß, oder den tiefen Schmerz, den er verspürt, wenn er Bezahlung von einem amusischen Schatzmeister zu erbitten gezwungen ist.

Mich deucht es unwahrscheinlich, daß die antiken Maler mit Euren spanischen Bezahlungen und Wertungen zufrieden gewesen wären; vielmehr bin ich davon überzeugt, daß sie es nicht gewesen wären, denn es ist uns von einigen besonders großzügigen und freigebigen Künstlern überliefert, daß sie, da sie wußten, es sei in ihrem Vaterlande nicht genügend Geld vorhanden, um ihre Werke zu bezahlen, dieselben hochherzig umsonst hergaben, wiewohl sie zum Malen dieser Bilder Zeit und Geisteskraft und Geld gebraucht hatten.»

«Nun aber, Meister Michelangelo», warf Çapata, der Spanier, ein, «beantwortet mir eine Frage, denn ich kann etwas in der Malerei nicht recht verstehen: Weshalb erblickt man auf Gemälden (wie wir an zahlreichen Stellen in dieser Stadt sehen können) so viele Ungeheuer und Tiergestalten, Frauenkörper mit Flossen und Fischleibern und andere mit Tigerklauen und Flügeln, aber mit Menschenköpfen — kurz, weshalb stellt der Maler dar, was ihm am besten gefällt, ohne daß es in der wirklichen Welt vorkommt?»

«Ich bin froh», sagte Michelangelo, «Euch sagen zu können, daß man in der Tat zuweilen malt, was auf Erden nirgends vorkommt, und daß diese Freiheit eher eine tiefere Wahrheit ist, wiewohl es einige wenige Einsichtige gibt, die zu sagen pflegen, Horaz, der lyrische Dichter, habe folgende Verse den Malern zum Tadel geschrieben:

> ... Malern wie Künstlern
> War es von jeher erlaubt, zu wagen, was kühnlich sie wollten.
> Freiheit erbitten wir darum für uns und gewähren sie andern*.

Aber diese Verse sind nicht geschrieben worden, um die Maler zu tadeln, sondern ihnen zum Lob und Preis, denn sie besagen, daß Dichter und Maler die Macht haben, sich zu erlauben, ich sage sogar zu wagen, was ihnen beliebt. Auch haben sie diese Freiheit und Gunst immerdar besessen, und jedesmal, wenn ein großer Maler irgendein Werk schafft, das falsch und lügnerisch erscheint (was sehr selten geschieht), so ist diese Falschheit doch eitel Wahrheit. Und wenn er mehr Wahrheit hineinlegen würde, so wäre sie Lüge. Denn niemals wird er etwas bilden, das nicht sein könnte, auch wenn es noch nicht ist; so wird er keinesfalls eine Menschenhand mit zehn Fingern malen oder ein Pferd mit den Ohren eines Stieres oder dem Rücken eines Kamels. Auch wird er nicht das Bein eines Elefanten mit dem gleichen Wesensausdruck wiedergeben wie dasjenige eines Pferdes, noch den Arm oder das Gesicht eines Kindes wie bei einem Alten; ein Ohr oder ein Auge wird er nicht um einen Finger breit von ihrem Platz abrücken; ja selbst eine Ader an einem Arm kann er nicht da anbringen, wo er will, denn solches wäre geradezu falsch. Wenn er aber um des bessern Aussehens oder um der Zierde willen zur rechten Zeit und am rechten Ort (in Grotesken, die ohne diese Freiheit reizlos und falsch sein würden) einige Glieder oder Teile irgendeines Geschöpfes auf andersgeartete Wesen überträgt, wenn er zum Beispiel einen Greif oder einen Hirsch in seiner untern Hälfte zum Delphin macht oder der obern Hälfte irgendeine Form verleiht, die ihn gut deucht, und dabei an Stelle der Vorderfüße Flügel malt und die Arme wegläßt, wo Fittiche besser sich ausnähmen, so wird ein solches Glied, das er verändert, sei es vom Löwen oder vom Pferd oder von einem Vogel, doch vollkommen sein, von welcher Art es auch sei. Und scheint es auch falsch, so kann man es doch gut erfunden und höchstens ungeheuerlich nennen. Es ist angemessen und vernünftig, in einem Werke der Malerei gelegentlich etwas Naturwidriges anzubringen (und sei es nur, um die Sinne zu ergötzen und zu erfreuen und um den Augen der Sterblichen zu gefallen, die oftmals wünschen, etwas zu schauen, das sie noch niemals erblickt haben und dessen Dasein ihnen unmöglich schien), statt der bekannten, wenn auch noch so bewundernswerten Gestalt von Menschen oder Tieren.»

Als er innehielt, sagte ich:

«Scheint es Euch nicht, Meister, daß ein solches falsches Werk an der richtigen Stelle (etwa an einem Landhaus oder Lustschlößchen) ein weit passenderer Schmuck ist als zum Beispiel eine Mönchsprozession, die doch etwas ist, das im Leben vorkommt, oder als ein büßender König David, dem man großes Unrecht tut, wenn man ihn nicht an einem Bethause anbringt? Deucht es Euch nicht, daß für einen Garten oder eine Fontäne der Gott Pan, der die Hirtenflöte bläst, oder ein Weib mit einem Fischschwanz und mit Flügeln (die man lebend niemals sieht) der geeignetste Schmuck sei? Ist es nicht eine ärgere Falschheit, ein natürliches Wesen am unrechten Ort anzubringen als ein erfundenes am richtigen Platz? Dies ist die Erklärung für all das, was viele Leute ‚Unmöglichkeiten' in der Malerei nennen. Dem Unbelehrbaren aber, der fragt: ‚Wie kann eine Frau mit schönem Antlitz einen Fischschwanz und statt der Hände die Läufe eines Hirsches oder einer Tigerkatze haben oder Flügel an den Schultern wie ein Engel?', kann man antworten: ,Wenn eine solche Gestalt nur in allen Teilen das rechte Maß hat, so ist sie dennoch etwas Vollständiges und Natürliches, und der Maler verdient großes Lob, der etwas nie Gesehenes und darum scheinbar Unmögliches mit so viel Kunst beschreibt, daß es lebend und möglich erscheint, so daß die Menschen wünschen, es möchte auf Erden vorkommen, und sagen, man könne Federn aus jenen Flügeln ausrupfen, und die Hände und die Augen seien, als bewegten sie sich.' Wenn aber (wie ein Buch erzählt) ein Hase gemalt wird, zu dem eine Erklärung nötig ist, weil er dem ihn verfolgenden Hunde ähnlich sieht, so kann man von diesem Maler, wiewohl er wirkliche Dinge dargestellt hat, doch sagen, er habe etwas sehr Falsches gemalt, das unter den vollkommenen Geschöpfen der Natur noch viel schwerer zu finden sei als eine schöne Frau mit einem Fischschwanz und mit Flügeln.»

Alle waren mit dem, was ich gesagt hatte, einverstanden, sogar jener Çapata, der nicht sehr musisch veranlagt war. Und da Meister Michelangelo sah, daß seine Ausführungen an uns nicht verschwendet waren, sprach er weiter:

«Nun ist es aber etwas Schwieriges und Hehres um das Schickliche in der Malerei. Wie wenig bemühen sich die Maler, die keine wirklichen Maler sind, darum, es zu beachten!

Und wie eifrig wachen die großen Maler darüber, es zu wahren!»

«Gibt es denn Maler, die keine wirklichen Maler sind?» warf hier Çapata ein.

«Allerwärts!» antwortete der Meister. «Allein, da das gewöhnliche Volk, das keine Urteilskraft besitzt, immerdar dasjenige liebt, was es meiden sollte, und dasjenige tadelt, was verdiente, gelobt zu werden, so ist es auch nicht zum Verwundern, wenn es sich für und für in bezug auf die Malerei irrt, da diese Kunst sich nur den hohen Geistern erschließt. Denn ohne Einsicht und irgendwelche Vernunft und ohne einen Unterschied zu machen, bezeichnet das Volk sowohl denjenigen als Maler, der nichts denn Öl und grobe oder feine Pinsel sein eigen nennt, als auch den berühmten Künstler, wie er nur selten nach langen Jahren ersteht (denn das Seltene halte ich für etwas Großes). Und so wie es solche gibt, die das Volk Maler nennt und die doch keine Maler sind, so gibt es auch eine Malerei, die keine Malerei ist, nämlich das, was diese Maler hervorbringen. Das Wunderbarste daran aber ist, daß der schlechte Maler in seiner Vorstellung ein gutes Werk gar nicht auszudenken vermag und es auch nicht auszuführen wünscht, denn eines jeden Malers Werk entspricht immerdar seinen Vorstellungen und ist meist noch um ein weniges schlechter als diese. Und wenn er sich in seiner Phantasie etwas vorstellen könnte, was gut oder meisterhaft wäre, so würde seine Hand nicht so verdorben sein, daß sie nicht einen guten Gedanken in irgendeiner Weise auszudrücken vermöchte. Doch erkennt nur der das Gute in dieser Kunst, der des Guten teilhaftig ist, und nur er kann es erreichen. Dies ist der wahre Unterschied, welcher das Wollen eines hohen Geistes in der Malerei von demjenigen eines niederen trennt.»

Hier hub Messer Lattanzio, der eine Weile lang nichts gesagt hatte, zu reden an:

«*Eine* Unschicklichkeit kann ich in keiner Weise den schlechten Malern verzeihen: nämlich, daß sie die Bilder für die Kirchen ohne Andacht und Ehrfurcht malen. Ich möchte, daß wir mit diesem Thema unsere Unterhaltung beschließen. Gewiß kann es niemandem gefallen, daß einige die Heiligenbilder mit geringer Sorgfalt malen; gibt es doch solch törichte Künstler, die ohne Scheu und in so unpassender Weise verfahren, daß ihre Bilder, anstatt die Menschen zu Andacht und Tränen zu rühren, diejenigen, die sie ansehen, zum Lachen reizen.»

«Fürwahr ist es ein schwieriges Unterfangen», fuhr Meister Michelangelo fort, «auch nur annähernd das verehrungswürdige Antlitz unseres Herrn wiederzugeben, und es genügt nicht, daß ein Maler ein großer und kundiger Meister ist; vielmehr halte ich es für notwendig, daß er ein reines und wenn möglich heiliges Leben führe, damit der Geist Gottes ihm seine Gedanken eingeben kann.

Es ist überliefert, daß Alexander der Große bei harter Strafe jedem Maler, außer dem

Apelles, verboten hat, ihn zu malen, denn nur diesen einen hielt er für wert genug, seine Züge mit solcher Würde und solcher Hoheit darzustellen, daß kein Grieche sie ansehen konnte, ohne sie zu bewundern, und kein Barbar, ohne sie zu fürchten und zu verehren.

Und dieweil ein armer irdischer Mensch ein solches Gesetz aufstellte mit Rücksicht auf die Wiedergabe seiner Gestalt, wie viel mehr Grund haben geistliche und weltliche Fürsten, mit großer Sorgfalt darüber zu wachen, daß niemand die Milde und Demut unseres Erlösers und die Reinheit unserer Gottesmutter und der Heiligen male als nur die besten Maler, die jene in ihren Gebieten und Provinzen finden können! Dies wäre ein schönes und für jeden Herrscher verdienstvolles Werk. Schon im Alten Testament hat Gottvater befohlen, daß die, welche die Bundeslade zu schmücken und zu malen hätten, nicht nur die besten und größten Meister seien, sondern daß sie auch von seiner Gnade und Weisheit erleuchtet wären, denn Gott sprach zu Moses, er wolle jenen die Weisheit und Klugheit seines Geistes eingeben, auf daß sie all das ausdenken und ausführen könnten, was er auszudenken und auszuführen vermöchte. Und wenn Gottvater wollte, daß die Lade seines Bundes schön geschmückt und gemalt sei, mit wie viel mehr Eifer und Nachdruck muß er wollen, daß ein Gleiches geschehe mit seinem hehren Antlitz und mit demjenigen seines Sohnes, unseres Herrn, und mit der Hoheit, Reinheit und

Schönheit der glorreichen Jungfrau Maria, die der Evangelist Lukas gemalt hat*! Denn der Anblick schlecht gemalter Bilder zerstreut die Andacht und läßt sie verlustig gehen mindestens bei solchen, die nur wenig davon innehaben, während im Gegenteil Bilder, welche mit frommem Sinn gemalt wurden, auch die wenig Frommen und die nicht zur Andacht Geneigten zur Versenkung und zu Tränen bewegen und mit ihrem ernsten Ausdruck Ehrfurcht und Scheu einflößen.»

«Ich möchte gern noch eine Frage tun, um einen Zweifel, den ich hege, zu zerstreuen», sagte Messer Lattanzio, «aber ich wage es nicht.»

«Eure Herrlichkeit möge es getrost wagen», sprach Michelangelo. «Da wir nunmehr den Tag der Malerei geopfert haben, wollen wir ihr auch die Nacht opfern, die man schon hereinbrechen sieht.»

Und jener:

«Ich möchte zum Schluß wissen, was diese so schwierige und seltene Kunst sich für Vorwürfe wählen soll? Was für Dinge fallen da in Betracht? Soll man Kämpfe und Schlachten malen? Oder Könige und Kaiser in Brokatgewändern? Schön gekleidete Edelfräulein oder Landschaften, Gefilde und Städte? Oder soll man vielleicht Engel und Heilige malen oder die Gestalt dieser Erde? Und auf welche Weise soll dies geschehen? Soll man mit Gold malen oder mit Silber, mit sehr zarten oder mit lebhafteren Farben?»

«Der Malerei», begann Meister Michelangelo uns zu belehren, «kommt es nicht zu, so Vielfältiges zu unternehmen, wie Eure Herrlichkeit dies zusammengestellt hat; der Malerei, die ich so rühme und preise, obliegt es nur, eines von den Dingen nachzuahmen, die der ewige Gott mit solch großer Sorgfalt und Weisheit ins Leben rief und die er erfand und schuf nach seinem Bilde.

Nach meiner Meinung ist diejenige Malerei vortrefflich und göttlich, die irgendein Werk des ewigen Gottes getreu nachzubilden scheint, sei es die Gestalt eines Menschen oder ein wildes und seltsames Tier, sei es ein einfacher und leicht nachzubildender Fisch oder einer von den Vögeln unter dem Himmel oder irgendeine andere Kreatur — und dies nicht mit Gold und Silber noch auch mit sehr zarten Farben, sondern nur mit einer Feder oder einem Stift gezeichnet oder mit einem Pinsel schwarz und weiß getuscht. Ein jedes dieser Dinge in seiner Art vollkommen nachzubilden, deucht mich nichts anderes, als zu versuchen, die Schöpfertätigkeit des ewigen Gottes nachzuahmen. Und dasjenige wird das edelste und vortrefflichste Gemälde sein, welches das edelste und zarteste und kunstvollste Geschöpf wiedergibt.

Welcher Geist wäre aber so befangen und dumpf, der nicht begriffe, daß ein menschlicher Fuß edler ist als ein Schuh und die menschliche Haut schöner als ein Lammfell, aus dem man für jene ein Kleid herstellt? Und wo ist einer, der nicht so den Wert und die Wertung der Dinge herausfände? Womit ich aber nicht etwa sagen will: weil eine Katze oder ein Wolf etwas Niedereres ist, darum habe der, welcher sie bedachtsam malt, ein geringeres Verdienst als der, welcher ein Pferd oder einen Löwen darstellt. Vielmehr steckt in der einfachen Zeichnung eines Fisches ebensoviel Kunst und Sinn für Darstellung wie in derjenigen der menschlichen Gestalt oder, ich möchte sagen, wie in derjenigen der ganzen Welt mit all ihren Städten.

Trotzdem muß man einen Unterschied und eine Wertung gelten lassen je nach dem Eifer und der Arbeit, welche das eine Werk mehr erfordert als ein anderes. Dagegen wird es immer Maler geben, die alle Dinge in der Welt so unvollkommen und so ausdruckslos malen, daß sie besser daran täten, überhaupt nicht zu malen. Die Weisheit eines großen Mannes erkennt man fürwahr daran, daß er einen Gegenstand — wie gut er ihn auch begreift — doch mit Behutsamkeit malt, während dagegen die Unwissenheit der andern sich in dem kühnen Wagemut kundtut, mit dem sie Tafelbilder mit Dingen übertünchen, die sie nicht zu begreifen vermögen. Es kann einer ein vortrefflicher Meister sein, der nichts weiteres als *eine* Figur gemalt hat; er verdient mehr Ruhm und Ehre als einer, der tausend Tafelbilder gemalt hat, denn jener versteht das besser, was er nicht tut, als die andern das, was sie tun.»

Dieweil Michelangelo hier innehielt, fuhr ich fort:

«Auch dies ist etwas Großes, daß ein trefflicher Maler seine Hand nicht so verstellen noch sie so verderben könnte — selbst wenn er es mühevoll versuchte —, daß er etwas hervorbrächte, was von der Hand eines Lehrlings zu stammen schiene; denn wer mit Bedachtsamkeit auf dergleichen Dinge achtet, wird irgendein Merkmal finden, an dem er erkennt, ob das Werk von der Hand eines Geübten stammt. Allein, etwas möchte ich Meister Michelangelo noch fragen, um zu sehen, ob er mit meiner Ansicht übereinstimmt, nämlich dies: er möge mir sagen, ob man ein Werk rasch oder langsam vollenden soll.»

Er antwortete mir:

«Das will ich Euch sagen. Mit großer Leichtigkeit und Behendigkeit arbeiten zu können, ist etwas sehr Nützliches und Gutes; und es ist ein Geschenk des ewigen Gottes, wenn das, was ein anderer in vielen Tagen malt, in wenigen Stunden vollendet werden kann. Wenn nämlich einer, wiewohl er schnell malt, doch nicht aufhört, so gut zu malen wie der, welcher langsam malt, so ist jener mehr zu loben. Wenn er aber infolge der Gewandtheit seiner Hände gewisse Grenzen nicht achtet, die in der Kunst nicht überschritten werden dürfen, so sollte er lieber weniger schnell malen und dafür behutsamer. Wir sehen also, daß es kein Laster ist, ein wenig langsam oder sogar, wo es nötig ist, sehr langsam zu malen und viel Zeit und Sorgfalt auf ein Werk zu verwenden, wenn es dadurch vollkommener wird. Denn nur das Nichtkönnen ist tadelnswert.

Noch etwas möchte ich Euch sagen, Francisco de Hollanda, etwas außerordentlich Wichtiges für unsere Kunst, wenngleich Ihr es vielleicht schon wißt und es ebenfalls für das Wesentlichste haltet, und dies ist: *Was man mit größtem Bemühen und mit viel Arbeit und Lerneifer im Schweiße seines Angesichtes erstreben soll, ist, daß dasjenige, was man unter größter Anstrengung schafft, so aussehe, als sei es leicht und beinahe ohne Mühe und flüchtig hingeworfen — auch wenn dem nicht so ist.* Wohl sieht man bisweilen, daß ein Werk, welches mit wenig Mühe vollendet wurde, so ausfällt, wie ich sagte; doch gewahrt man dies selten; und des öftern ist es so, *daß man es mit Mühe schuf und daß es dennoch aussieht, als wäre es leicht hingeworfen**.

Wenn man aber nur darnach fragt, ob einer schlecht oder weniger schlecht malt, so würde ich die Schnelligkeit der Langsamkeit vorziehen und es lieber sehen, wenn ein Maler eifrig malte und ein bißchen weniger gut als der, welcher bedächtiger ist und besser malt, wenn auch nicht viel besser.

Nun aber möchte ich von Euch etwas wissen, Messer Francisco, um zu sehen, ob Eure Ansicht mit der meinigen übereinstimmt. Saget mir — da es vielerlei Arten von Malerei gibt, die fast alle gleich gut sind — welche von ihnen haltet Ihr für die schlechteste und welche für die weniger gute?»

«Das ist eine noch schwierigere Frage», antwortete ich ihm, «als diejenige, Messer Michelangelo, welche ich Euch vorgelegt hatte. Allein, da die Mutter Natur an den einen Ort Menschen und Tiere und an einen andern Ort auch Menschen und Tiere hingestellt und sie alle nach derselben Art und Weise und doch wohl verschieden geschaffen hat, so geschieht es auch, daß Ihr viele bedeutende Männer finden könnt, die mit Malerhänden in wundervoller Meisterschaft Männer und Frauen und Tiere malen, jeder aber nach seiner Art und Weise und sehr verschieden von den andern, obgleich sie alle dieselben Maße und Gesetze beachten. Und alle diese verschiedenen Malweisen können gut und gerade um ihrer Eigenart willen lobenswert sein.

So hat hier in Rom der Maler Polidor eine ganz andere Manier gehabt* als Baldassare von Siena, und Messer Perino eine von Giulio, dem Mantuaner, sehr verschiedene; Martorino* hat keine Ähnlichkeit mit Parmeggiano, der Ritter Tizian in Venedig malt weicher als Lionardo da Vinci, und die Zartheit und Sanftmut des Raffael von Urbino ist mit der Art des Venezianers Sebastiano nicht zu verwechseln. Eure Weise ist mit keiner andern zu vergleichen, ja selbst mein geringer Geist ist keinem andern ähnlich. Und wenn nun alle diese berühmten Meister, die ich genannt habe, in Licht und Schatten, in Zeichnung und Farbe untereinander verschieden sind, so sind sie darum doch alle große und berühmte Männer, ein jeder um seiner Besonderheit und seines Stiles willen, und ihre Werke sind es wert, gleich hoch geschätzt zu werden, denn ein jeder unter ihnen gab sich Mühe, die Natur bis zur Vollkommenheit nachzuahmen auf dem Wege, den er als den besten und geeignetsten und den seiner Idee am entsprechendsten erkannt hatte.»

Und da ich dies gesagt hatte, standen wir auf und gingen auseinander, denn es war schon dunkel geworden.

GEDICHTE

SIGNOR, se vero è alcun proverbio antico,
questo è ben quel, che chi può mai non vuole.
Tu hai creduto a favole e parole
e premiato chi è del ver nemico.

I' sono e fui già tuo buon servo antico,
a te son dato come i raggi al sole,
e del mio tempo non ti incresce o dole,
e men ti piaccio, se più m'affatico.

Già sperai ascender per la tua altezza,
e 'l giusto peso e la potente spada
fosse al bisogno e non la voce d'eco.

Ma 'l cielo è quel c'ogni virtù disprezza
locarla al mondo, se vuol, c'altri vada
a prender frutto d'un arbor, ch'è secco.

Herr, wenn ein altes Sprichwort wahr ist, dann
ist wohl es dies: «Wer kann, will niemals nicht.»
Du hast geglaubt an Worte und Bericht
und hast belohnt den, welcher lügen kann*.

Ich bin und war dein treuer Lehensmann,
zu dir gehör ich wie der Strahl zum Licht;
doch legst du auf mein Leben kein Gewicht;
je mehr ich tu, je wen'ger liegt dir dran.

Zu steigen hoffte ich durch deine Größe;
gerechtes Maß und mächt'ges Schwert tat not
mir, nicht des Echos Klang aus fernem Raum.

Doch will der Himmel selbst, daß sich entblöße
die Welt von Weisheit, da er uns gebot,
die Frucht zu pflücken von dem dürren Baum.

Quanto si gode, lieta e ben contesta
di fior, sopra crin d'or d'una ghirlanda,
che l'altro innanzi l'uno all'altro manda,
come che 'l primo sia a baciar la testa!

Contenta è tutto il giorno quella vesta
che serra 'l petto e poi par che si spanda,
e quel c'oro filato si domanda
le guance e 'l collo di toccar non resta.

Ma più lieto quel nastro par che goda,
dorato in punta, con sì fatte tempre,
che preme e tocca il petto, ch'egli allaccia.

E la schietta cintura, che s'annoda,
mi par dir seco: qui vo' stringer sempre!
Or che farebber dunque le mie braccia?

Wie freut der Kranz sich, der, aus Blumen bunt
geflochten, auf den goldnen Haaren liegt!
Wie hold sich eine vor die andre biegt,
zuerst zu küssen dieser Stirne Rund!

Froh ist das Kleid den ganzen Tag lang und
umschließt die Brust, eh es sich bauscht und wiegt.
Das Goldgespinst des Haares aber schmiegt
an Hals und Wangen sich zu jeder Stund.

Doch mehr scheint sich zu freun und inniglich
dies Band mit goldnen Enden beim Berühren
der Brust, die eng es strebet zu umringen.

Und der geknüpfte Gürtel scheint zu sich
zu sagen: «Hier möcht stets ich dich umschnüren!»
Wie würde da dich erst mein Arm umschlingen! *

I' ho già fatto un gozzo in questo stento,
come fa l'acqua a' gatti in Lombardia
ovver d'altro paese che si sia,
c'a forza 'l ventre appicca sotto 'l mento.

La barba al cielo e la memoria sento
in sullo scrigno e 'l petto fo d'arpia,
e 'l pennel sopra 'l viso tuttavia
mel fa, gocciando, un ricco pavimento.

E' lombi entrati mi son nella peccia,
e fo del cul per contrappeso groppa,
e' passi senza gli occhi muovo invano.

Dinanzi mi s'allunga la corteccia
e per piegarsi addietro si raggroppa,
e tendomi com'arco soriano.

Però fallace e strano
sorge il giudizio, che la mente porta,
chè mal si tra' per cerbottana torta.

La mia pittura morta
difendi orma', Giovanni, e 'l mio onore,
non sendo in loco bon nè io pittore.

AN GIOVANNI, AN JENEN VON PISTOJA*

Bei dieser Mühsal wuchs ein Kropf mir, dick,
wie er vom Wasser in der Lombardei
den Katzen wächst, dort, oder wo es sei;
den Bauch sieht kleben unterm Kinn mein Blick.

Der Bart starrt himmelwärts, und das Genick
fühl ich am Buckel und die Brust wie bei
Harpy'n. Mein Pinsel tropft, die Kleckserei
macht mir aus dem Gesicht ein Mosaik.

Die Nieren traten in den Bauch, das Becken
drück ich heraus, das Gleichgewicht zu finden,
und blindlings hat mein Fuß den Schritt erwogen.

Vorn dehnt die Haut sich immer mehr vom Strecken,
und vom Mich-biegen wird sie runzlig hinten;
ich krümme mich so wie ein Syrerbogen.

Und fälschlich und verlogen
wird auch mein Urteil, das jetzt fällt mein Geist;
mit krummem Blasrohr zielt man schlecht zumeist.

Doch du, Giovanni, weißt
mir zu verteid'gen Werk und Ehre recht;
ich bin kein Maler, und mein Platz ist schlecht.

Di te me veggo e di lontan mi chiamo
per appressarm' al ciel, donde derivo,
e per le spezie all'esca a te arrivo,
come pesce per fil tirato all'amo.

E perc'un cor fra due fa picciol segno
di vita, a te s'è dato ambo le parti;
ond'io resto, tu 'l sai, quant'io son, poco.
E perc'un'alma infra duo va 'l più degno
m'è forza, s'i'voglio esser, sempre amarti;
ch'i' son sol legno, e tu se' legno in foco.

Ich seh in dir mich, und mein Rufen drängt
von fern zum Himmel mich, dem ich entrann.
Du lockst mich, Labsal, mit Gewürzen an,
wie man den Fisch mit Netz und Angel fängt.

Und weil ein Herz nur schwach schlägt, das geteilt
ward, hab ich meins zu eigen dir gegeben;
bin arm nun; was ich wert bin, weißt du gut.
Und weil geteilter Sinn zum Würd'gern eilt,
muß ich dich lieben stets, so ich will leben.
Ich bin nur dürres Holz, du stehst in Glut.

Sol'io ardendo all'ombra mi rimango,
quand'il sol de' suo' raggi il mondo spoglia;
ogni altro per piacere, e io per doglia,
prostato in terra, mi lamento e piango.

Nur ich berg glühend mich im Schattenhaine,
wenn von der Welt das Licht die Strahlen nahm;
ein jeder lebt der Lust, nur ich dem Gram;
am Boden liegend klage ich und weine.

Fuggite, amanti, amor, fuggite 'l foco;
l'incendio è aspro, e la piaga è mortale,
c'oltr'all'impeto primo più non vale
nè forza nè ragion nè mutar loco.

Fuggite, or che l'esempio non è poco
d'un fiero braccio e d'un acuto strale;
leggete in me, qual sarà 'l vostro male,
qual sarà l'empio e dispietato gioco.

Fuggite e non tardate al primo sguardo:
ch'i'pensa' d'ogni tempo avere accordo;
or sento, e voi vedete, com'io ardo.
— — — — — — — — — — — —

Fliehet, Liebende, die Liebe! flieht das Feuer!
Wild ist der Brand, die Wunde führt zum Tod;
nichts hilft, nachdem die erste Glut geloht;
nicht Kraft, Vernunft noch Flucht erbarmt sich euer.

Flieht! Vielfach ist die Tat und immer neuer
des scharfen Pfeils, dem starker Arm gebot;
in meinem Antlitz lest, was euch bedroht,
wie enden wird dies grause Abenteuer.

Flieht schon beim ersten Blick! Daß ich gewänne
die Harmonie für immer, wähnt ich einst.
Nun fühl ich, und ihr seht's, wie ich verbrenne.
— — — — — — — — — — — — — —

(unvollendet)

Spirto ben nato, in cu' si specchia e vede
nelle tue belle membra oneste e care
quanto natura e 'l ciel tra no' può fare,
quand'a null'altra sua bell'opra cede:

spirto leggiadro, in cu' si spera e crede
dentro, come di fuor nel viso appare,
amor, pietà, mercè, cose sì rare,
che ma' furn' in beltà con tanta fede:

l'amor mi prende, e la beltà mi lega;
la pietà, la mercè con dolci sguardi
ferma speranz'al cor par che ne doni.

Qual uso o qual governo al mondo nega,
qual crudeltà per tempo o qual più tardi,
c'a sì bell'opra morte non perdoni?

Du edles Wesen, wie im Spiegel findet
in deiner Schönheit lieb und unversehrt
man, was Natur und Himmel uns beschert,
da sie ein unvergleichlich Werk gegründet.

Du holdes Wesen, glaubensvoll empfindet
man, daß zutiefst du, wie's dein Antlitz lehrt,
voll Lieb und Mitleid bist; solch seltner Wert
hat nie so treu mit Schönheit sich verbündet.

Die Liebe greift und Schönheit bindet mich;
voll Huld und Mitleid, sanften Blickes scheinst
du mir mein Herz mit Hoffnung zu belohnen.

Welch ein Gesetz der Welt empöret sich?
Welch eine Grausamkeit, jetzt oder einst,
verwehrt dem Tod, dies schöne Haupt zu schonen?*

Dimmi, di grazia, amor, se gli occhi mei
veggono 'l ver della beltà, c'aspiro,
o s'io l'ho dentro, allor che, dov'io miro,
veggo scolpito il viso di costei.

Tu 'l de' saper, po' che tu vien con lei
a torm'ogni mia pace, ond'io m'adiro;
nè vorre' manco un minimo sospiro
nè men ardente foco chiederei.

La beltà, che tu vedi, è ben da quella,
ma cresce, poi c'a miglior loco sale,
se per gli occhi mortali all'alma corre.

Quivi si fa divina, onesta e bella,
com'a sè simil vuol cosa immortale.
Questa e non quella a gli occhi tuo' precorre.

O LIEBE, sag, sehn meine Augen hier
die wahre Schönheit nun, nach der ich trachte?
Trag ich sie in mir wohl? Was ich beachte,
scheint nur ein Abbild ihrer Züge mir.

Du mußt es wissen, denn du kommst mit ihr
und raubst — drob hadr' ich —, was mir Frieden brachte;
und trotzdem möcht ich nicht, daß ich nicht schmachte
noch daß erlöschen mög der Flammen Gier.

«Die Schönheit, die du siehst, ist ihre wohl,
doch wuchs sie hin zu höheren Bereichen,
da durch den Blick sie in die Seele floh.

Dort wird sie göttlich, rein und wundervoll,
denn ew'ge Schönheit fordert ihresgleichen,
und diese, nicht die andre, siehst du so.»

Non so, se s'è la desiata luce
del suo primo fattor, che l'alma sente,
o se dalla memoria della gente
alcun'altra beltà nel cor traluce;

o se fama o se sogno alcun produce
agli occhi manifesto, al cor presente,
di sè lasciando un non so che cocente,
ch'è forse or quel c'a pianger mi conduce.

Quel ch'i' sento e ch'i' cerco, e chi mi guidi,
meco non è; nè so ben veder dove
trovar mel possa, e par c'altri mel mostri.

Questo, Signor, m'avvien, po' ch'i' vi vidi,
c'un dolc'e amaro, un sì e no mi muove:
certo saranno stati gli occhi vostri.

AN TOMMASO CAVALIERI

ICH weiß nicht, ist es das ersehnte Licht
des Schöpfers, welches meine Seele spürt,
hat eine andre Schönheit mich berührt,
die das erinn'rungsreiche Herz durchbricht;

ist es ein Schein, ein Traum, den jemand dicht
vor meinen Blick und vor das Herz mir führt,
ist's irgendein Erglühen, das mich rührt,
bis Tränen rinnen über mein Gesicht?

Was ich empfind und such und was mich leitet,
ist nicht in mir, noch seh den Ort ich, da
ich's finde, wenn mir's nicht ein andrer wies.

Seit ich Euch, Herr, gesehen, widerstreitet
ein Bittersüßes und ein Nein und Ja
in mir: durch Euren Blick geschah mir dies.

Veggio co' be' vostr'occhi un dolce lume,
che co' mie' ciechi già veder non posso.
Porto co' vostri piedi un pondo addosso,
che de' mie' zoppi non è lor costume.

Volo con le vostr'ale e senza piume,
col vostro ingegno al ciel sempre son mosso.
Dal vostro arbitrio son pallido e rosso,
freddo al sol, caldo alle più fredde brume.

Nel voler vostro è sol la voglia mia,
i miei pensier nel vostro cor si fanno,
nel vostro fiato son le mie parole.

Come luna da sè sol par ch'io sia;
chè gli occhi nostri in ciel veder non sanno,
se non quel tanto che n'accende il sole.

Mit Euren schönen Augen kann ich schauen
ein Licht, das ich nicht seh mit meinen blinden;
mit Euren Füßen kann ich überwinden,
was meine lahmen sich nicht mehr getrauen.

Ich flieg mit Euren Schwingen ohne Grauen,
mit Eurem Geist kann ich zum Himmel finden;
Ihr macht mich blaß und rot, Frost kann empfinden
bei Hitze ich und Glut im Nebeltauen.

In Eurem Wollen lebt mein Wunsch, und mein
Gedanke muß in Eurer Brust entstehen,
in Eurem Hauch erhält mein Wort Gestalt.

Ich bin als wie ein Mond ohn eig'nen Schein,
den unsre Augen nur am Himmel sehen,
soweit die Sonne ihn mit Licht bestrahlt.

Al cor di zolfo, alla carne di stoppa,
all'ossa, che di secco legno sieno,
all'alma senza guida e senza freno,
al desir pronto, a la vaghezza troppa,

alla cieca ragion debile e zoppa,
al vischio, a' lacci, di che 'l mondo è pieno,
non è gran maraviglia, in un baleno
arder nel primo foco che s'intoppa.

Alla bell'arte che, se dal ciel seco
ciascun la porta, vince la natura,
quantunque sè ben prema in ogni loco;

s'i' nacqui a quella nè sordo nè cieco,
proporzionato a chi 'l cor m'arde e fura,
colpa è di chi m'ha destinato al foco.

DAS Herz wie Schwefel und das Fleisch dazu
wie Werg, die Knochen wie ein dürrer Baum,
die Seele ohne Zügel, ohne Zaum,
das Wünschen rasch, die Neigung ohne Ruh;

ein blindes, schwaches, schwankendes Getu,
und Fallen, Schlingen überall im Raum —
da ist's kein Wunder, daß ich blitzschnell, kaum
berührt von Feuersgluten, brenn im Nu.

Wenn ich die schöne Kunst mir hab erkoren,
die die Natur besiegt, dieweil sie stammt
vom Himmel, wie Natur sich rings auch mühe;

wenn ich für Kunst nicht taub und blind geboren
und ihr geneigt bin, die mein Herz entflammt,
trägt der die Schuld, der wollte, daß ich glühe.

Tu sa' ch'i' so, Signor mio, che tu sai,
ch'i' vengo per goderti più da presso,
e sai ch'i' so, che tu sa', ch'i' son desso:
a che più indugio a salutarci omai?

Se vera è la speranza, che mi dai,
se vero è 'l gran desio, che m'è concesso
rompasi il mur fra l'uno e l'altro messo,
chè doppia forza hann'i celati guai.

S'i' amo sol di te, Signor mio caro,
quel che di te più ami, non ti sdegni,
che l'un dell'altro spirto s'innamora.

Quel che nel tuo bel volto bramo e 'mparo,
e mal compres'è dagli umani ingegni,
chi 'l vuol saper convien che prima mora.

Du weißt, daß ich es weiß, mein Herr, daß dir
bekannt ist, daß ich näher dir wollt sein,
und weißt, daß ich es weiß, daß du allein
mich kennst; was, uns zu grüßen, zögern wir?

Wenn nicht die Hoffnung trüget, die du mir
gemacht, wenn du erfüllst das Sehnen mein,
dann soll die Trennungsmauer stürzen ein;
verschwiegne Leiden zählen doppelt hier.

Da ich an dir nur liebe, teurer Herr,
was an dir selbst du vorziehst — zürne nicht,
daß einer um des andern Geist will werben!

Was ich in deinem schönen Antlitz sehr
ersehne, das verstehn die Menschen nicht;
um es zu wissen, muß zuvor man sterben.

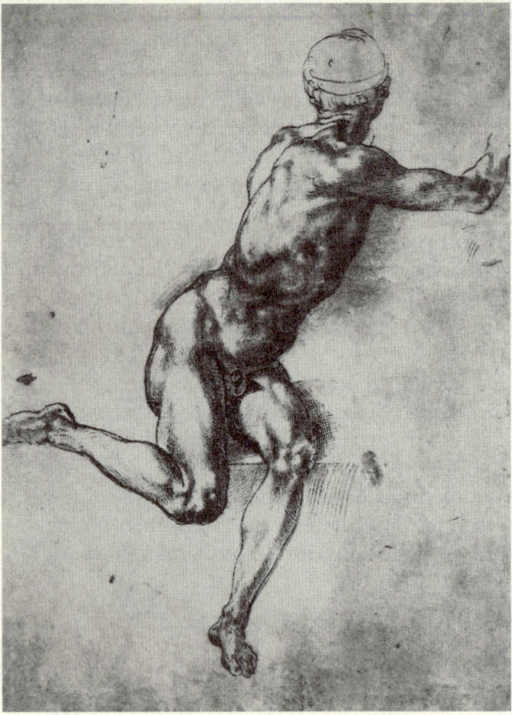

Jünglingsakt

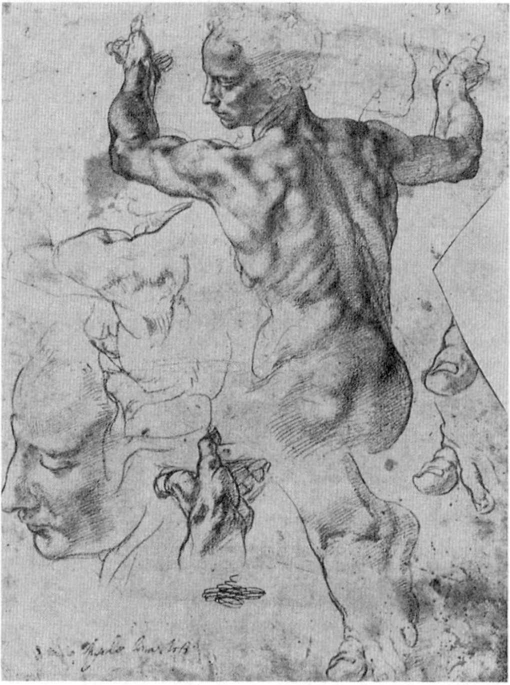

Torso-, Kopf-, Hand- und Fußstudien

Se nel volto per gli occhi il cor si vede,
altro segno non ho più manifesto
della mia fiamma; adunque basti or questo,
Signor mio caro, a domandar mercede.

Forse lo spirto tuo, con maggior fede
ch'i' non credo, che sguarda il foco onesto,
che m'arde, fia di me pietoso e presto,
come grazia c'abbonda a chi ben chiede.

O felice quel dì, se questo è certo!
Fermisi in un momento il tempo e l'ore,
il giorno e 'l sol nella su' antica traccia,

acciò ch'i' abbi, e non già per mio merto,
il desïato mio dolce signore
per sempre nell'i ndegne e pronte braccia.

Wenn durch die Augen man ins Herz kann sehen,
so hab kein deutlicheres Zeichen ich
für meine Glut; darum genüg es, dich,
mein teurer Herr, um Gnade anzugehen.

Es wird vielleicht dein Geist mich mehr verstehen,
als ich geglaubt, und wenn er sieht, wie mich
die Glut verzehrt, wird rasch er nähern sich,
denn Huld wird reichlich dem, der weiß zu flehen.

O sel'ger Tag, da des ich sicher bin!
Es sollten plötzlich still stehn Zeit und Stunden
und Tag und Sonnenlicht auf alter Bahn,

damit ich dann — obwohl ich's nicht verdien —
den holden Herrn, den endlich ich gefunden,
für immer in den Armen halten kann.

I' mi son caro assai più ch'i' non soglio;
poi ch'i' t'ebbi nel cor, più di me vaglio,
come pietra c'aggiuntovi l'intaglio,
è di più pregio che 'l suo primo scoglio.

O come scritta o pinta carta o foglio
più si riguarda d'ogni straccio o taglio;
tal di me fo, da po' ch'i' fu' bersaglio,
segnato dal tuo viso, e non mi doglio.

Sicur con tale stampa in ogni loco
vo, come quel c'ha incanti o arme seco
c'ogni periglio gli fan venir meno.

I' vaglio contro l'acqua e contro 'l foco,
col segno tuo rallumino ogni cieco,
e col mio sputo sano ogni veleno.

Ich liebe mehr mich, als ich sonst es tat;
seit ich dich in mir trag, gelt mehr ich hier,
so wie ein Stein, wenn er behaun ist, dir
mehr wert ist als der Fels am steilen Grat.

Wie ein beschriebnes und bemaltes Blatt
mehr Blicke fesselt als ein Stück Papier,
beacht auch ich mich mehr — nicht leid ist's mir —,
seit ich ins Blickfeld deiner Augen trat.

Also gezeichnet gehe voller Mut
ich allerorts wie der, den Zauber binden
und Waffen schützen, die Gefahr zu dämpfen.

Ich scheue Wasser nicht noch Feuersglut;
wenn du befiehlst, geb ich das Licht dem Blinden;
mit meinem Speichel kann ich Gift bekämpfen.

S'UN casto amor, s'una pietà superna,
s'una fortuna infra due amanti eguale,
s'un'aspra sorte all'un dell'altro cale,
s'un spirto, s'un voler due cor governa;

s'un'anima in due corpi è fatta eterna,
ambo levando al cielo e con pari ale,
s'amor d'un colpo e d'un dorato strale
le viscer di due petti arda e discerna;

s'amar l'un l'altro e nessun se medesmo
d'un gusto e d'un diletto, a tal mercede,
c'a un fin voglia l'uno e l'altro porre;

se mille e mille non sarien centesmo
a tal nodo d'amore, a tanta fede,
e sol l'isdegno il può rompere e sciorre?

AN TOMMASO CAVALIERI

WENN keusche Liebe, die an Ehrfurcht rührt,
wenn *ein* Geschick wird Liebenden zuteil;
wenn hartes Los sie beide trifft, dieweil
ein Geist und Wille beider Herz regiert;

wenn *eine* Seel' in zweien ewig wird
und sie mit gleichem Flug zum Himmel steil
emporhebt; wenn die Lieb' mit goldnem Pfeil
zwei Herzen aufreißt und die Gluten schürt;

wenn eins das andre liebt und keines sich,
wenn gleiche Freude nie sie läßt vergessen,
daß ihnen ein gemeinsam Ziel verheißen;

wenn viele tausend Bande eigentlich
nichts sind, an solcher Lieb' und Treu gemessen —
kann da ein Groll sie lösen und zerreißen?

I' piango, i' ardo, i' mi consumo, e 'l core
di questo si nutrisce. O dolce sorte!
Chi è che viva sol della sua morte,
come fo io d'affanni e di dolore?

Ahi! crudele arcier, tu sai ben l'ore
da far tranquille l'angosciose e corte
miserie nostre con la tua man forte;
chè chi vive di morte mai non muore.

Ich weine und ich glühe und verzehr
mich selbst; dies nährt mein Herz. O süßes Los!
Wer ist's, der lebt von seinem Sterben bloß,
wie ich es tu, von Schmerz und Kummer schwer?

Du wilder Schütze kennst die Zeit, in der
mit starker Hand du unsre Furcht und groß
Bedrängnis ruhig machst und wesenlos.
Doch wer vom Tode lebt, stirbt nimmermehr.

Forse perchè d'altrui pietà mi vegna,
perchè dell'altrui colpe più non rida,
nel mio proprio valor, senz'altra guida,
caduta è l'alma, che fu già sì degna.

Nè so qual militar sott'altra insegna
non che da vincer, da campar più fida,
sia che 'l tumulto dell'avverse strida
non pera, ove 'l poter tuo non sostegna.

O carne, o sangue, o legno, o doglia strema,
giusto per vo' si facci il mio peccato,
di ch'i' pur nacqui, e tal fu 'l padre mio.

Tu sol se' buon; la tua pietà suprema
soccorra al mio predetto iniquo stato,
sì presso a morte e sì lontan da Dio.

AN GOTT

VIELLEICHT, daß Mitgefühl mich mög erweichen,
daß ich nicht spotte über andrer Fehle
in meinem Stolz, fiel haltlos meine Seele,
die schon erkoren war zu reinen Reichen.

Ich weiß nicht, wie ich unter andrem Zeichen
nun streitend siege, wo ich Zuflucht wähle,
daß ich im Lärm der feindlichen Befehle
nicht untergeh, fern deinen Machtbereichen.

O Fleisch, o Blut, o Kreuz, o bittres Leid,
tilgt meine Sünden, die, als ich geboren
ward, mir als Erbe schon mein Vater bot!

Nur du bist gütig, dein' Barmherzigkeit
sei meine Hilfe, sonst bin ich verloren,
so nah dem Tode und so fern von Gott.

Ancor che 'l cor già mi premesse tanto,
per mio scampo credendo il gran dolore
n'uscissi con le lacrime e col pianto;

fortuna al fonte di cotale umore
le radici e le vene ingrassa e 'mpingua
per morte, e non per pena o duol minore,

col tuo partire; onde convien distingua
dal figlio prima e tu morto dipoi,
del quale or parlo, pianto, pennea lingua.

L'un m'era frate, e tu padre di noi;
l'amore a quello, a te 'l debito strigne;
non so qual pena più m'affligga o noi.

La memoria 'l fratel pur mi dipigne,
e te scolpisce vivo in mezzo 'l core,
e più c'allor pietà 'l volto mi tigne.

Ma più mi quieta il debito, c'all'ore
pagò 'l mio frate acerbo, e tu maturo:
chè doler non si de' chi vecchio muore.

Tanto all'increscitor men aspro e duro
esser diè 'l caso, quant'è più necesse,
là dove 'l ver dal senso è più sicuro.

WIEWOHL das Herz beschwert war, durft ich wähnen,
den großen Schmerz zu meinem Heil zu lindern,
indem ich weinte viele bittre Tränen*.

Das Schicksal aber wußte dies zu hindern,
ließ schwellen Quell und Flut der Tränenbäche
durch deinen Tod, statt Pein und Qual zu mindern.

Drum muß die Klag' der Feder und Gespräche
des Bruders Tod und deinen unterscheiden,
der folgte und von dem ich jetzo spreche.

Er war mein Bruder, Vater von uns beiden
warst du; mich bindet Lieb' an ihn und Pflicht
an dich; ich weiß nicht, wer mich mehr läßt leiden.

Erinn'rung malt des Bruders Bild mir schlicht,
dich meißelt sie lebendig mitten mir
ins Herz, und Ehrfurcht färbt mein Angesicht.

Doch tröstet dies mich, daß du die Gebühr,
die herb mein Bruder zahlte, reif entrichtet;
stirbt jemand alt, so klagen wen'ger wir.

Der Zufall hat auf Härte nur verzichtet,
wo er sich mit Notwendigkeit vereinte
und wo ein Sinn die dunkle Wahrheit lichtet.

Ma chi è quel che morto non piangesse
suo caro padre, c'ha veder non mai
quel che vedea infinite volte o spesse?

Nostri intensi dolori e nostri guai
son come più e men ciascun gli sente.
Quant'in me posson, tu, Signor, tel sai.

E se ben l'alma alla ragion consente,
tien tanto in collo, che vie più abbondo
po' dopo quella in esser più dolente.

E se 'l pensier, nel quale i' mi profondo,
non fosse che 'l ben morto in ciel si ridi
del timor della morte in questo mondo,

crescere 'l duol; ma dolorosi stridi
temprati son d'una credenza ferma,
che 'l ben vissuto, a morte me' s'annidi.

Nostro intelletto dalla carne inferma
è tanto oppresso, che 'l morir più spiace,
quanto più 'l falso persuaso afferma.

Novanta volte il sol sua chiara face
prim'ha nell'ocean bagnata e molle,
che tu sia giunto alla divina pace.

Doch wer ist der, der nicht den Tod beweinte
des lieben Vaters? Sieht doch niemals mehr,
den er unendlich oft zu sehen meinte.

Denn unsre Qual und Klage ist so schwer,
wie mehr und minder jeder sie empfand.
Was sie mir antun, weißt nur du, o Herr!

Ob auch das Herz sich fügte dem Verstand,
ist doch der Schmerz so groß, daß neue Wege,
um auszubrechen, stets er wieder fand.

Wenn der Gedanke, den zutiefst ich hege,
nicht wäre, daß, wer selig starb, dort oben
des Todes Ängste lächelnd widerlege,

so wüchs die Qual; doch Schmerzgeschrei und Toben
wird hold besänftigt von dem festen Glauben:
wer recht gelebt, wird durch den Tod erhoben.

Das schwache Fleisch wird stets die Freiheit rauben
dem Geist, so daß das Sterben wird gemieden,
je mehr wir falsches Denken uns erlauben.

Die Sonne tauchte neunzigmal hienieden
ihr helles Antlitz in den Ozean,
bevor du eingingst in den ew'gen Frieden.

Or che nostra miseria il ciel ti tolle,
increscati di me, che morto vivo,
come tuo mezzo qui nascer mi volle.

Tu se' del morir morto e fatto divo,
nè tem'or più cangiar vita nè voglia,
che quasi senza invidia non lo scrivo.

Fortuna e 'l tempo dentro a vostra soglia
non tenta trapassar, per cui s'adduce
fra no' dubbia letizia e certa doglia.

Nube non è che scuri vostra luce,
l'ore distinte a voi non fanno forza,
caso o necessità non vi conduce.

Vostro splendor per notte non s'ammorza,
nè cresce ma' per giorno, benchè chiaro,
sia quand'il sol fra no' il caldo rinforza.

Nel tuo morire il mio morire imparo,
padre mio caro, e nel pensier ti veggio,
dove 'l mondo passar ne fa di raro.

Non è, com'alcun crede, morte il peggio
a chi l'ultimo dì trascende al primo
per grazia, eterno appresso al divin seggio;

Nun, da der Himmel sich dir aufgetan,
erbarm dich mein, der ich den Tod erleid,
da ich durch dich mein Leben durft empfahn.

Dich schreckt kein Tod, du lebst in Seligkeit,
du bangst nicht, daß Versuchung dich umstelle;
fast kann ich es nicht schreiben ohne Neid.

Nicht wagen Zeit und Schicksal, eure Schwelle
zu überschreiten, während uns umflicht
gewisser Schmerz und zage Freudenhelle.

Gewölk verdunkelt niemals euer Licht,
der Gang der Stunden tut euch nicht Gewalt,
euch leiten Zwang und blindes Schicksal nicht.

Auch vor der Nacht macht euer Glanz nicht halt,
der hellste Tag erhöht nicht euren Schein,
wie auch die Sonn' hier ihre Glut entfalt.

Durch deinen Tod lern ich das Sterben, mein
geliebter Vater, und ich seh im Geist
dich dort, wo selten uns die Welt läßt ein.

Es ist der Tod das Schlimmste nicht, wie meist
man glaubt, wenn aus dem letzten Tag durch Gnade
der erste wird dem, der zum Himmel reist,

dove, Dio grazia, ti prosumo e stimo,
e spero di veder, se 'l freddo core
mia ragion tragge dal terrestre limo.

E se tra 'l padre e 'l figlio ottimo amore
cresce nel ciel, crescendo ogni virtute,
— — — — — — — — — — — —

wo, Gott sei Dank, ich dich nach ew'gem Rate
jetzt weiß und wo ich hoffe, dich zu sehen,
wenn einst mein Geist verläßt die ird'schen Pfade.

Und wenn die Liebe dort sich wird erhöhen,
wird alles gut sein zwischen Sohn und Vater.
— — — — — — — — — — — — —

(unvollendet)

Veggio nel tuo bel viso, Signor mio,
quel che narrar mal puossi in questa vita.
L'anima, della carne ancor vestita,
con esso è già più volte ascesa a Dio.

E se 'l vulgo malvagio, isciocco e rio
di quel che sente altrui segna e addita,
non è l'intensa voglia men gradita,
l'amor, la fede e l'onesto desio.

A quel pietoso fonte, onde siam tutti,
s'assembra ogni beltà che qua si vede,
più c'altra cosa, alle persone accorte;

nè altro saggio abbiam nè altri frutti
del cielo in terra; e chi v'ama con fede
trascende a Dio, e fa dolce la morte.

ICH seh in deinem Antlitz, Herr, zuvor,
was schlecht sich läßt beschreiben hier im Leben:
die Seele, die vom Körper noch umgeben,
stieg oftmals schon durch dich zu Gott empor.

Und wenn ein alberner und böser Tor
auf den, der fühlt, den Finger will erheben,
so wird mein inn'ger Wunsch nicht kleiner eben
und nicht die Lieb' und Treu, die dich erkor.

Und diesem hehren Quell, durch den wir sind,
vergleicht die Schönheit, welche hier man schaut,
der Weise mehr, als was sich sonst ihm bot.

Nicht andre Proben, andre Früchte find't
vom Himmel man auf Erden; der Euch traut
und liebt, geht ein zu Gott durch sanften Tod.

RENDETE a gli occhi miei, o fonte, o fiume,
l'onde della non vostra e salda vena,
che più v'inalza e cresce, e con più lena,
che non è 'l vostro natural costume.

E tu, folt'air, che 'l celeste lume
tempri a' trist'occhi, de' sospir mie' piena,
rendigli al cor mio lasso, e rasserena
tua scura faccia al mio visivo acume.

Renda la terra i passi alle mie piante,
c'ancor l'erba germogli, che gli è tolta,
e 'l suono eco, già sorda a' mie' lamenti;

gli sguardi a gli occhi mie', tue luci sante;
ch'i' possa altra bellezza un'altra volta
amar, po' che di me non ti contenti.

GEBT meinen Augen, o du Fluß, du Bach,
das Wasser wieder, das aus fremder Quelle
euch steigen, schwellen ließ mit wildrer Welle,
als ihr gewohnt es waret allgemach!

Du seufzerschwere Luft, die macht, daß schwach
die Sonne vor den trüben Blick sich stelle,
gib sie dem müden Herzen wieder, helle
dein Antlitz auf und mach mein Auge wach!

Gib, Erde, daß zum Schritt die Füße taugen,
daß dir das Gras entsprieß mit neuen Trieben;
gib, taubes Echo, Klänge meinem Leiden!

Gebt wieder mir die Blicke, sel'ge Augen,
damit ich andre Schönheit einst kann lieben,
da du mit mir dich doch nicht kannst bescheiden!

Per ritornar là, donde venne fora,
l'immortal forma al tuo carcer terreno
venne com'angel di pietà sì pieno,
che sana ogn'intelletto, e 'l mondo onora.

Questo sol m'arde, e questo m'innamora,
non pur di fuora il tuo volto sereno:
c'amor non già di cosa che vien meno
tien ferma speme, in cui virtù dimora.

Nè altro avvien di cose altere e nuove,
in cui si preme la natura; e 'l cielo
è c'a lor parto largo s'apparecchia.

Nè Dio, sua grazia, mi si mostra altrove,
più che 'n alcun leggiadro e mortal velo;
e quel sol amo, perch'in lui si specchia.

Dorthin, woher er kam, zurückzukehren,
erschien dein Geist in irdischem Gewande
als wie ein Engel, der vor Mitleid brannte,
den Sinn zu heilen und die Welt zu ehren.

Nur dies entflammt mich, kann mich Liebe lehren,
nicht daß dein reines Antlitz ich erkannte,
da nur auf Ewiges ihr Hoffen wandte
die Liebe, die des Werts nicht konnt entbehren.

Nicht anders ist's mit hehren Dingen hier,
in denen die Natur erscheint; und freier
hat sich der Himmel ihrem Nahn entsiegelt.

Selbst Gott zeigt niemals nicht sich anders mir
als in vergänglichem und leichtem Schleier,
und diesen lieb ich nur, weil er ihn spiegelt.

Non vider gli occhi miei cosa mortale,
allor che ne' bei vostri intera pace
trovai, ma dentro, ov'ogni mal dispiace,
chi d'amor l'alma a sè simil m'assale:

e se creata a Dio non fosse eguale
altro che 'l bel di fuor, c'agli occhi piace,
più non vorria; ma perch'è si fallace,
trascende nella forma universale.

Io dico, c'a chi vive quel che muore
quetar non può desir, nè par s'aspetti
l'eterno al tempo, ove altri cangia il pelo.

Voglia sfrenata il senso è, non amore,
che l'alma uccide; e 'l nostro fa perfetti
gl'amici qui, ma più per morte in cielo.

NICHT sah mein Blick ein Ding von ird'scher Art,
als ich in deinen schönen Augen Frieden
gefunden; tief, wo Böses bleibt gemieden,
hat Liebe ihn der Seele offenbart.

Da diese hin zu Gott erschaffen ward,
will nicht die Schönheit, die der Blick zufrieden
genießt, sie schaun; weil diese trügt hienieden,
sieht sie das Ew'ge in der Gegenwart.

Ich sage jedem: unerreichbar bliebe
die Ruh ihm, nicht an Zeitliches verlier
er sich, denn jeder wechselt hier sein Vlies.

Die Seele stirbt an Sinnengier; nicht Liebe
ist das; doch unsre macht zu Freunden hier
und mehr noch nach dem Tod im Paradies.

I' mi credetti, il primo giorno ch'io
mira' tante bellezze uniche e sole,
fermar gli occhi, com'aquila nel sole,
nella minor di tante ch'i' desio.

Po' conosciut' ho il fallo e l'error mio:
chè chi senz'ale un angel seguir vole,
il seme a' sassi, al vento le parole
indarno isparge, e l'intelletto a Dio.

Dunque, s'appresso il cor non mi sopporta
l'infinita beltà, che gli occhi abbaglia,
nè di lontan par m'assicuri o fidi,

che fia di me? Qual guida o quale scorta
fia che con teco ma' mi giovi o vaglia,
s'appresso m'ardi, e nel partir m'uccidi?

Zuerst, als so viel Schönheit unverwandt
ich ansah, hab ich es für leicht erachtet
— so wie der Aar zur Sonne —, unumnachtet
zu schauen auf der Schönheit kleinstes Pfand.

Dann hab ich meinen Irrtum klar erkannt:
wer ohne Flügel einem Engel trachtet
zu folgen, sät auf Stein, und unbeachtet
verweht sein Wort, das er zu Gott gesandt.

Wenn aber meinem Herzen Müh bereitet
der Schönheit Nähe, daß ich nichts mehr sehe,
und wenn ich fern von dir nur zweifeln lerne —

was wird aus mir? Wer führt und wer geleitet
mich, der bei dir mir hilft, wenn aus der Nähe
du mich versengst und tötest aus der Ferne?

Per esser manco, alta Signora, indegno
del don di vostra immensa cortesia,
prima, all'incontro a quella, usar la mia
con tutto il cor volse il mio basso ingegno.

Ma visto poi, c'ascendere a quel segno
proprio valor non è c'apra la via,
perdon domanda la mia audacia ria,
e del fallir più saggio ognor divegno.

E veggio ben com'erra, s'alcun crede
la grazia, che da voi divina piove,
pareggi l'opra mia caduca e frale.

L'ingegno, l'arte, la memoria cede:
c'un don celeste non con mille prove
pagar del suo può già chi è mortale.

Damit ich, hohe Herrin, nicht so sehr
unwert der Gabe Eurer großen Güte
sei, wandt ich meinen Geist Euch zu und mühte
von Herzen mich, daß Eu'r ich würdig wär.

Doch da ich seh, daß ich umsonst begehr
durch eigne Kraft das Ziel, für das ich glühte,
bitt ich: verzeiht die Kühnheit dem Gemüte!
Durch Irren werd ich weiser mehr und mehr.

Ich sehe wohl: wer glaubt, er könn vergleichen
die Huld, die von Euch niedertaut, dem schalen
und schwachen Werke mein, muß unrecht haben.

Der Geist, die Kunst und das Gedächtnis weichen;
ein himmlisches Geschenk kann nicht bezahlen
ein Sterblicher, und gäb er tausend Gaben.*

QUANTO intender quì puote umano ingegno
per lungo studio con la scorta cara
de ciel, dal cui bel lume il ver s'impara,
credo ch'intenda il vostro spirto degno:

Sicch'io non già per dar luce o sostegno
al raggio della vostra e salda e rara
fede, per l'opre al mondo omai sì chiara,
ch'a noi dell'altro è ben securo pegno,

l'immagin di colui v'envio, ch'offerse
al ferro in croce il petto, onde in voi piove
dell'acqua sacra sua sì largo rivo;

ma sol perchè il Signor qua giuso altrove
più dotto libro mai non vi s'aperse,
per là su farvi in sempiterno vivo.

Dieweil den Menschengeist Ihr könnt verstehen
nach langem Streben, das mit Beistand ehrt
der Himmel, dessen Glanz die Wahrheit lehrt,
glaub ich, kann dies nicht Eurem Geist entgehen,

daß nicht, um Licht zu schenken, beizustehen
dem Strahl des Glaubens, stark und unversehrt,
nur um des Werkes willen, uns so wert,
weil wir in ihm ein Pfand des Himmels sehen,

ich von Euch wünsch das Bildnis* des, der bot
am Kreuz dem Speer die Brust, daß heil'ge Flut
in breitem Strome sich auf Euch könn senken

und daß der Herr Euch, der gerecht und gut
ist (nichts macht weiser als sein Tod),
dort oben kann das ew'ge Leben schenken.

FELICE spirto, che con zelo ardente,
vecchio alla morte, in vita il mio cor tieni,
e fra mill'altri tuo' diletti e beni
me sol saluti fra più nobil gente;

come mi fosti agli occhi, or alla mente,
per l'altru' fiate, a consolar mi vieni:
onde la speme il duol par che raffreni,
che non men che 'l desio l'anima sente.

Dunque trovando in te chi per me parla,
grazie di te per me fra tante cure,
tal grazia ne ringrazia chi ti scrive.

Che sconcia e grande usur saria a farla,
donandoti turpissime pitture
per riaver persone belle e vive.

Glückselig Wesen, das vor Eifer glüht,
mein altes Herz, dem Tod nah, zu beleben:
du hast mir Freuden tausendfach gegeben;
dein Gruß ist's, der aus Edlern mich ersieht.

Wie erst dem Blick, so nahst du dem Gemüt
nun, mich mit deinem Troste zu umschweben;
die Hoffnung scheint die Schmerzen zu beheben,
bis nur noch Sehnsucht meine Seel' durchzieht.

Du bist das Wesen, welches spricht für mich;
du schenkst mir Huld in vielen Sorgen; dir
dankt schlecht, wer schreibend will an dich gelangen.

Was für ein Wucher wär es, schenkte ich
dir schlechte Bilder, um von dir dafür
lebend'ge, schöne Menschen zu empfangen!

Questa immagin, Signor, quei raggi ardenti,
che mostra spesso al vostro acceso core,
mentre infiammato voi d'eterno ardore,
gli spirti avete in lei paghi e contenti;

serba ancor sì vivaci e sì lucenti,
ch'io mirando sovente il bel splendore,
tremo, ardo, piango, e bramo a tutte l'ore
di tener gli occhi in lei fissi ed intenti;

dicendo: o vedess'io, quando il gran Sole,
quasi in chiaro cristallo, arde e risplende
nella lucida vostra alma beata;

ed ella le faville ardenti e sole
ricevute da lei lieta gli rende,
e ne riman via più, che prima, ornata.

Dies Bild, Herr, das mit hellen Strahlen gleißt,
die oft es Eurem glühnden Herzen leiht,
dieweil in ew'ger Glut entflammt Ihr seid:
in ihm habt Ihr besänftigt Euren Geist.

Doch also leuchtend und lebendig preist
es ihn, daß staunend vor der Helligkeit
ich bebe, glühe, wein', und alle Zeit
mein Blick es anzuschauen sich befleißt.

Ich sag: o säh ich, wie der große Glanz
als wie in leuchtendem Kristall erglüht
in Eurer Seele, strahlend und beglückt,

bis sie die glühnden Funken, die sie ganz
von ihm empfing, mit fröhlichem Gemüt
zurückgibt, mehr als je vordem geschmückt!

COM'ESSER, Donna, può quel c'alcun vede
per lunga sperienza, che più dura
l'immagin viva in pietra alpestra e dura,
che 'l suo fattor, che gli anni in cener riede?

La causa all'effetto inclina e cede,
onde dall'arte è vinta la natura.
I' 'l so, che 'l provo in la bella scultura,
c'all'opra il tempo e morte non tien fede.

Dunque posso ambo noi dar lunga vita
in qual sia modo, o di colore o sasso,
di noi sembrando l'uno e l'altro volto;

sì che mill'anni dopo la partita
quanto voi bella foste, e quant'io lasso
si vegga, e com'amarvi i' non fu' stolto.

Wie kommt es, Herrin, was ein jeder sehen
kann und erfahren, daß ein läng'res Sein
beschieden ist dem Bild aus hartem Stein
als dem, der's schuf? Zu Staub muß er verwehen.

Der Schöpfer wird vorm Werke nicht bestehen,
die Kunst besieget die Natur allein;
ich weiß es, denn die Bildnerei ist mein
Beruf: vorm Bild muß Zeit und Tod vergehen.

So kann ich langes Leben leihn uns beiden
in Farben oder Stein, damit von Dauer
das eine und das andre Antlitz blieben,

so daß noch tausend Jahr' nach unserm Scheiden
man sieht, wie schön Ihr war't und ich voll Trauer,
und daß kein Tor ich war, Euch so zu lieben.

Non ha l'ottimo artista alcun concetto
c'un marmo solo in sè non circoscriva
col suo soverchio; e solo a quello arriva
la man che ubbidisce all'intelletto.

Il mal ch'io fuggo, e 'l ben ch'io mi prometto,
in te, Donna leggiadra, altera e diva,
tal si nasconde; e perch'io più non viva,
contraria ho l'arte al disiato effetto.

Amor dunque non ha, nè tua beltate,
o durezza, o fortuna, o gran disdegno,
del mio mal colpa, o mio destino o sorte,

se dentro del tuo cor morte e pietate
porti in un tempo, e che 'l mio basso ingegno
non sappia, ardendo, trarne altro che morte.

Es hat der beste Künstler keinen Plan,
den nicht ein einz'ger Marmorblock enthielte,
doch nur *der* Hand gelingt es, ihn zum Bilde
zu formen, die dem Geist ist untertan.

Das Bös' und Gute, das ich flieh und ahn,
verbirgt sich so in dir, du göttlich milde
und hohe Frau; nach meinem Leben zielte
die Kunst, sie wiedersetzt sich meinem Wahn.

Drum ist nicht Liebe oder Schönheit schuld
an meinem Leid, noch daß du mir nicht leihst
Gehör, nicht Schicksal, nicht ein hart Gebot,

wenn du in deinem Herzen Tod und Huld
zugleich trägst, und wenn dann mein schwacher Geist
erglühend nur zu wählen weiß den Tod*.

Non è sempre di colpa aspra e mortale
d'una immensa bellezza un fero ardore,
se poi si lascia liquefatto il core,
che 'n breve il penetri un divino strale.

Amore isveglia e desta e 'impenna l'ale
nè l'alto vol prescrive al van furore;
qual primo grado, c'al suo creatore,
di quel non sazia, l'alma ascende e sale.

L'amor di quel ch'i' parlo in alto aspira;
Donna, è dissimil troppo; e mal conviensi
arder di quella al cor saggio e virile.

L'un tira al cielo, e l'altro in terra tira;
nell'alma l'un, l'altr'abita ne' sensi,
e l'arco tira a cose basse e vile.

Nicht immer ist es Sünde, darzubringen
unendlich großer Schönheit wilde Glut,
wenn also sie das Herz erweicht, daß gut
und bald ein hehrer Pfeil es kann durchdringen.

Die Liebe weckt, beflügelt, löst die Schwingen,
was leere Gier der Sinne niemals tut,
ist eine Stufe, drauf die Seele ruht,
zu Gott zu steigen aus den niedern Dingen.

Die Liebe, die ich mein', will reiner werden;
schlecht ziemt's dem männlich weisen Herzen, innen
zu hegen, Herrin, jenes glühnde Scheinen.

Die zieht zum Himmel, *jene* zu der Erden,
die wohnt im Geist und *jene* in den Sinnen,
nach niedren Dingen zielt sie und gemeinen.

DAL ciel discese, e col mortal suo, poi
che visto ebbe l'inferno giusto e 'l pio,
ritornò vivo a contemplare Dio,
per dar di tutto il vero lume a noi.

Lucente stella, che co' raggi suoi
fe' chiaro, a torto, il nido, ove nacqu'io,
nè sare' il premio tutto 'l mondo rio;
tu sol, che la creasti, esser quel puoi.

Di Dante dico, che mal conosciute
fur l'opre sue da quel popolo ingrato,
che solo a' giusti manca di salute.

Foss'io pur lui! c'a tal fortuna nato,
per l'aspro esilio suo, con la virtute,
dare' del mondo il più felice stato.

Vom Himmel kam er her und sah mit Beben
die Hölle, die Gericht und Sühn' enthält,
und kehrte, Gott zu schaun, zurück beseelt,
um uns von allem wahres Licht zu geben.

Ein Stern, von dem zu Unrecht Strahlen schweben
hoch überm Neste, wo ich kam zur Welt;
die ganze Erde wär ihm kein Entgelt,
nur du, ihr Schöpfer, kannst drauf Recht erheben.

Von Dante red ich, dessen Werk nur schlecht
von einem undankbaren Volke ward
erkannt, das Dank den Edlen vorenthält.

Wär ich nur er! Mir wär solch Schicksal recht;
ich gäbe, hätt ich seine Kraft und Art,
für sein Exil das höchste Glück der Welt.

Quanto dirne si de' non si può dire,
chè troppo agli orbi il suo splendor s'accese;
biasmar si può più 'l popol che l'offese,
c'al suo men pregio ogni maggior salire.

Questo discese a' merti del fallire
per l'util nostro, e poi a Dio ascese,
e le porte, che 'l ciel non gli contese,
la patria chiuse al suo giusto desire.

Ingrata, dico, e della sua fortuna
a suo danno nutrice; ond'è ben segno
c'a' più perfetti abbonda di più guai.

Fra mille altre ragion sol ha quest'una:
se par non ebbe il suo esilio indegno,
simil uom nè maggior non nacque mai.

DAS, was man sagen müßt, kann man nicht sagen,
da allzu weh sein Glanz den Blinden täte;
man kann das Volk nur tadeln, das ihn schmähte;
der Größte kann ihm nachzugehn nicht wagen.

Er stieg für uns hinab bis zu den Plagen
der Schuld'gen und empor zu Gottes Stätte;
die Tür, die Gott ihm nicht verschlossen hätte,
hat seine Heimat vor ihm zugeschlagen.

Die Undankbare schuf, so will mir scheinen,
ihr eignes Unheil; denn dies ist das Zeichen:
der Beste ward zu größtem Leid erkoren.

Aus tausend Gründen hat sie diesen einen:
nie ward verbannt ein Edler seinesgleichen,
ein Größerer als er ward nie geboren.

La Notte, che tu vedi in sì dolci atti
dormir, fu da un Angelo scolpita
in questo sasso, e perchè dorme ha vita.
Destala, se nol credi, e parleratti.

AUF DIE «NACHT» DES BUONARROTO VON GIOVANNI STROZZI*

DIE Nacht, die du mit lieblichen Gebärden
hier ruhn siehst, meißelte aus diesem Stein
ein Engel, und sie muß lebendig sein.
Weck sie und glaub; es wird dir Antwort werden!

Caro m'è 'l sonno, e più l'esser di sasso,
mentre che 'l danno e la vergogna dura,
non veder, non sentir, m'è gran ventura:
però non mi destar, deh! parla basso.

Die Nacht:
Ich lieb den Schlaf; doch daß ich Stein bin, preise
ich höher, da nur Schmach und Leid bestehen.
Glück ist es mir, nichts hören und nichts sehen,
drum wecke mich nicht auf; o sprich ganz leise!

PERCHE Febo non torc'e non distende
d'intorn'a questo globo fredd' e molle
le braccia sue lucenti, il vulgo volle
notte chiamar quel sol che non comprende.

E tant'è debol, che s'alcun accende
un picciol torchio, in quella parte tolle
la vita dalla nott', e tant'è folle
che l'esca col fucil la squarcia e fende.

E se gli è pur che qualche cosa sia,
cert'è figlia del sol e della terra;
chè l'un tien l'ombra, e l'altro sol la cria.

Ma sia che vuol, che pur chi la loda erra,
vedova, scur', in tanta gelosia,
c'una lucciola sol gli può far guerra.

AN DIE NACHT

WEIL Phöbus nicht umschlingt und überwacht
den kalten, feuchten Erdball immerfort
mit lichten Armen, nennt des Volkes Wort
die Sonne, die es nicht begreifet, Nacht.

So schwach ist sie: wenn einer nur entfacht
ein kleines Licht, so stirbt an jenem Ort
die Nacht; so töricht ist sie, daß sofort
durch Glut und Zunder sie zerbirst mit Macht.

Und ist sie dennoch etwas: sicher wird
die Tochter sie von Sonn' und Erde sein;
die eine birgt, die andre schafft den Schatten.

Sei's wie es wolle: wer sie preist, der irrt.
Verwitwet, schwarz, voll Argwohn ist sie; ein
Johanniswurm bringt schon sie zum Ermatten.

O NOTT', o dolce tempo, benchè nero,
con pace ogn'opra sempr'al fin assalta.
Ben ved' e ben intende chi t'esalta,
e chi t'onor', ha l'intellett'intero.

Tu mozzi e tronchi ogni stanco pensiero,
che l'umid'ombra et ogni quiet'appalta,
e dall'infima parte alla più alta
in sogno spesso porti, ov'ire spero.

O ombra del morir, per cui si ferma
ogni miseri', a l'alma, al cor nemica,
ultimo degli afflitti e buon rimedio;

tu rendi sana nostra carn'inferma,
rasciugh' i pianti, e posi ogni fatica,
e furi a chi ben vive ogn'ir' e tedio.

O NACHT, trotzdem du schwarz bist, holde Zeit!
In Ruh will jedes Werk zu Ende gehen;
wer Lob dir zollt, kann schauen und verstehen,
und wer dich preist, ist voll Verständigkeit.

Du brichst entzwei des Denkens Müdigkeit,
dein feuchter Schatten gibt uns Ruh zu Lehen;
aus tiefsten Tiefen zu den höchsten Höhen
des Himmels trägst du oft im Traum mich weit.

O Bild des Tods! Du stillest Leid und Sehnen,
die Herz und Seele feind gesinnt sind, du,
des Kummers Ende, heilende Arznei!

Du machst das kranke Fleisch gesund; die Tränen,
sie trocknest du und bringst dem Müden Ruh;
Gerechte machst von Zorn und Schmerz du frei.

Nel dolce d'una immensa cortesia,
dell'onor, della vita alcuna offesa
s'asconde e cela spesso, e tanto pesa,
che fa men cara la salute mia.

Chi gli omer'altru' 'mpenna e po' tra via
a lungo andar la rete occulta ha tesa,
l'ardente carità d'amore accesa
là più l'ammorza, ov'arder più desia.

Però, Luigi mio, tenete chiara
la prima grazia, ond'io la vita porto,
che non si turbi per tempesta o vento.

L'isdegno ogni mercè vincere impara,
e s'i' son ben del vero amico accorto,
mille piacer non vaglion un tormento.

In eine süße, große Liebe schließt
und hüllt sich oftmals ein, wer irgendwo
vom Leben ward verwundet; sie wiegt so
viel, daß mein Wohlsein wen'ger wert mir ist.

Wer andern weh tat und dann voller List
verborgne Netze spannte, eh er floh,
der löscht die Lieb', je mehr sie lichterloh
gebrannt, nur um so sichrer aus durch Zwist.

Drum, mein Luigi, halte wert und hüte
die erste Huld, die mir das Leben gab,
daß nicht durch Sturm und Wind sie werd versehrt!

Verachtung lehrt besiegen jede Güte;
wenn ich den wahren Freund gefunden hab,
sind tausend Freuden eine Qual nicht wert.

Colui che fece, e non di cosa alcuna,
il tempo, che non era anzi a nessuno,
ne fè d'un due, e diè 'l sol alto all'uno,
all'altro, assai più presso, diè la luna.

Onde 'l caso, la sorte e la fortuna
in un momento nacquer di ciascuno;
et a me consegnaro il tempo bruno,
come a simil nel parto e nella cuna.

E come quel che contrafà se stesso,
quando è ben notte, più buio esser suole,
ond'io di far ben mal m'affliggo e lagno.

Pur mi consola assai l'esser concesso,
far giorno chiar mia oscura notte al sole,
che a voi fu dato al nascer per compagno.

Der, welcher aus dem Nichts erschuf die Zeit,
die keinem je zuvor zu eigen war,
schied sie; dem Tag bot er die Sonne dar,
der Nacht des nähern Mondes Helligkeit.

Und jedes Menschen Los, sein Glück und Leid,
in jenem Augenblicke sich gebar;
mir fiel das Dunkel zu und gab fürwahr
mir seit Geburt und Wiege das Geleit.

Wie einer, der sich selbst verspottet (mehrt
doch auch das Dunkel mit der Nacht sich), klag
ich gramerfüllt, nach Bösem nur zu streben;

doch tröstet mich, daß es mir ward gewährt,
daß meine Nacht erhellt der Sonnentag,
der Euch von Anfang zum Geleit gegeben.

Condotto da molt'anni all'ultim'ore,
tardi conosco, o mondo, i tuoi diletti:
la pace, che non hai, altrui prometti,
e quel riposo c'anzi al nascer muore.
La vergogna e 'l timore
degli anni, c'or prescrive
il ciel, non mi rinnova
che 'l vecchio e dolce errore,
nel qual chi troppo vive
l'anim' ancide, e nulla al corpo giova.
Il dico, e so per prova
di me, che 'n ciel quel solo ha miglior sorte,
ch'ebbe al suo parto più presso la morte.

Zur letzten Zeit geführt von vielen Jahren,
erkenn ich spät, o Welt, der Freuden Last:
versprichst uns Frieden, den du selbst nicht hast,
und Ruh, die stirbt, eh wir geboren waren.
Die Schmach und Furcht von Jahren,
die mir der Himmel jetzt
bemißt, erneut des süßen
und alten Traums Gefahren;
wer sich zu sehr ergötzt,
zerstört die Seele, und sein Leib muß büßen.
Ich sag und muß es wissen,
daß droben der das beste Los erwirbt,
der, kaum daß er geboren ist, schon stirbt.

Quand' il ministro de' sospir mie' tanti
al mondo, agli occhi miei, a sè si tolse,
natura, che fra noi degnar lo volse,
restò in vergogna, e chi lo vide in pianti.

Ma non come degli altri oggi si vanti
del sol del sol, c'allor ci spense e tolse,
morte, c'amor ne vinse e farlo il tolse
in terra vivo e 'n ciel fra gli altri santi.

Così credette morte iniqua e rea
finir il suon delle virtute sparte,
e l'alma, che men bella esser potea.

Contrari effetti alluminan le carte
di vita più che in vita non solea,
e morto ha 'l ciel, c'allor non avea parte.

AUF DEN TOD DER VITTORIA COLONNA

Als sie, der Grund von meinen Seufzern allen,
der Welt, sich selbst und meinem Blick entschwand*,
stand die Natur voll Scham, die sie gesandt,
und wer sie sah, fühlt' heiße Tränen fallen.

Doch soll der Tod sich nicht darin gefallen,
daß er der Sonnen Sonne uns entwand;
die Liebe siegte, die sie lebend fand
hier und im Himmel bei den Heil'gen allen.

Der Tod erhoffte ruchlos, daß zunichte
der Ruhm sei, der sie weit und breit umgeben,
daß ihre Seele wen'ger schön erschein.

Das Gegenteil bewirkten die Gedichte:
sie ist lebendiger als einst im Leben;
durch Tod ging sie ins ew'ge Leben ein.

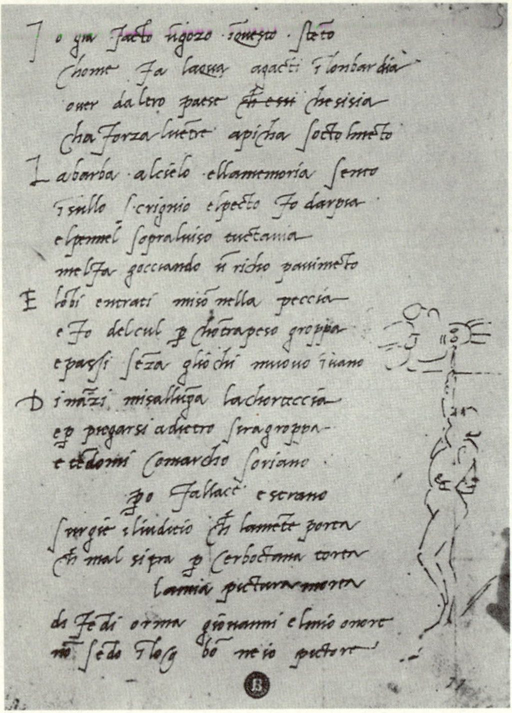
Io gia facto ū gozo ī questo stēto
chome fa laqua agacti ī lombardia
over dalctro paese chessisia
cha forza luētre apicha socto lmēto
La barba alcielo ellamemoria sento
ī sullo scrignio elpecto fo darpia
elpennel sopralviso tuctavia
melfa gocciando ū richo pavimēto
E lombi entrati miso nella peccia
e fo delcul p chōtrapeso groppa
e passi sēza gliochi muovo ī vano
Dinanzi misallunga lachorteccia
ep piegarsi adietro siragroppa
e tēdomi chomarcho soriano
po fallace e strano
surgie il iudicio che lamēte porta
che mal si tra p cerbottana torta
la mia pictura morta
difēdi orma giovanni elmio onore
nō sendo ī loco bō nē io pictore

Sonett in der Handschrift Michelangelos

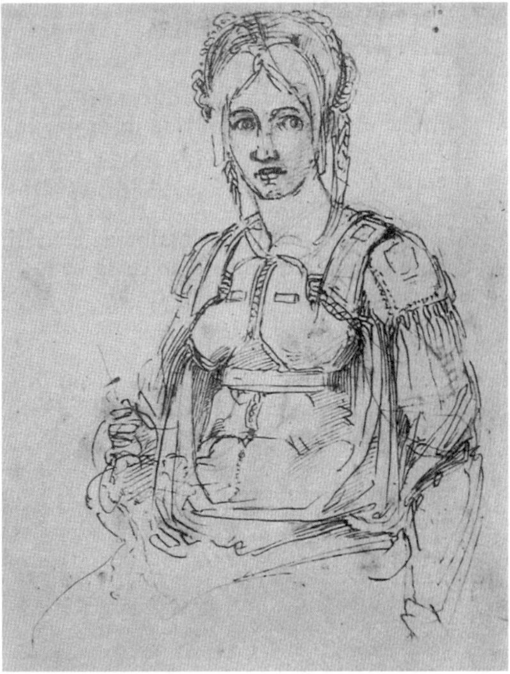

Frau in Idealkostüm

Se il mio rozzo martello i duri sassi
forma d'uman aspetto or questo or quello,
dal ministro, che 'l guida iscorge e tiello,
prendendo il moto va con gli altrui passi.

Ma quel divin, che in cielo alberga e stassi,
altri, e sè più, col proprio andar fa bello;
e se nessun martel senza martello
si può far, da quel vivo ogni altro fassi.

E perchè 'l colpo è di valor più pieno
quant'alza più se stesso alla fucina,
sopra 'l mio, questo al ciel n'è gito a volo.

Onde a me non finito verrà meno,
s'or non gli dà la fabbrica divina
aiuto a farlo, c'al mondo era solo.

Wenn hier mein Hammer formt aus hartem Stein
bald die, bald jene menschliche Figur,
folgt er der Hand des Meisters und der Spur,
die sie ihn führt, und regt sich nicht allein.

Doch jener göttliche im Himmel: rein
von sich aus schafft er schön die Kreatur,
und wie ein Hammer durch den andern nur
entsteht, wirkt jener alles andre Sein.

Und weil ein Hammer um so schwerer wiegt,
je mehr er überm Amboß sich erhoben,
schwang dieser hoch zum Himmel sich empor.

Der meine aber, unvollendet, liegt
darnieder, kommt ihm Hilfe nicht von oben
und schmiedet ihn, der einsam sich verlor.

I' fu', già son molt'anni, mille volte
ferito e morto, non che vinto e stanco,
da te, mia colpa; e or col capo bianco,
riprenderò le tue promesse stolte?

Quante volte ha' legate, e quant'isciolte
le triste membra, e sì spronato il fianco,
c'appena posso ritornar meco, anco
bagnando il petto con lacrime molte!

Di te mi dolgo, amor, con teco parlo,
sciolto da tue lusinghe, a che bisogna
prender l'arco crudel, tirare a voto?

Al legno incenerato sega o tarlo
o dietro a un corredo è gran vergogna
c'ha perso e ferma ogni destrezza e moto.

Du konntest tausendmal mich zwingen, schwächen,
verletzen, töten schon seit vielen Jahren
durch meine Schuld; nun soll mit weißen Haaren
ich glauben deinem törichten Versprechen?

Wie oft konnt'st du mich binden, und zerbrechen
das Band! Die Flanken haben oft erfahren
den Sporn, so daß ich kaum mich konnt bewahren,
die Brust benetzend mir mit Tränenbächen.

Dich, Liebe, klag ich an, dir gilt mein Wort!
Dein Schmeicheln trügt, du zielst mit deinen Pfeilen
ins Leere, nimmst den Bogen du hervor.

Verkohltes Holz scheucht Wurm und Säge fort,
und schmählich ist es, einem nachzueilen,
der alle Kraft und allen Schwung verlor.

Tornami al tempo, allor che lenta e sciolta
al cieco ardor m'era la briglia e 'l freno;
rendimi 'l volto angelico e sereno,
onde fu seco ogni virtù sepolta;

e' passi spessi e con fatica molta,
che son sì lenti a chi è d'anni pieno;
tornami l'acqua e 'l foco in mezzo 'l seno,
se vuo' di me saziarti un'altra volta.

E s'egli è pur, amor, che tu sol viva
de' dolci amari pianti de' mortali,
d'un vecchio, stanco oma' puo' goder poco;

chè l'alma, quasi giunta all'altra riva,
fa scudo a' tuo' di più pietosi strali;
e d'un legn'arso fa vil prova il foco.

Lass mich die alten Zeiten wiederhaben,
da loser Zaum nur band die Gluten mein;
gib mir zurück das Antlitz engelrein,
mit welchem jede Tugend ward begraben!

Gib mir der vielen Schritte schweres Traben,
die also langsam sind beim Ältersein;
gib Glut und Tränen mir ins Herz hinein,
wenn du an mir dich nochmals willst erlaben!

Da, Liebe, du nur dann lebendig bist,
wenn bittersüßes Weinen uns entquillt,
wozu ist dir ein müder Alter gut?

Die Seele, nah dem andern Ufer, ist
vor deinen milden Pfeilen wie ein Schild,
und an verkohltem Holz erlischt die Glut.

Se con lo stile o coi colori avete
alla natura pareggiato l'arte,
anzi a quella scemato il pregio in parte,
che 'l bel di lei più bello a noi rendete;

poi che con dotta man posto vi sete
a più degno lavoro, a vergar carte,
quel chi vi manca, a lei di pregio in parte,
nel dar vita ad altrui, tutto togliete.

Che se secolo alcuno omai contese
in far bell'opre, almen cedale, poi
che convien, c'al prescritto fine arrive.

Or le memorie altrui, già spente, accese
tornando, fate or che fian quelle e voi
malgrado d'esse, eternamente vive.

AN GIORGIO VASARI*

Wenn mit dem Pinsel und mit Farben Ihr
Natur und Kunst einander brachtet nah,
nein, jener gar den Preis entwandet, da
Ihr schöner uns zurückgebt ihre Zier;

nun da Ihr Bücher schreibt und das Papier
zu würd'germ Werke Eure Hand ersah,
raubt jener Ihr den Preis, denn jetzt geschah,
was Euch gefehlt: Ihr spendet Leben hier.

Mocht ein Jahrhundert auch sich mit ihr messen
in schönen Werken, mußt es ihr doch weichen,
wenn es das Ziel erreicht, das ihm gegeben.

Nun, da Ihr neu entzündet, was vergessen
schon war, schenkt jenen Ihr und Euch desgleichen,
trotz der Natur, ein unvergänglich Leben.

VORREI voler, Signor, quel ch'io non voglio.
Tra 'l foco e 'l cor di ghiaccio un vel s'asconde,
che 'l foco ammorza; onde non corrisponde
la penna all'opre, e fa bugiardo 'l foglio.

I' t'amo con la lingua, e poi mi doglio,
c'amor non giunge al cor; nè so ben onde
apra l'uscio alla grazia, che s'infonde
nel cor, che scacci ogni spietato orgoglio.

Squarcia 'l vel tu, Signor! Rompi quel muro
che con la sua durezza ne ritarda
il sol della tua luce al mondo spenta!

Manda 'l predetto lume a noi venturo,
alla tua bella sposa, acciò ch'io arda,
il cor senz'alcun dubbio, e te sol senta.

Ich möcht ins Ungewollte, Herr, mich fügen;
ein eis'ger Schleier trennt mein Herz vom Licht
und löscht die Glut; und was ich schrieb, paßt nicht
zu meinem Tun und straft die Blätter Lügen.

Ich lieb mit Worten dich und muß mich rügen,
daß Lieb' ans Herz nicht rührt, daß ich nicht schlicht
mich auftu deiner Gnade, welche bricht
ins Herz, dem Hochmut nicht mehr kann genügen.

Zerreiß den Schleier, Herr, zerbrich die Mauer,
die uns mit hartem Stein vom Glanze trennt
des Lichts, das dieser Welt erlischt und schwindet!

Send des verheißnen Leuchtens künft'ge Dauer
du deiner schönen Braut, daß mir entbrennt
das Herz und ohne Furcht nur dich empfindet.

Non può, Signor mio car, la fresca e verde
età sentir, quant'a l'ultimo passo
si cangia gusto, amor, voglie e pensieri.

Più l'alma acquista, ove più 'l mondo perde;
l'arte e la morte non va bene insieme:
che convien più, che di me dunque speri?

Nicht kann, mein teurer Herr, die Jugend spüren,
wenn frisch sie grünt, wie sehr bei jedem Schritt
sich wandeln Lust und Liebe, Wunsch und Denken.

Wird reich die Seele, muß die Welt verlieren.
Es passen Kunst und Tod nicht gut zusammen.
Wie kannst du noch dein Hoffen auf mich lenken?

GIUNTO è già 'l corso della vita mia,
con tempestoso mar per fragil barca,
al comun porto, ov'a render si varca
conto e ragion d'ogn'opra trista e pia.

Onde l'affettuosa fantasia,
che l'arte mi fece idol' e monarca,
conosco or ben, com'era d'error carca,
e quel c'a mal suo grado ogn'uom desia.

Gli amorosi pensier, già vani e lieti,
che fien'or, s'a due morti m'avvicino?
D'una so 'l certo, e l'altra mi minaccia.

Nè pinger nè scolpir fia più che quieti
l'anima volta a quell'amor divino
c'aperse, a prender noi, 'n croce le braccia.

Erreicht hat meine Lebensfahrt auf Wogen
des wilden Meers in einem morschen Kahn
den Port, wo man für das, was man getan
an Gut' und Bös', wird zu Gericht gezogen.

Die holden Phantasien, die mich belogen,
da sie die Kunst zum Abgott mir ersahn,
erkenn ich nun als Irrtum; jedermann
wird, sich zur Pein, von seinem Wunsch betrogen.

Verliebtes Träumen, also leicht und leer,
was nun, da mir zwei Tode nahn? Der erste
ist mir gewiß, der andre droht und schreckt.

Nicht Malen und nicht Meißeln schenket mehr
der Seele Ruh; sie eilt zum Kreuz, wo hehrste
Allgüte hält die Arme ausgestreckt*.

GL'ANNI, che visse quel' che fece l'arca
passerei, Buonarroto, in alta via,
poggiando à par' al gran' profeta Elia
sovra le nubi in la celeste barca.

Ragion' non hà più in tè la crudel parca,
che la fama mortal' e i corpi oblia:
resti immortal' fra noi et compagnia
farai al divin' tuo Dante et Petrarca.

Fuggi dei lordi, avari, ingrati, preti
l'orme, che el tuo disegno alto et divino
rompon, l'idee, l'animo et le braccia.

Torna et fà Cosmo et Flora allegri et lieti
et mè, che hò già smarrito il tuo cammino,
et gl'altri, che di tè seguon' le traccia.

An Jahren wirst du, Buonarroto, den
besiegen, der die Arche baute, und
wie der Prophet Elias, welcher stund
im Himmelswagen, fliehn in Wolkenhöhn.

Die Parze wird an dir vorübergehn,
die Leib und Ruhm zerstört bis in den Grund;
du bleibst unsterblich unter uns, im Bund
wirst du mit Dante und Petrarca stehn.

Du fliehst, die häßlich, neidisch sind und roh,
die dir zerbrechen, was du dir nahmst vor,
und was an Leib und Seel' dir widerfuhr.

Kehr um, mach Cosimo und Flora froh*
und mich, der deinen Weg ich schon verlor,
und alle, welche folgen deiner Spur.

Le favole del mondo m'hanno tolto
il tempo dato a contemplare Iddio;
nè sol le grazie sue poste in oblio,
ma con lor, più che senza, a peccar volto.

Quel c'altri saggio, me fa cieco e stolto,
e tardi a riconoscer l'error mio.
Manca la speme, e pur cresce 'l desio,
che da te sia dal proprio amor disciolto.

Ammezzami la strada c'al ciel sale,
Signor mio caro, e a quel mezzo solo
salir m'è di bisogno la tua 'ita.

Mettimi in odio quanto 'l mondo vale,
e quanto sue bellezze onoro e colo,
c'anzi morte caparri eterna vita.

Der Welt Gerede raubte mir die Zeit,
die mir verliehn war, daß ich Gott betrachte.
Nicht nur, daß seiner Gnad' ich nicht gedachte;
trotz ihrer war zur Sünde ich bereit.

Was andre klug macht, führt in Albernheit
und Blindheit mich, daß ich des Fehls nicht achte.
Die Hoffnung schwand, jedoch der Wunsch erwachte,
daß ich durch dich von Dünkel werd befreit.

Verkürze mir den Weg zum Himmel, mein
Erretter! Selbst wenn halb so lang er wäre,
brauch deine Hilf' ich, daß ich nicht verderbe.

Laß mir den Wert der Welt verächtlich sein
und ihre Schönheit, die ich lieb und ehre,
daß vor dem Tod ich ew'ges Leben erbe!

Scarco d'un importuna e grave salma,
Signor mio caro, e dal mondo disciolto,
qual fragil legno, a te stanco rivolto
da l'orribil procella in dolce calma.

Le spine e' chiodi, e l'una e l'altre palma
col tuo benigno umil pietoso volto
prometton grazia di pentirsi molto,
e speme di salute a la trist'alma.

Non mirin con giustizia i tuo' sant'occhi
il mio passato, e 'l castigato orecchio
non tenda a quello il tuo braccio severo.

Tuo sangue sol mie colpe lavi e tocchi,
e più abbondi, quant'i' son più vecchio,
di pront'aita e di perdon'intero.

Befreit von läst'ger Bürde kehr am Ende,
mein teurer Herr, gelöst vom Weltgeschick,
ich wie ein schwanker Kahn zu dir zurück
aus wildem Sturm zu ruhigem Gelände.

Die Dornen, Nägel, deine beiden Hände,
dein milder, gütiger und frommer Blick
verheißen dem, der tief bereut, das Glück
des Heils, auf daß die Seele Frieden fände.

Verurteilt nicht, ihr heil'gen Blicke, mein
vergangnes Leben; leih dein Ohr nicht hin,
reck nicht nach mir des Arms Gerechtigkeit!

Dein Blut nur rühr mich an und wasch mich rein;
verschwende doch, je mehr ich älter bin,
an mich die Gnade, welche ganz verzeiht!

CARICO d'anni e di peccati pieno,
e col trist'uso radicato e forte,
vicin mi veggio a l'una e l'altra morte,
e parte 'l cor nutrisco di veleno.

Nè proprie forze ho, c'al bisogno sieno
per cangiar vita, amor, costume o sorte,
senza le tue divine e chiare scorte,
d'ogni fallace corso guida e freno.

Signor mio car, non basta che m'invogli,
c'aspiri al ciel, sol perchè l'alma sia
non come prima di nulla creata.

Anzi che del mortal la privi e spogli,
prego m'ammezzi l'alta et erta via,
e fia più chiara e certa la tornata.

Erfüllt von Sünden und mit Jahren schwer
beladen, tief verwurzelt im Verderben,
seh ich mich nah dem ein' und andern Sterben,
dieweil ich noch mein Herz mit Gift ernähr.

Ich hab zu ändern keine Kräfte mehr
die Lieb', das Leben und des Schicksals herben
Verlauf, kann ich nicht deine Hilf' erwerben
als Zaum und Zügel für mein blind Begehr.

Mein teurer Herr, nicht reicht's, daß du mich heißt
den Himmel zu erflehn, damit wie eh
die Seele aus dem Nichts erschaffen sei.

Bevor du sie vom Leiblichen befreist,
bitt ich, verkürze mir den Weg zur Höh'
und mach die Rückkehr sicher mir und frei!

Mentre m'attrista e duol, parte m'è caro
ciascun pensier, c'a memoria mi riede
il tempo andato, e che ragion mi chiede
de' giorni persi, onde non è riparo:

Caro m'è sol, per c'anzi morte imparo,
quant'ogni uman diletto ha corta fede;
tristo m'è, c'a trovar grazia e mercede
negli ultim'anni a molte colpe è raro.

Che, benchè alle promesse tue s'attenda,
sperar forse, Signore, è troppo ardire,
c'ogni soverchio indugio amor perdoni.

Ma pur par, nel tuo sangue si comprenda,
se per noi par non ebbe il tuo martire,
senza misura sien tuo' cari doni.

WOHL schmerzt und kränkt mich, doch ist mir auch wert
Erinn'rung, da dem Herzen sie verriet
die Sünden und zur Rechenschaft mich zieht
für alte Zeit, die niemals wiederkehrt.

Wert ist sie mir, weil vor dem Tod sie lehrt,
wie rasch und treulos jede Lust entflieht;
hart ist sie, weil es selten nur geschieht,
daß Gnade wird in letzter Stund' beschert.

Wiewohl man hofft auf das, was uns verheißen,
ist's, Herr, ein allzu großes Wagnis doch,
zu glauben, daß du Zaudern mild verzeihst.

Doch scheint es, daß dein Blut uns will beweisen
(wie grenzenlos auch deines Leidens Joch),
daß maßlos du in deinem Lieben seist.

DI morte certo, ma non già dell'ora,
la vita è breve, e poco me n'avanza;
diletta al senso, è non però la stanza
a l'alma, che mi prega pur ch'i' mora.

Il mondo è cieco, e 'l tristo esempio ancora
vince e sommerge ogni perfetta usanza.
Spent'è la luce, e seco ogni baldanza;
trionfa il falso, e 'l ver non sorge fora.

Deh, quando fia, Signor, quel che s'aspetta
per chi ti crede, c'ogni troppo indugio
tronca la speme, e l'alma fa mortale?

Che val che tanto lume altrui prometta,
s'anzi vien morte, e senza alcun rifugio
ferma per sempre in che stato altri assale?

Des Todes sicher, doch der Stunde nimmer —
kurz ist mein Leben, lang mehr währt es kaum;
die Lust der Sinne aber ist kein Raum
für meine Seele, die ans Sterben immer

mich mahnt. Die Welt ist blind, und täglich schlimmer
hält Übles alles Gute jetzt im Zaum;
es stirbt das Licht und jeder kühne Traum;
die Falschheit siegt, es lischt der Wahrheit Schimmer.

Wann naht, o Herr, dem, welcher gläubig harrt,
sein Heil? Es raubt zu langes Säumen bloß
die Hoffnung, läßt die Seele sterblich werden.

Was nützt's, daß so viel Licht verheißen ward,
wenn uns zuvor der Tod erbarmungslos
dort festhält, wo er uns ereilt auf Erden?

S'AVVIEN che spesso il gran desir prometta
a' mie' tant'anni di molt'anni ancora,
non fa che morte non s'appressi ognora;
e là dove men duol, manco s'affretta.

A che più vita per gioir s'aspetta
se sol nella miseria Iddio s'adora?
Lieta fortuna, e con lunga dimora,
tanto più nuoce quanto più diletta.

E se talor, tua grazia, il cor m'assale,
Signor mio caro, quell'ardente zelo
che l'anima conforta e rassicura,

da che 'l proprio valor nulla mi vale,
subito allor saria da girne in cielo:
chè con più tempo il buon voler men dura.

Oftmals geschieht's, daß mir zu meinen Jahren
das Sehnen viele noch hinzu verspricht,
doch hemmt's das stete Nahn des Todes nicht;
nur dort, wo er nicht schmerzt, will er bewahren.

Was frommt's, für den Genuß sich aufzusparen,
wenn Not nur führt vor Gottes Angesicht?
Ein leicht Geschick in langem Dasein richt't
nur Schaden an, je mehr wir fröhlich waren.

Und wenn zuweilen du mein Herz erfüllt,
mein teurer Herr, mit jenes Eifers Glut,
die stets die Seele stärkt und sichrer gründet,

dieweil der eigne Wert mir nichts mehr gilt,
dann wär's zum Himmel einzugehen gut,
da mit der Zeit der gute Wille schwindet.

Se quando l'alpi et la Tedesca neve
con speranza passai di tosto havere
Roma et te, Michelangelo, a vedere,
mi fu però la dipartenza greve.

Hor che piega al'occaso il mio dì breve,
et gran mare mi vedo innanzi et schiere
d'aspre montagne e tergo et genti fere,
pensa l'animo mio qual esser deve!

Solo mi regge una superna voce,
che parla dentro al cor adhora adhora,
dicendo: Piglia questa nuova croce

per scala al cielo, ove farai tu anchora
se vivo passi la terrena foce,
co 'l Buonarroti tuo lieta dimora.

WENN ich die Alpen und den deutschen Schnee
mit jener Hoffnung überschritt, daß ich
dich, Rom, und Michelangelo, auch dich,
bald wiederseh, tut doch der Abschied weh.

Nun, da mein Leben ich sich neigen seh,
vor mir das Meer und hinten schauerlich
die vielen Berge und ein Volk, das sich
empört, denk ich, wie es mir wohl ergeh.

Doch eine innre hehre Stimme spricht
zu meinem Herzen immer, immerzu
und sagt: Nimm dieses neuen Kreuzes Pflicht

als Leiter zu dem Himmel, wo einst du,
wenn lebend du entfliehst dem ird'schen Licht,
mit Buonarroti wohnst in heit'rer Ruh.

Per croce e grazia, e per diverse pene,
son certo, Monsignor, trovarci in cielo;
ma prima c'a l'estremo ultimo anelo
goderci in terra mi parria pur bene.

Se l'aspra via coi monti et co 'l mar tiene
l'un da l'altro lontan, lo spirto e 'l zelo
non cura intoppi o di neve o di gelo,
nè l'ali del pensier lacci o catene.

Ond'io con esso son sempre con voi,
e piango e parlo del mio morto Urbino,
che vivo or, forse saria costà meco,

com'ebbi già in pensier. Sua morte poi
m'affretta e tira per altro cammino,
dove m'aspetta ad albergar con seco.

AN LODOVICO BECCADELLI, ERZBISCHOF VON RAGUSA*

DURCH Kreuz und Gnade und durch viel Beschwerden
bin ich gewiß, Hochwürden, daß wir beide
uns wiedersehn im Himmel; eh ich scheide,
würd ich jedoch Euch gern noch schaun auf Erden.

Wenn rauher Weg und Berg und Meer uns wehrten
das Nahsein, so vereint der Geist die Weite
voll Frost und Schnee; Gedankenflug befreite
sich von den Ketten stets, die ihn beschwerten.

So denk ich immerfort an Euch und weine
und sprech Euch von Urbino, der entschlief;
wir würden, lebte er, bei Euch wohl weilen,

wie ich's geplant. Doch treibt sein Tod auf eine
ganz andre Bahn mich, denn dorthin berief
er mich, wo er nun meiner harrt einstweilen.

ANMERKUNGEN

Bei der Bearbeitung des vorliegenden Bandes wurde vor allem darauf geachtet, die Persönlichkeit Michelangelos von der rein menschlichen Seite her zu erfassen und diejenigen Züge seines Wesens hervorzuheben, welche nicht so sehr den großen Künstler charakterisieren — was in zahlreichen andern Publikationen über den Meister genugsam geschehen ist —, sondern die den Menschen Michelangelo mit allen seinen Nöten und Mühsalen, aber auch mit seiner Standhaftigkeit und Würde aufzeigen. Aus diesem Grunde ist in den Biographien und Briefen, in den Gesprächen und Gedichten manches weggelassen worden, was nicht zur Verdeutlichung seiner Wesensart dienen konnte oder was als nebensächlich und unbedeutend erachtet wurde. Da die meisten der angeführten Autoren keine Schriftsteller, sondern Maler waren, die, wie sie selbst betonen, in der Kunst des Schreibens wenig Übung besaßen, weisen ihre Ausführungen oft sprachliche Eigentümlichkeiten auf, die sich zuweilen in stilistische Unzulänglichkeiten, ja selbst in Entgleisungen verlieren. Weil aber in der Übertragung darnach gestrebt wurde, das Original so getreu wie möglich wiederzugeben — wovon sich ein jeder an Hand der leicht zugänglichen Fachliteratur überzeugen kann —, sind gewisse textliche Unbeholfenheiten auch in die deutsche Fassung eingegangen. Denn hätte man die Merkmale und Charaktereigentümlichkeiten der verschiedenen Stile unberücksichtigt gelassen und die bezeichnenden Unebenheiten der Prosa völlig geglättet, so wäre das Bild der Verfasser verfälscht worden und der besondere Reiz der Schilderungen und Briefe verlorengegangen.

LEBENSBERICHTE

Es ist leicht einzusehen, daß die Lebensberichte, die sich nach Möglichkeit ergänzen sollen, stark gekürzt werden mußten, damit Überschneidungen und Wiederholungen vermieden werden konnten. Beschreibungen von Kunstwerken wurden weitgehend eliminiert, da sie, besonders bei Condivi, so unanschaulich gehalten sind, daß z. B. dessen Erläuterungen zur Sixtinischen Decke ohne Zuhilfenahme einer Abbildung keine deutliche Vorstellung zu vermitteln vermögen.

In der Hauptsache wurde die «Vita di Michelangelo Buonarroti» von Condivi berücksichtigt, da sie in ihrer schlichten, treuherzigen Art des Erzählers weit ansprechender wirkt als die gewandtere, aber weniger persönliche Schreibweise Vasaris.

Seite

11 *Condivi:* Ascanio Condivi, um 1520 geboren, entstammte einer angesehenen Familie aus Ripa Transone bei Ancona. 1556 vermählte er sich mit einer Tochter aus der mit Michelangelo befreundeten Familie Caro. Bei einer Überschwemmung im Jahre 1574 kam er ums Leben. — Mit Michelangelo verband ihn eine treue Freundschadt; seine 1553 erschienene Biographie des Meisters gibt uns daher wertvolle Aufschlüsse über dessen menschliche und künstlerische Entwicklung. Condivi meint zwar, er verstehe nicht zu schreiben («rozzo scrittore ch'io mi sia...», sagt er von sich selbst), und in der Tat ist er als Stilist unzulänglich; doch hofft er, «mindestens dafür gelobt zu werden, daß er nach seiner Kraft zum Ruhme seines Meisters tätig gewesen» sei. Was ihn dazu bewog, die Lebensbeschrei-

bung Michelangelos drei Jahre nach derjenigen Vasaris herauszugeben, wird aus seiner Vorrede deutlich, wo er erklärt: «Es gibt nämlich Leute, die über diesen seltenen Menschen schreiben, ohne daß sie ihn, wie ich glaube, so gut gekannt haben wie ich; denn einerseits haben sie von ihm Begebenheiten erzählt, die sich nie ereigneten, und andererseits haben sie Dinge weggelassen, die des Erwähnens würdig gewesen wären. Ferner haben sich einige Leute, denen ich diese meine Arbeit mitgeteilt und anvertraut hatte, dieselbe auf eine Weise zu eigen gemacht, daß es scheint, als beabsichtigen sie, sich damit Ehre zu erwerben. Um daher die Mängel jener zu ergänzen und dem Unrecht dieser zuvorzukommen, habe ich mich entschlossen, mein Werk so unfertig, wie es ist, herauszugeben.» Es ist unschwer zu erkennen, daß sich diese Worte auf Giorgio Vasari beziehen. — Condivi wollte mit seinem Buch «seinem verehrten Lehrer für die großen Verpflichtungen, die er ihm schulde, etwelchen Dank abstatten und zugleich andern durch das Beispiel eines solchen Mannes dienlich sein». Außer der «Vita di Michelangelo» hat Condivi nichts herausgegeben, obschon er beabsichtigte, eine Schrift über die Kunstprinzipien des Meisteres sowie dessen Sonette und Madrigale zu veröffentlichen. Als Maler ist Condivi unbedeutend geblieben.

13 *Canossa:* Die Abstammung der Buonarroti aus dem Geschlecht der Grafen von Canossa ist nicht urkundlich belegt. Im Jahre 1520, als Michelangelo auf der Höhe seines Ruhmes stand, schrieb ihm der Graf Alexander von Canossa einen Brief (vgl. S. 181), in welchem er ihn mit «Verehrter Verwandter» anredet. Verschiedene Stellen aus Briefen Michelangelos lassen darauf schließen, daß er selbst an die Abstammung aus gräflichem Hause geglaubt hat. — Nach Davidsohns «Geschichte von Florenz» kommt die Familie Buonarroti schon im 12. Jahrhundert in dieser Stadt vor. Im Jahre 1860 starb das Geschlecht aus. Das Familienhaus an der Via Ghibellina in Florenz ist heute eine Art Museum.

Mathilde: Die Gräfin Mathilde von Toscana war mit

dem Papst Gregor VII. befreundet. Im Jahre 1115 vermachte sie ihre Güter der Kirche.

14 *Simone:* Ein Herr Simone von Canossa ist um 1250 nicht nachweisbar; auch das erwähnte Wappen existiert im Palast des Podestà nicht.

Leo: Papst Leo X. hielt sich im Dezember 1515 in Florenz auf.

15 *Lodovico:* Der Vater Michelangelos, Lodovico di Buonarroti Simoni, wurde am 11. Juni 1444 geboren. Er war in erster Ehe mit Francesca di Neri di Miniato verheiratet. Diese gebar ihm fünf Söhne: Lionardo (1473—1510), Michelangelo (1475—1564), Buonarroto (1477—1528), Giovansimone (1479—1546) und Gismondo (1481—1555). Die Mutter Michelangelos starb im Jahre 1481, als der Knabe sechs Jahre alt war. Nach ihrem Tode ehelichte der Vater die Lucrezia di Antonio di Sandro Ubaldini. Diese starb kinderlos im Jahre 1497. Lodovico verschied im Alter von neunzig Jahren nach dem 11. Juni und vor dem September 1534.

Caprese: Chiusi und Caprese lagen eine Tagereise von Florenz entfernt.

16 *Urbino:* Über Francesco von Urbino ist nichts bekannt. Außer Condivi erwähnt ihn auch Vasari.

17 *Granacci:* Francesco Granacci (1469—1544) blieb stets ein treuer Freund Michelangelos. Als dieser die Decke der Sixtinischen Kapelle ausmalte, ließ er ihn nach Rom kommen, damit er ihm helfe, schickte ihn aber, da er seinen Anforderungen nicht genügte, bald wieder nach Hause.

Ghirlandajo: Michelangelos Lehrzeit bei dem Maler Domenico Ghirlandajo (1449—1494) dauerte drei Jahre. Er verbrachte diese Zeit bei dem berühmten Meister, «um malen und seinen Beruf ausüben zu lernen». Sein Lehrer bezahlte ihm dafür vierundzwanzig Gulden.

Holland: Unter Martin von Holland ist der aus Colmar gebürtige Maler Martin Schongauer (1444—1488) zu verstehen.

20 *San Marco:* Im Garten der Mediceer bei San Marco stellte Lorenzo de' Medici (1449—1492), welcher il Ma-

gnifico = der Erlauchte genannt wurde, seine antiken Statuen auf, die er der Obhut des Bildhauers Bertoldo, eines Schülers von Donatello, anvertraute. Lorenzo war ein Freund und eifriger Förderer der Künste und Wissenschaften. Seine Sammlung blieb bis nach seinem Tode im Mediceergarten erhalten. Nach der Verbannung seines ältesten Sohnes Piero durch Karl VIII. von Frankreich, der mit dem Hause Sforza verbündet war, wurde die Sammlung verkauft; im Jahre 1512 kam jedoch der größte Teil derselben wieder an die Mediceer zurück. Heute befinden sich die Bildwerke in den öffentlichen Sammlungen von Florenz.

23 *Polizian:* Angelo Poliziano, eigentlich Angelo Cino (1454—1494), geboren zu Monte Pulciano, war Magister im Hause des Lorenzo de' Medici. Als einer der einflußreichsten Humanisten seiner Zeit schrieb er zahlreiche Werke in lateinischer und italienischer Sprache. *Zentauren:* Die griechische Sage vom Zentaurenkampf erzählt, daß zur Hochzeit des Lapithen Peirithoos mit Hippodamia oder Deidamia auch die Zentauren eingeladen waren. Der Zentaur Erythion wollte die Braut entführen, wurde aber von Theseus daran gehindert. Als auch die andern Zentauren die übrigen Frauen rauben wollten, wurden sie von den Lapithen und Hellenen nach furchtbarem Kampfe besiegt. Condivi schreibt Dejaneira für Deidamia. Michelangelos Relief vom «Zentaurenkampf» befand sich zu Condivis Zeiten in der Casa Buonarroti in Florenz.

24 *Piero:* Der älteste Sohn Lorenzos, Piero de' Medici (1471—1503), wurde im Jahre 1494 aus Florenz vertrieben. Er schloß sich dem Feldzug Ludwigs XII. gegen Neapel an; als die französische Armee in einem Kampfe besiegt wurde, ertrank Piero auf der Flucht.

25 *Holz:* Das Kruzifix befand sich ursprünglich in der von Filippo Brunelleschi erbauten Kirche Santo Spirito. Von dort wurde es nach dem zu dieser Kirche gehörenden Eremitanerkloster verbracht. Als das Kloster zu Ende des 18. Jahrhunderts aufgehoben wurde, ging das Kruzifix verloren und ist seither nicht mehr aufgefunden worden.

26 *entfernt:* Die Villa Medicea di Careggi, in der Nähe von Florenz gelegen, wurde von Cosimo de' Medici nach den Plänen des Michelozzo Michelozzi erbaut.

Bibbiena: Bernardo Divizio aus Bibbiena (1470—1520) war zunächst Sekretär des Lorenzo de' Medici und später des Kardinals Giovanni de' Medici; nachdem dieser zum Papst Leo X. gewählt worden war, ernannte er seinen Sekretär zum Kardinal von Santa Maria in Portico. Er unterhielt enge Beziehungen zu Raffael, dem er seine Nichte Maria zur Frau geben wollte. Raffael malte das Porträt Bibbienas, das sich im Prado von Madrid befindet.

27 *Bentivoglio:* Giovanni Bentivoglio (1442—1508) regierte während vierundvierzig Jahren die Stadt Bologna. Er war ein Gönner von Künstlern und Gelehrten. Im Jahre 1506 vertrieb ihn der Papst Julius II. aus Bologna. Bentivoglio floh nach Mailand und starb daselbst zwei Jahre später. Die Bentivogli kamen 1511 auf kurze Zeit nochmals nach Bologna zurück; bald darauf wurde die Stadt dem Kirchenstaate angegliedert.

Aldobrandi: Giovanfrancesco Aldobrandi entstammte einer altbolognesischen Familie und war Podestà in Lucca und Florenz. Julius II. schickte ihn als Gesandten nach Florenz und Ferrara. Der Palast der Familie Aldobrandi lag nahe bei der Kirche San Gregorio.

29 *Marmorsarg:* Die Arca di San Domenico, der Marmorsarg des heiligen Dominikus, ist als eines der bedeutendsten Kunstwerke des Mittelalters bekannt. Niccolo Pisano schuf die Reliefs; der Bildhauer Niccolo aus Bari, welcher später den Zunamen dell'Arca erhielt, vervollständigte das Werk. Er starb kurz vor Michelangelos Ankunft in Bologna.

Lorenzo: Als Sohn des Piero Francesco stammte Lorenzo de' Medici aus einer Nebenlinie dieser Familie.

30 *San Giorgio:* Der Kardinal von San Giorgio, Raffael Riario, starb in freiwilliger Verbannung in Neapel im Jahre 1521, nachdem er 1517 an einer Kardinalsverschwörung gegen den Papst Leo X. beteiligt gewesen war.

Seite

31 *wieder:* Der «Cupido» ging aus der Hand des Kardinals von San Giorgio in diejenige des Cesare Borgia über. Dieser schenkte ihn dem Herzog von Urbino; später kam er in den Besitz der Marchesa Isabella von Mantua, die darüber an ihren Gatten Francesco Gonzaga schrieb: «Per cosa moderna von ha pari» (als modernes Werk hat es nicht seinesgleichen). Im Jahre 1573 befand sich der «Cupido» noch in Mantua, seitdem ist er verschollen.
Galli: Jacopo Galli war Inhaber eines Bankgeschäftes in Rom. Er vermittelte Michelangelo des öftern Aufträge.

32 *schaffen:* Die etwas überlebensgroße Bacchusfigur zeigt — mehr als irgendein anderes Werk des Meisters — den gewaltigen Einfluß der Antike auf Michelangelo. Jacob Burckardt sagt von diesem Bildwerk im «Cicerone», es sei in dem Bestreben «auf vollkommene Durchbildung des nackten Körpers vielleicht die erste Statue (dieser Art) in der neueren Kunst». Das Werk befindet sich im Nationalmuseum zu Florenz.
wird: Condivi ist hier in einem Irrtum befangen; der Kardinal von Saint-Denis und der Kardinal von Rouen sind nicht identisch. Der Auftraggeber für die «Pietà» war der Kardinal von Saint-Denis, Jean de Villiers de la Grolaye, Gesandter Karls VIII. von Frankreich beim Papst Alexander VI. Er starb 1499 in Rom. Die «Pietà» sollte sein Grabmal zieren.
befindet: In der Kirche der Madonna della Febbre, die als Sakristei zur Peterskirche diente, blieb die «Pietà» bis 1749. Damals wurde die Kapelle abgerissen, und das Werk kam in die Peterskirche. Es gehört zu den wenigen Skulpturen, in die Michelangelo seinen Namen einmeißelte, weil er den Mailändern gegenüber, welche es dem Gobbo (Cristoforo Solari) zuschrieben, seine Autorschaft wahren wollte.

34 *Gigant:* Unter dem Giganten ist der marmorne «David» zu verstehen. Bis zum Jahre 1873 stand er vor dem Palast der Signorie; darauf wurde er in den Kuppelsaal der Akademie der schönen Künste gebracht.
Savino: Andrea dal Monte a Sansovino (1460—1529), eigentlich Andrea Contucci, lebte bis nach 1504 als

Bildhauer in Florenz; 1509 wurde er nach Rom berufen, wo er bis zu seinem Tode blieb.

36 *Größe:* Diese Bronzestatue war eine freie Nachbildung des David von Donatello. Das Werk ist heute verschollen.

wurde: Die Madonna mit dem Kind steht in der Notre-Dame-Kirche in Brügge. Im Jahre 1571 schenkte sie Pierre Mouscron, «Licencié de droit et Greffier», der genannten Kirche. Die Madonna von Brügge wurde in Marmor, nicht in Bronze ausgeführt.

Bürger: Angelo Doni und seine Gattin waren mit verschiedenen zeitgenössischen Künstlern befreundet. Die Madonna für Angelo Doni befindet sich in der Tribuna in Florenz.

starb: Papst Alexander VI. aus dem Hause Borgia starb am 18. August 1503 an Gift, welches er für seine Gäste bestimmt hatte und aus Versehen selbst erhielt.

Julius II.: Die bedeutendste Persönlichkeit unter den Päpsten der Renaissance, Julius II., der Gründer des Kirchenstaates, berief Michelangelo im Jahre 1506 nach Rom. Sein Papsttum dauerte von 1503 bis 1513.

37 *auszahlen:* Die Salviati entstammten einer vornehmen Kaufmannsfamilie. Zuerst Gegner der Medici, waren sie später eng mit diesen verbunden. Die Schwester Leos X. heiratete Jacopo Salviati.

geben: Der zur Zeit Alexanders des Großen lebende Bildhauer Deinokrates wollte den Berg Athos zu einem Koloß umformen, der auf seiner ausgestreckten Hand eine Stadt halten sollte.

38 *war:* Ripa = der Tiberhafen in Rom.

Caterina: Das Kloster Santa Caterina war an der Nordseite des alten Petersplatzes gelegen. Im 17. Jahrhundert wurde es abgetragen.

Corridor: Der gedeckte Verbindungsgang zwischen dem Vatikan und der Engelsburg wurde als Corridor bezeichnet.

wurde: Bramante, eigentlich Donato di Angelo (1444—1514), war vor allem Kirchenbaumeister. Unter Julius II. wurde nach seinen Entwürfen der Bau

Seite

der neuen St.-Peters-Kirche begonnen. Michelangelo schätzte trotz verschiedener Auseinandersetzungen, die er mit ihm hatte, Bramante als Baumeister sehr. Als er zum Leiter des Baues von St. Peter ernannt wurde, griff er auf Bramantes Grundrisse (die Form des griechischen Kreuzes) zurück.

39 *vincoli:* am Klosterbau von San Pietro in vincoli war Bramante nicht tätig.

40 *Sangallo:* Giuliano da Sangallo (1445—1516) arbeitete zunächst als Dombaumeister in Florenz, später in Rom. Im Jahre 1507 verließ er Rom für einige Zeit, weil es ihn kränkte, daß Bramantes Entwurf für die Peterskirche dem seinigen vorgezogen worden war. Noch zu Lebzeiten Bramantes wurde er zum Baumeister der Peterskirche ernannt.

43 *Soderini:* Nachdem die Medici aus Florenz vertrieben worden waren, erhielt Pietro Soderini das Amt eines Gonfaloniere der Stadt. Bis 1512 stand er an der Spitze dieser Republik; bei der Rückkehr der Medici floh er nach Ragusa. Leo X. ließ ihn nach Rom kommen; dort lebte er bis zu seinem Tode (1522).

45 *ereigneten:* Der Karton ging in den Wirren des Jahres 1512 zugrunde. Wir kennen nur einzelne Teile davon und diese nur aus Nachbildungen von Zeitgenossen Michelangelos, z. B. aus den Stichen Marc Antons und Agostino Venezianos.

reiste: Julius II. zog am 11. November 1506 unter großem Gepränge in Bologna ein und blieb dort bis zum 22. Februar 1507.

gesandt: Der Kardinal Francesco Soderini (1453—1524) war der Bruder des Gonfaloniere von Florenz.

48 *Gelehrter:* Michelangelo gab schließlich der Juliusstatue die Schlüssel Petri in die linke Hand.

zurückkehrten: Im Jahre 1511 kehrten die Bentivogli nach Bologna zurück. Am 30. Dezember dieses Jahres wurde Michelangelos Juliusstatue zerschlagen. Der Herzog Alfonso von Ferrara ließ darauf aus den Trümmern eine Kanone gießen und taufte sie zum Spott «Giulia».

Seite

48 *Sixtus IV.:* Francesco della Rovere, der Papst Sixtus IV., ließ seine Kapelle 1473 erbauen und durch berühmte Künstler ausmalen. Julius II. setzte diese Arbeiten, die durch den Tod des Sixtus unterbrochen worden waren, fort. Michelangelo begann mit der Ausmalung der Sixtinischen Decke im Mai 1507.

49 *lieben:* Raffael Santi, geb. 1483 in Urbino, wurde 1508 von Julius II. nach Rom berufen.

53 *Neffen:* Julius II. starb in seinem 69. Altersjahr am 21. Februar 1513. Seine Testamentsvollstrecker waren der Kardinal Santi Quattro (1458—1511) und der Kardinal von Agen, Leonardo Grosso della Rovere.

54 *lassen:* Leo X. (1475—1521) war der zweite Sohn des Lorenzo il Magnificio und hieß eigentlich Giovanni de' Medici. Er war prachtliebend und verschwenderisch, ein Genußmensch, aber von feiner Bildung; sein Papsttum dauerte acht Jahre.

worden: Cosimo de' Medici (1389—1464) war ein Förderer und Kenner von Künsten und Wissenschaften. Er herrschte seit 1434 über Florenz und schmückte die Stadt mit öffentlichen Bauten.

56 *war:* Leo X. starb am 1. Dezember 1521.

wurde: Hadrian VI. war der Sohn eines Utrechter Schiffszimmermanns namens Dedel. Kirchlich sehr streng gesinnt, war er allen «heidnischen Wesen» in Kunst und Wissenschaft abhold. Sein Papsttum dauerte vom 9. Januar 1522 bis zum 14. September 1523.

57 *Nachfolger:* Clemens VII., Giulio Medici, war ein natürlicher Sohn des bei der Pazziverschwörung ermordeten Giuliano.

Angedenkens: Francesco Maria della Rovere (1490 bis 1538) war ein Neffe Julius' II. Im Jahre 1508 wurde er Herzog von Urbino.

vertrieben: Am 17. Mai 1527 wurden die Medici aus Florenz vertrieben.

59 *Leben:* Es handelt sich um Baldassare Carducci, der damals Gonfaloniere di Giustizia war.

Venedig: Michelangelo floh am 21. September 1529 nach Venedig. Seine Begleiter waren Rinaldo Corsini, der Goldschmied Piloto und Antonio Mini, sein Schüler. Zur Strafe verlor der Meister sein Gehalt, und sein politisches Bürgerrecht wurde ihm auf drei Jahre entzogen. Am 30. September ward er in Florenz als Verräter geächtet. Am 20. Oktober erhielt er freies Geleit zur Rückkehr. Ende November arbeitete er wieder an der Befestigung von San Miniato.

Feinde: Florenz wurde am 12. August 1530 an die kaiserlich-päpstlichen Truppen übergeben.

61 *Datarius:* Tommaso da Prato, Bischof von Carriata, war unter Clemens VII. Vorsteher (= Datarius) der päpstlichen Kanzlei; als solcher fertigte er die päpstlichen Gnadenakte aus.

fürchtete: Alessandro Medici (um 1510 geboren), durch kaiserliches Dekret der erste Herzog von Florenz, war ein natürlicher Sohn des Lorenzo und vermählt mit der natürlichen Tochter Karls V., Margarete. Er wurde 1537 von seinem Vetter Lorenzino ermordet.

64 *gewählt:* Paul III., Farnese, war Papst von 1534 bis 1550. Er ließ das «Jüngste Gericht» in der Sixtinischen Kapelle malen.

66 *war:* Der Kardinal von Mantua (1505—1563) war Ercole Gonzaga, der Sohn der Isabella d'Este.

Arbeit: Maso del Bosco vollendete die Statue des Papstes Julius; die andern Figuren wurden dem Raffael da Montelupo in Arbeit gegeben.

Ende: Das Juliusgrabmal wurde 1545 in San Pietro in vincoli aufgestellt. Julius II. wurde in der Gruft seines Oheims Sixtus' IV. in der Peterskirche beigesetzt. Das Grabmal des Sixtus erstellte Antonio Pollaiuolo aus Erz.

67 *Vasari:* Der Baumeister und Maler Giorgio Vasari wurde im Jahre 1512 in Arezzo geboren. Als Schüler Michelangelos schrieb er eine Biographie des Meisters, die er 1551 im dritten Teil seiner «Vite degli architetti, pittori e scultori» herausgab. Michelangelo nahm die Lebensbeschreibung aus der Feder seines Schülers und Freundes mit Freuden auf und erwiderte die Widmung mit einem Sonett (vgl. S. 473), welches Vasari in der

zweiten Ausgabe der «Vite» abdrucken ließ. In dieser zweiten Ausgabe, die 1568 erschien, hat Vasari die «Vita di Michelangelo Buonarroti» von Condivi weitgehend benützt; an nicht wenigen Stellen wurden die Formulierungen Condivis wörtlich übernommen, ohne daß Condivi als Quelle erwähnt worden wäre. Vasari starb 1574.

69 *fortführe:* Das Werk, das dem Michelangelo von Clemens befohlen worden war, ist das «Jüngste Gericht» an der Stirnwand der Sixtinischen Kapelle.

70 *Schenken:* Den Vorwurf allzu großer Nudität erhoben verschiedene Zeitgenossen Michelangelos, vor allem Pietro Aretino in seinem unverschämten Brief vom November 1545 (vgl. S. 264). Unter Paul III. und Julius III. wurde aber an dem Gemälde des «Jüngsten Gerichts» nichts geändert. Erst unter Paul IV. beschloß man, eine Anzahl von Gestalten mit Gewändern zu übermalen. Daniele da Volterra wurde mit diesem Auftrag betraut, was ihm den Namen «Hosenmacher» eintrug.

71 *sieht:* Als Biagio sich bei Paul III. beschwerte, sagte der Papst scherzend, er könne in der Sache nichts tun, denn er vermöge es nur, aus dem Fegefeuer, nicht aber aus der Hölle loszusprechen.

davor: Das «Jüngste Gericht» wurde am 25. Dezember 1541 enthüllt. Das Gemälde ist zwanzig Meter hoch und zehn Meter breit. Michelangelo hat sieben Jahre daran gearbeitet.

72 *gedachte:* Die «Kreuzabnahme» befindet sich hinter dem Hauptaltar des Domes in Florenz, wohin sie der Großherzog Cosimo III. im Jahre 1722 bringen ließ. Michelangelo, dem die Fehler in dem großen Marmorblock die Arbeit verleideten, schenkte sie seinerzeit dem Francesco Bandini.

starb: Antonio da Sangallo (1485—1546) war ein Schüler seines Oheims Giuliano da Sangallo und des Bramante. Nach 1536 leitete er den Bau von St. Peter.

75 *aus:* Ein Motuproprio ist ein päpstlicher Erlaß. Die Eingangsformel solcher Erlasse lautete: motu proprio = aus eigenem Entschluß.

76 *überlebte:* Pius IV. war Papst von 1559 bis 1565.

Seite

77 *ausführe:* Pius V., Papst von 1566 bis 1572, war ein eifriger Verfechter hierarchischer Grundsätze und suchte der Sittenverderbnis zu wehren.

gelassen: Jacopo Vignola, eigentlich Jacopo Barozzi aus Vignola (1507—1573), wurde nach Michelangelos Tod Baumeister der Peterskirche.

Neffe: Lionardo war der Sohn von Michelangelos Bruder Buonarroto.

81 *Güte:* Der Kardinal Polo ist Reginald Pole (1500 bis 1558), Erzbischof von Canterbury und Primas von England. Nachdem Heinrich VIII. von England sich vom Papst losgesagt hatte, kam Polo nach Italien und wurde von Paul III. zum Kardinal ernannt.

Marcellus: Der Kardinal von Santa Croce wurde 1540 von Paul III. in diesen Stand erhoben. Als Julius III. verschied, ward er als Papst Marcellus II. zu dessen Nachfolger gewählt, starb jedoch schon zweiundzwanzig Tage darauf.

Ridolfi: Der Kardinal Ridolfi, ein Neffe Leos X., war ein großer Liebhaber und Sammler von Büchern und Kunstwerken.

Maffeo: Der Kardinal Bernardino Maffei aus Verona (1514—1553) ist hauptsächlich als Münzen- und Medaillensammler bekannt.

Bembo: Pietro Bembo (1470—1547) war einer der größten Gelehrten seiner Zeit und Führer der Humanisten. 1512 kam er aus Venedig nach Rom und unterhielt enge Beziehungen zu den Päpsten.

Tolomei: Claudio Tolomei (1492—1555) war ein gelehrter Schriftsteller; bekannt ist vor allem sein Kommentar zu Vitruv. Seit 1516 wohnte er in Rom.

Lorenzo: Dieser war der Bruder des Kardinals Ridolfi.

82 *Caro:* Annibale Caro (1507—1566) übersetzte die Äneis ins Italienische. Seine Schwester Porzia war die Gattin Ascanio Condivis.

Volterra: Giovanni Francesco Lottini aus Volterra unterhielt enge Beziehungen zu Michelangelo. Er wurde vom Großherzog Cosimo ersucht, den Meister zu bitten, nach Florenz zurückzukehren.

Seite

82 *Edelmann:* Tommaso de' Cavalieri, ein junger römischer Edelmann, war sehr gebildet, schön und liebenswürdig. Michelangelo lernte ihn 1532 kennen und empfand eine große Zuneigung zu ihm. (Vgl. die Sonette an Tommaso Cavalieri, S. 393 ff.) Der junge Römer blieb mit Michelangelo bis zu dessen Tod in treuer Freundschaft verbunden.

ausführe: Sebastiano Luciano (1485—1547), Sebastiano del Piombo genannt, weil er von Papst Clemens VII. zum Bewahrer des päpstlichen Bleisiegels ernannt wurde, war unter den Malern derjenige, welcher Michelangelo am nächsten stand. Dieser hatte Sebastianos natürlichen Sohn Julius aus der Taufe gehoben, weshalb er ihn «Gevatter» nannte.

83 *gemalt:* Marcello von Mantua ist Marcello Venusti. Er ist der bedeutendste unter den Malern, die zu jener Zeit nach Michelangelos Zeichnungen malten. Von ihm stammt u. a. auch das Bildnis der Vittoria Colonna.

Sansovino: Jacopo Sansovino, eigentlich Jacopo Tatti (1479—1570), Bildhauer und Baumeister, war ein Schüler des Andrea Sansovino.

84 *Schüler:* Pietro Urbino aus Pistoia war durch viele Jahre hindurch Michelangelos Schüler und Gehilfe. Er starb am 3. Dezember 1555 und wurde von Michelangelo sehr betrauert.

Zeichnungen: Ascanio della Ripa Transone ist niemand anders als Ascanio Condivi, für den Vasari nicht viel Sympathie aufbrachte.

85 *nachahmte:* Für Dante hegte Michelangelo eine große Verehrung. (Vgl. seine Sonette an Dante, S. 445 und 447.)

anhebt: Benedetto Varchi (1502—1566) war ein bekannter Humanist und Historiker. Im Auftrag Cosimos I. schrieb er die «Geschichte der Stadt Florenz in der Zeit von 1527 bis 1538». 1549 gab er «Due lezioni» heraus, zwei Vorlesungen, die er in der Florentiner Akademie gehalten hatte; in der ersten kommentiert er ein Sonett Michelangelos an Vittoria Colonna, ohne jedoch des Namens der Marchesa von Pescara Erwähnung zu tun.

85 *Prosa:* Die Marchesa von Pescara ist Vittoria Colonna (1490—1547). Ihr Gemahl, Ferrante von Pescara, mit dem sie seit 1509 verheiratet war, starb 1525 an den Verwundungen, die er in der Schlacht von Pavia erhalten hatte. (Vgl. Conrad Ferdinand Meyer: «Die Versuchung des Pescara».) Seitdem lebte Vittoria Colonna sehr zurückgezogen in Rom, Viterbo und Orvieto, stand aber mit den bedeutendsten Männern und Frauen ihrer Zeit in brieflichem und freundschaftlichem Verkehr. Sie schrieb zahlreiche Gedichte, hauptsächlich Sonette, die schon zu ihren Lebzeiten gedruckt wurden und ihr viel Ruhm einbrachten. Von ihren Briefen an Michelangelo sind nur wenige erhalten. Am 25. Februar 1547 starb sie im Kloster Sant' Anna de' Funari in Rom.

86 *entgegen:* Girolamo Savonarola wurde 1452 in Ferrara geboren. Als Prior von San Marco zu Florenz predigte er gegen die herrschende Sittenlosigkeit. Zuerst ward er vom Volk vergöttert, später von ihm verlassen und auf Betreiben seiner Gegner eingekerkert. Als Ketzer verurteilt, wurde er am 23. Mai 1498 verbrannt.

88 *Köpfe:* Gherardo Perini, ein Verehrer Michelangelos, war Mitglied einer Kumpanei in Florenz, welcher der Meister und andere Künstler angehörten.

Strozzi: «Die beiden Gefangenen» (Sklaven) waren ursprünglich für das Juliusgrabmal bestimmt, konnten aber später, als das Grabmal nicht mehr so groß ausgeführt wurde, wie es zuerst geplant war, nicht mehr dazu verwendet werden. Sie gelangten schließlich nach Frankreich, wo sie König Franz I. im Schloß Ecuan, in der Nähe von Paris, aufstellen ließ. Roberto Strozzi war der Sohn des Filippo, des Anführers der Florentiner Verbannten, und war mit der Schwester des Lorenzino Medici verheiratet.

90 *betrachtete:* Donato = Donatello (1386—1466).

92 *Türen:* Die bronzenen Pforten an San Giovanni von Lorenzo, Ghiberti (1378—1455).

abänderte: Der Fürst, der jeden Tag seine Pläne abänderte, war Julius II.

93 *zerschlug:* Die Gruppe der «Pietà», die Michelangelo,

als er im Marmor Fehler entdeckte, zerschlug, wurde 1555 von Tiberio Calcagni restauriert.

96 *eingeschlagen:* Piero Torrigiano (1472—1522) war zusammen mit Michelangelo ein Schüler Bertoldos. Torrigiano erzählt den Zwischenfall mit seinem Mitschüler folgendermaßen: «Dieser Buonarotti und ich gingen als Knaben in die Kirche del Carmine, um in der Kapelle des Masaccio zu studieren, und Buonarroti hatte die Art, alle zu hänseln, die dort zeichneten. Eines Tages machte er sich auch an mich, und es verdroß mich mehr als sonst: ich ballte die Faust und schlug ihm so heftig auf die Nase, daß ich Knochen und Knorpel mürbe fühlte, als wäre es eine Oblate gewesen, und so habe ich ihn für sein ganzes Leben gezeichnet.» Torrigiano schloß sich später den Kriegszügen des Cesare Borgia an, ging nach England und Spanien, wo er in Armut starb.

99 *Kirche:* Mit dieser Kirche ist diejenige von Santa Croce gemeint. Michelangelo hatte gewünscht, dort beigesetzt zu werden, da sich in dieser Kirche die Grabstätte seiner Familie befand. Sein Grabmal wurde nach einer Zeichnung Vasaris geschaffen; es enthält die Büste Michelangelos sowie die Statuen der Malerei, Bildhauerei und Baukunst.

BRIEFE

Noch stärker als in den Biographien tritt die Persönlichkeit Michelangelos in den Briefen hervor. Sie gewähren einen tiefen Einblick in das Wesen des Meisters und offenbaren in lebendiger Unmittelbarkeit seine Gedanken und Gefühle. Unter den ungefähr fünfhundert erhaltenen Briefen wurden diejenigen ausgewählt, in denen Michelangelos Kampf mit den täglichen Schwierigkeiten, seine Auseinandersetzungen mit Familienangehörigen, Päpsten und Kardinälen zum Ausdruck kommen. Daneben wurden aber auch die Briefe an Freunde sowie der Briefwechsel mit Vittoria Colonna und Tommaso Cavalieri herangezogen, welche von der Gewalt des Empfindens und der Leidenschaftlichkeit des Künstlers

Zeugnis ablegen. Von den Personen, die in den Briefen erwähnt werden, sind nur diejenigen in den Anmerkungen erläutert worden, die immer wieder auftreten oder die es um ihrer Bedeutung willen verdienen, genannt zu werden. Alle anderen, die nur sporadisch vorkommen und nicht weiter bekannt sind, wurden nicht angeführt. Als Besonderheit dieses Briefteils ist in den eigentlichen Brieftexten unter den Briefüberschriften für die Eigennamen der weniger bekannten Personen und Orte oder solcher Eigennamen, die kein deutsches Äquivalent haben, die noch unsichere historische, vielfach dialektal eingefärbte Schreibweise der Originale beibehalten worden; eine Ausnahme bildet Michelangelos Name, der ebenfalls in der historischen Schreibweise erscheint. Ansonsten wird die geläufige neuzeitlich italienische oder eine eingedeutschte Form der Eigennamen benutzt. Rekonstruierte Elemente der Briefüberschriften stehen jeweils in eckigen Klammern. Im Sinne eines besseren Verständnisses sind im laufenden Brieftext verschiedentlich ungenaue örtliche oder persönliche Bezüge wie z. B. ein «dort», «ihnen» o. ä. durch die konkreten Orte oder Personen ergänzt, diese ergänzenden Eingriffe mit eckigen Klammern kenntlich gemacht.

Seite

107 *Lorenzo:* Es handelt sich hier nicht um den bekanntesten Lorenzo de' Medici, Lorenzo il Magnifico (1449 bis 1492), der als erster Michelangelo erkannte und förderte, sondern um eine Nebenlinie der Medici: der alte Cosimo I. de' Medici (1389—1464) hatte einen Bruder, Pier Francesco; dessen Sohn Lorenzo wird hier genannt. 1495 nahm sich dieser Michelangelos an, der nach dem Aufstand der Florentiner gegen Piero de' Medici, den ältesten Sohn des Lorenzo il Magnifico, von seiner Flucht nach Bologna in Florenz wieder eingetroffen war. *Haus:* Das neue Haus des Kardinals war die Cancelleria.

108 *Brief:* Baldassare del Milanese war ein Kunsthändler in Rom, der als Vermittler dem Kardinal von San Giorgio, Raffael Riario, den «Cupido» Michelangelos für zweihundert Scudi als antike Statue verkauft, aber Michelangelo davon nur dreißig Scudi ausgezahlt hatte. Diese

Geschichte war folgendermaßen entstanden: der oben erwähnte Lorenzo aus der Nebenlinie der Medici, der neue Förderer Michelangelos, hatte nämlich, darin der berüchtigten kaufmännischen Familientradition folgend, Michelangelo dazu verleitet, seinem «Cupido» das Aussehen einer Antike zu geben, weil damit ein höherer Erlös erzielt werden konnte. Michelangelo war darauf eingegangen, der Kardinal hatte aber von diesem Schwindel nachträglich erfahren und, sehr ungnädig geworden, Baldassare zur Rücknahme der Fälschung gezwungen: Michelangelos erste Reise nach Rom, von der dieser erste, erhaltene Brief datiert, stand nicht zuletzt in dem Interesse, von Baldassare, wie es in dem Brief heißt, die Statue zurückzufordern; vermutlich um so über das unglückselige Zeugnis einer wenig verdienstvollen und bereuten Handlungsweise wieder verfügen zu können.

Bambino: Unter dem Bambino ist der oben erwähnte «Cupido» zu verstehen.

angeraten: Baldassare Balducci war ein Florentiner Kaufmann und Freund Michelangelos.

109 *zurückkehrte:* Leonardo war Michelangelos ältester Bruder, ein Dominikanermönch.

anlangte: Buonarroto war Michelangelos Lieblingsbruder.

110 *bereitet:* Dem Consilio d'Antonio Cisti schuldete Michelangelos Vater neunzig Florine.

Monte: Der Begriff kommt aus der Finanzsprache und findet in diesem Bereich vielfältigste Verwendung; immer steht aber unausgesprochen die Vorstellung einer Anhäufung von Kapital dahinter. Die reale historische Einrichtung des Monte, das Finanzinstitut, war, wie das gesamte Bankwesen, eine Errungenschaft des ausgehenden italienischen Mittelalters. Er arbeitete im wesentlichen nach dem Prinzip der Bank oder war ihr doch zumindest vergleichbar: die Montisti kauften mit ihren jeweiligen Kapitaleinlagen Anteile am allgemeinen Kapitalfonds, der als Summe aus diesen Einlagen zunächst hervorging und mit ihnen unterhalten wurde; von diesem Gesamtfonds konnte das eigene Vermögen in Form von einzelnen Beträgen je nach Bedarf unregelmäßig abgehoben oder in eine Rente umgewandelt werden; über das eigene Vermögen hinaus vergab der Monte aber auch Kredite; dies übrigens auch an Personen ohne Einlagenzahlung an den Gesamtfonds des Monte. Der hier interessierende Monte comune di Firenze wurde 1345 definitiv gegründet und war zur Zeit Michelangelos bereits ein ehrwürdiges Unternehmen. Um die Gefahr der Verwirrung zu umgehen, übernimmt die Übersetzung das italienische Wort (vgl. auch S. 148, 160, 190, 195 und 231). Beim Monte hatte Lodovico das Geld hinterlegt, das ihm seine zweite Frau, Lucrezia Ubaldini, als Mitgift in die Ehe eingebracht hatte.

Vergnügen: Mit der Statue, an der Michelangelo hier zu seinem Vergnügen arbeitet, ist ein anderer «Cupido», wahrscheinlich der als verschollen geltende «Schlafende Cupido» gemeint, den Jacopo Galli erwarb.

112 *habest:* Wie es auch die folgenden Beschreibungen nahelegen, ist anzunehmen, daß sich Michelangelo hier einen Leistenbruch zugezogen hatte.

116 *ich:* Michele, ein Steinmetz aus Settignano, weilte in Carrara, um für Michelangelo dort Marmorblöcke zu brechen.

Marmor: Mit der «Madonna aus Marmor» ist die «Madonna aus Brügge» gemeint.

117 *Giovan Simone:* Michelangelos zweitjüngster Bruder.

120 *zuzusehen:* Der Meister arbeitete an der Bronzestatue Julius' II., die über dem Hauptportal der Kirche von San Petronio in Bologna aufgestellt werden sollte. In Bologna weilte Michelangelo von Ende November 1506 bis Ende Februar 1508.

Lodovico: Hier ist der Vater Michelangelos gemeint, während im selben Brief weiter oben von Lodovico, dem Gehilfen, die Rede ist.

121 *Meister:* Giovan Simone war im Geschäft der Strozzi tätig, wo auch Buonarroto arbeitete.

129 *hoffe:* Die Bronzestatue Julius II. wurde in den letzten Junitagen gegossen und am 21. Februar 1508 über dem

Hauptportal von San Petronio aufgestellt. Sie wog hundertsiebzig Zentner und war neuneinhalb Fuß hoch.

130 *sehen:* Baccio d'Agnolo (1462—1543) war ein trefflicher Holzschnitzer und ein guter Architekt.

131 *Ricasoli:* Giovanni da Ricasoli war einer der Freunde Michelangelos in Florenz.

136 *Jacopo:* Bei diesem Jacopo handelt es sich um einen Maler mit dem Beinamen «Indigo».

lassen: Die Decke der Sixtinischen Kapelle.

137 *gewaltiglich:* Mona Cassandra war die Schwägerin Lodovicos, die Witwe des Francesco Buonarroti. Sie hatte mit ihrem Schwager und ihren Neffen einen Streit wegen der Mitgift, da Lodovico und seine Söhne nicht auf das Erbe des Bruders und Onkels verzichtet hatten. Mona Cassandra starb 1530.

Geschäft: Die Buben sind Michelangelos Brüder.

138 *vorwärts:* Die Malereien an der Sixtinischen Decke.

139 *abgereist:* Der Maler Jacopo, genannt «Indigo», den Michelangelo nach Rom hatte kommen lassen, wurde von ihm wieder nach Hause geschickt.

145 *durchreisen:* Lorenzo Strozzi war der Prinzipal Buonarrotos.

146 *tätigen:* Gismondo war Michelangelos jüngster Bruder. Er weilte 1509 doch in Rom.

Anstrengung: Die Deckenmalerei in der Sixtinischen Kapelle verursachte Michelangelo viel Mühsal (vgl. das Gedicht auf S. 381).

147 *ist:* Buonarrotos Erkrankung war nicht ernsthafter Art.

Werkes: Die Gemälde von der Mitte des Gewölbes bis zur Stirnwand sowie die Zwickel und Lünettenbilder der Sixtinischen Decke.

nicht: Michelangelo reiste zweimal nach Bologna, um Geld zu bekommen, zuerst im September, dann im Dezember des Jahres 1510.

148 *Sancasciano:* Lodovico war für die Dauer von sechs Monaten (vom September 1510 bis März 1511) als Podestà nach San Casciano gewählt worden. Wegen der Abreise des Papstes nach Bologna am 1. September 1510 mußten die Arbeiten in der Sixtinischen Kapelle unter-

Seite

brochen werden; Michelangelo war ohne Geld, schrieb zunächst an den Papst und reiste, als dies nichts nützte, persönlich nach Bologna. Ende September, auf der Rückreise nach Rom, traf er unvermutet in Florenz ein.

149 *Anweisung:* Die Altoviti waren Inhaber eines Bankhauses in Florenz.

152 *vollende:* Die Sixtinische Decke wurde im Oktober 1512 vollendet.

160 *Monte:* Vgl. Anmerkung zu «Monte» S. 519. Der Ungenannte spielt hier auf die hohe Sicherheit vor fremdem Zugriff von Kapitalanlagen im Monte an.

161 *beenden:* Es handelt sich um das Juliusgrabmal.

Papst: Leo X. hatte schon den Plan für die Ausgestaltung der Fassade von San Lorenzo gefaßt.

164 *sei:* Buonarroto hatte sich am 19. Mai 1516 mit Bartolomea di Ghezzo della Casa verheiratet.

Rom: Domenico Buoninsegni war Bevollmächtigter und Agent der Medici.

arbeiten: An dem Modell für die Fassade von San Lorenzo.

Kardinal: Giulio de' Medici.

166 *gedrängt:* Der Kardinal Santi Quattro und der Kardinal von Agen drängten Michelangelo zur Arbeit am Juliusgrabmal.

selbst: Am Juliusgrabmal und an der Christusstatue in Santa Maria sopra Minerva in Rom.

168 *Entwurf:* Die Konsuln der Wollweberzunft und die Bauleute von Santa Maria del Fiore in Florenz wollten die Straße von Serravezza an die Küste bauen lassen.

169 *lassen:* Donato Benti, ein mit Michelangelo befreundeter florentinischer Bildhauer, war eine Zeitlang sein Gehilfe.

setzen: Aus Neid darüber, daß Michelangelo auf Befehl des Papstes in Pietrasanta Marmor brach und nicht in Carrara, suchten die Carraresen dem Meister zu schaden.

170 *aufgebracht:* Der Vertrag mit der Dombauhütte und der Wollweberzunft über den Straßenbau wurde am 21. April 1518 geschlossen.

Seite

174 *Sindaci:* Auf königliche Ernennung hin stand der Sindaco als Beamter des Landesfürsten zugleich an der Spitze der Gemeindeverwaltung. Gewählt wurde er aus der Mitte der Ratsversammlung. Entsprechend seiner Stellung zwischen städtischer bzw. ländlicher Gemeinde und Landesregierung fielen sowohl beschließende als auch vollstreckende Befugnisse in seinen Amtsbereich. Als höchste kommunale Amtsperson hatte er eine dem Bürgermeister verwandte Stellung inne.

175 *Sellaio:* Leonardo di Compagno, ein Florentiner Sattler und Freund Michelangelos. Der Beiname Sellaio geht auf den Beruf zurück.

gedrängt: Die Statue, die Metello Vari bestellt hatte, ist der Christus für Santa Maria sopra Minerva in Rom.

177 *betrifft:* Der Kardinal Aginense, Leonardo Grosso della Rovere, war von 1487 bis 1518 Bischof von Agen. Julius II. hatte ihn, zusammen mit Leonardo Pucci, als seinen Testamentsvollstrecker in Sachen Grabmalsbau eingesetzt.

ist: Raffael von Urbino starb am 6. April 1520.

178 *habe:* Die «Transfiguration».

180 *schafft:* Baccio Bandinelli (1487—1559), ein Nachahmer Michelangelos.

Datario: Battista da l'Aquila und der Datario waren Freunde Raffaels.

Zuan Mateo: Giovanni Matteo Giberbi, Bischof von Verona.

angekommen: Der Gevatter ist Leonardo Sellaio.

181 *Canossa:* Vgl. Anmerkung S. 504 zu «Canossa».

182 *Podestà:* Seit dem 12. Jh. gab es in Italien den Podestà. Er ging aus der magistralen Gemeindeverwaltung hervor. Trotz zunehmender Autonomie der Gemeinden gegenüber der Landes- bzw. lokalfeudalen Regierung, besonders der Entwicklung größerer Städte, Stadtstaaten und der für sie typischen Signorien, konnte sich der Podestà allmählich fest in die Gemeindeverfassung eingliedern und dort verankern: seine Ernennung durch den jeweiligen Landesherrn, dessen Macht (potestas) er vertrat, blieb, wenn auch von einer vom Gemeinderat

ausgegebenen Vorschlagsliste, bestehen. Die Dauer der Amtszeit war unterschiedlich: die kürzeste lag bei einem halben Jahr; sie konnte aber auch bis auf die jeweilige Lebenszeit ausgedehnt werden. Der Aufgabenbereich dieses höchsten Organs der Gemeindeverwaltung umfaßte die Vertretung der Gemeinde in ihren Außenbeziehungen, die Befehlsgewalt über das örtliche Heer und vor allem die Rolle des obersten Richters in der örtlichen Rechtsprechung. Dieser höchstrichterliche Auftrag wurde auch nicht von wechselnden politischen Machtverhältnissen in seiner Vorrangigkeit beeinträchtigt. Unbedingte Voraussetzung für die Ernennung zum Podestà waren adelige Herkunft und Besitz der Stadtrechte einer fremden Stadt, also Ortsfremdheit, letzteres insbesondere, um die persönliche Unparteilichkeit zu gewährleisten; beide Voraussetzungen konnten dazu führen, daß das Amt des Podestà nahezu berufsähnlich aufgefaßt und zum Traditionsanspruch bestimmter Familien wurde. Man könnte hier Parallelen zur Familie Michelangelos sehen: ein Vorfahr von Michelangelo war Podestà sogar in Florenz (vgl. Brief S. 181), desgleichen Michelangelos Vater, der in San Casciano zum Podestà gewählt wurde (vgl. Anm. zu S. 148); darüber hinaus erfahren wir aus Briefen, die Buonarroto an Michelangelo schreibt, daß Buonarroto 1517 Podestà in einem Ort im Casentino ist.

186 *Sohn:* Der Grund des Streites ist unbekannt.
Fattucci: Giovan Francesco Fattucci war Kaplan von Santa Maria del Fiore in Florenz.

188 *gefragt:* Giovanni Battista Figiovanni, der später Prior von San Lorenzo, der mit der Aufsicht über den Bau der Sakristei von San Lorenzo betraut war.
Papst: Hadrian VI.

191 *Angelini:* Bartolomeo Angelini war ein in Rom lebender Freund Michelangelos, der sich ihm zuzeiten als Sekretär zur Verfügung stellte und der während Michelangelos Abwesenheit von Rom dessen Haus betreute.
geschrieben: Der Kardinal Domenico Grimani wünschte durch Vermittlung Angelinis von Michelangelo ein

Kunstwerk zu erhalten. Was der Meister ihm geschaffen hat, ist nicht bekannt.

193 *Hand:* Der Entwurf zur Bibliothek von San Lorenzo.
geachtet: Stefano di Tommaso, ein Miniaturmaler und Gehilfe Michelangelos.
Rente: Papst Clemens VII. hatte Michelangelo eine Rente angeboten.

194 *Grabdenkmäler:* Es handelt sich hier um diejenigen von San Lorenzo.

195 *bin:* Mit dem Werk ist das Juliusgrabmal gemeint.
Angelegenheit: Hiermit spielt Michelangelo auf die für ihn sehr unbefriedigend, weil öffentlich wenig ehrenvoll verlaufene Affäre um das Juliusgrabmal an: den vertraglich festgehaltenen Auftrag des Juliusgrabmals konnte Michelangelo nach dem Tode Julius II. nicht ausführen, weil er durch neue Aufträge seitens der folgenden, aus dem Hause Medici stammenden Päpste daran gehindert wurde. In Unkenntnis oder durch Nichtbeachtung bzw. Verdrehung der wahren Zusammenhänge stellten Neider und Konkurrenten Michelangelo öffentlich als vertragsbrüchig und betrügerisch dar, worunter Michelangelo entsetzlich gelitten hat.
Monte: Es geht hier sicher darum, über Kapitaleinlagen Anteile am Monte-Gesamtfonds zu erwerben.

198 *Edelleute:* Der Capitano Cuio Dino fiel 1527 beim Sacco di Roma.

199 *Gemälde:* Das Bildnis des Antonio Francesco degli Albizzi, das Sebastiano del Piombo Ende April 1525 vollendet hatte.

200 *arbeiten:* Die vier Statuen sind die vier Tageszeiten auf den Sarkophagen der Mediceergräber.
darstellen: Die vier Flüsse sind allegorische Figuren an der Basis der Sarkophage.

203 *wird:* Michelangelo macht sich hier von Anfang bis Ende dieses Briefes über einen solchen Auftrag seitens Clemens VII. lustig. Daß Clemens tatsächlich bei weitem nicht das kunstkennerische Niveau besaß, um einen Künstler wie Michelangelo angemessen zu beschäftigen, ist hier allerdings der fatale Hintergrund, vor dem Mi-

chelangelos Ironie und Ulk stehen und gesehen werden müssen.

Stadttor: Die Stadttore von Florenz waren nachts geschlossen.

204 *überlassen:* Die Sakristei von San Lorenzo.

aufmauern: Das Grabmal des Herzogs Lorenzo, welcher im Jahre 1519 gestorben war.

ist: Das Grabmal des Herzogs Giuliano, der 1516 starb.

205 *hersenden:* Giovanni da Udine (1487—1564), Maler, Architekt und Stukkateur, war an den Deckenmalereien Raffaels in der Farnesina, dem berühmten Gartenhaus am Tiber des ebenso kunstliebenden wie finanzkräftigen adeligen Chigi, und an der später übertünchten Kuppelausmalung der Medicikapelle beteiligt, von der hier die Rede ist.

lassen: Der andere «Junker» ist die Statue des Herzogs Lorenzo.

Junker: Die Statuen der Herzöge Giuliano und Lorenzo.

206 *Florenz:* Giovanni Battista della Palla, ein Kunsthändler, der Michelangelos Herkulesstatue an den König Franz I. von Frankreich verkauft hatte.

207 *Krieges:* Gemeint ist die Auseinandersetzung zwischen dem deutsch-römischen Kaiser Karl V. und Franz I. von Frankreich um die Vormacht in Italien. In diese Zeit fällt, 1527, der Sacco di Roma der kaiserlichen deutsch-spanischen Truppen. Seit dem April 1529 leitete Michelangelo die Befestigung von Florenz und der umliegenden Städte des florentinischen Gebietes, die gegen den Papst Clemens und die Medici-Politik um ihre berühmte republikanische Freiheit kämpften.

208 *Plünderung:* Der Sacco di Roma von 1527.

213 *Lobe:* Pier Antonio Cecchini, ein Bildhauer.

216 *habt:* Der Frate ist Giovanni Angelo Montorsoli (1507—1563), Bildhauer, Holzschnitzer und Architekt, Schüler Michelangelos, der sowohl an der Giulianostatue als auch an anderen Figuren der Medicikapelle mitarbeitete.

218 *Concilion:* Constanzo Festa und der Kapellmeister Jean

Seite

Conseil, bekannter unter dem Namen Johannes Consilium, aus Paris, waren Mitglieder der päpstlichen Kapelle.

Lärm: Der Gesandte des Herzogs von Urbino war Giovanni Maria della Porta.

222 *Seele:* Tommaso di Cavalieri?

226 *Verplomber:* Sebastiano di Luciano, genannt del Piombo. Italienischer Maler (1485—1547), bedeutendster Malerschüler Michelangelos. Seinen Beinamen erhielt er, weil er als Verwalter des päpstlichen Siegels die päpstlichen Bullen mit diesem Bleisiegel verschloß; ein Amt, das vorwiegend an Künstler vergeben wurde.

227 *de' Medici:* Ippolito de' Medici, unehelicher Sohn des Giuliano de' Medici.

229 *verstanden:* Mona Margherita war Lodovicos alte Dienerin.

230 *Florenz:* Über Febo di Poggio ist nichts bekannt. Michelangelo brachte ihm eine große Zuneigung entgegen. Dem Brief an Febo waren folgende Verse beigelegt:

Ich seh Euch nur zufrieden, wenn ich sterbe.
Die Erde weint, des Himmels Ruh zerbricht.
Euch zwingt das Mitleid nicht, ob ich verderbe.
O Sonne, alle Welt erwärmt dein Licht!
O Phöbus, ew'ger Glanz der Staubgebornen,
was birgst du nur vor mir dich und sonst nicht?

232 *Aretino:* Pietro Aretino (1492—1557), italienischer Schriftsteller. Er war sehr klug und witzig, verschonte keinen mit seinem Sarkasmus, falls man sich seinen ränkereichen Interessen etwa zu widersetzen gedachte. Es wurde auf ihn eine Grabinschrift gedichtet, welche bezeugt, er habe von allen Leuten Übles erzählt, außer von Christus, von welchem er gesagt haben soll, den kenne er nicht. In seiner schlicht erpresserischen Manier hat sich Aretino auch an Michelangelo herangemacht: als Dank für eine in Aussicht gestellte Lobespropaganda aus seiner gefürchteten Feder fordert er unverblümt eine Zeichnung von der Hand Michelangelos. Zu beachten ist die feine Ironie, mit der sich Michelangelo behutsam Aretino zu entziehen sucht (vgl. S. 236).

234 *rauscht:* Unverhohlene Anspielung Aretinos auf die von den Feinden Michelangelos öffentlich infam verleumderisch betriebene Affäre um das Juliusgrabmal.
gebrauchen: Das «Jüngste Gericht» in der Sixtinischen Kapelle.

239 *Buch:* Aretino sandte Michelangelo den ersten Band seiner «Lettere».

240 *versengt:* Tommaso Cavalieri.
Abgott: «Unser Abgott» ist Cecchino Bracci, der fünfzehnjährige schöne Neffe des Luigi del Riccio. Cecchino starb am 8. Februar 1544 in seinem siebzehnten Lebensjahr, zum großen Schmerz seines Onkels. Michelangelo hat auf Wunsch del Riccios eine Menge vierzeiliger Grabschriften auf Cecchino gedichtet. Als Beispiel sei eine hier angeführt:

Daß tot ich bin, scheint mir ein glücklich Los;
früh wußte mir der Himmel dies zu schenken;
mit Bess'rem konnte er mich nicht bedenken.
Gering war alles, nur der Tod ist groß.

Donato: Der mit Michelangelo befreundete Publizist und Historiker Donato Gianotti war auch mit Luigi del Riccio gut bekannt.

241 *Kruzifix:* Michelangelo hatte für Vittoria die Zeichnung zu einem Kruzifix ausgeführt.
Arbeit: Die Ausmalung der Kapelle Pauls III.

242 *vergißt:* Petrarca, Rime CCVI, 45: «Mal fa chi tanta fe' sì tosto oblia».

244 *Colonna:* Diesem Brief hat Michelangelo das Sonett beigelegt, welches mit den Worten beginnt:

Damit ich, hohe Herrin, nicht so sehr
unwert der Gabe Eurer großen Güte...

(vgl. S. 431).
annahm: Vermutlich hat ihm Vittoria Colonna ihre Sonette geschenkt. Michelangelo schreibt in einem Brief an seinen Neffen Leonardo, er besitze ein Büchlein aus Pergament mit hundertdrei Sonetten, das ihm die Marchesa vor etwa zehn Jahren gegeben habe (vgl. S. 284).

249 *Riccio:* Nach dem Tode Bartolomeo Angelinis wurde Luigi del Riccio, ein Florentiner Bankier, Michelangelos

vertrauter Freund und Sekretär. Er ließ den Meister während dessen Krankheiten in den Jahren 1544 und 1546 in seinem eigenen Hause pflegen.
anzufangen: Piero Giovanni Aliotti war Garderobier bei Papst Paul III. und ab 1551 Bischof von Forlì.

251 *[...]:* Der Adressat ist strittig: eventuell Kardinal Alessandro Farnese; wahrscheinlich aber der oben erwähnte Piero Giovanni Aliotti.
Modonna: Der Gesandte des Herzogs von Urbino.

252 *Herzogs:* Der alte Herzog war Francesco Maria della Rovere.

253 *ist:* Girolamo Tiranno, ein Gesandter des Herzogs von Urbino.

255 *Aginensis:* Der Kardinal von Agen.

257 *Cagli:* Eine Stadt, aus welcher der Gesandte des Herzogs von Urbino stammte.

263 *habt:* Das Bild der «Samariterin am Brunnen» ist verschollen; allerdings gibt es noch einen Stich nach diesem Bild.
gekommen: Giovan Francesco Faattucci.
Lunghezza: Das ist der Name von Villa und Landbesitzungen der Strozzi im römischen Hinterland.

265 *Nanna:* Es gibt zwei Schriften Aretinos, die hier möglicherweise gemeint sind. «Gespräch der Nanna und der Antonia, das in Rom in einem Feigenhain geführt und von dem göttlichen A. aus einer Laune heraus zur Verbesserung der drei Stände der Frauen niedergeschrieben wurde» (Ragionamento della Nanna e della Antonia fatto a Roma sotto una ficaia, composto dal divino A. per suo capricio a correttione dei tre stati delle donne) ist der Titel eines der beiden Schriften. Der Briefzusammenhang legt eher noch den zweiten Titel nahe: «Dialog des Herrn P. A., in dem Nanna am ersten Tag ihrem Töchterchen Pippa Unterricht im Hurensein erteilt, in dem sie ihr am zweiten Tag von den Betrügereien erzählt, die die Männer an den bejammernswerten Frauen begehen, die ihnen Glauben schenken, in dem Nanna und Pippa am dritten und letzten Tag im Hof den Gesprächen zwischen der Gevatterin

und der Amme über die Kupplerin lauschen» (Dialogo di messer P. A., nel quale la Nanna il primo giorno insegna a la Pippa sua figliuola a esser puttana, nel secondo gli conta i tradimenti che fanno gli huomini a le meschine che gli credano, nel terzo et ultimo la Nanna et la Pippa sedendo ne l'orto ascoltano la comare et la balia che ragionano de la ruffiana).

266 *Kolosses:* Hier ist wieder Michelangelos «David» gemeint, der in Florenz vor dem Rathaus der Signoria stand. Vgl. auch Anm. S. 508 zu «Gigant».
Gherardi: Gherardo Perini.
Tomai: Tommaso Cavalieri.

267 *erhoffen:* Aretino spielt auf die Zeichnung an, die er sich in seinem Brief vom 20. Januar 1538 von Michelangelo erbeten hatte. Der Meister, dem die Anmaßung Aretinos unerträglich war, erfüllte dessen Bitte nicht, obwohl er ihm einst geschrieben hatte: «Wenn ich etwas besitze, was Euch genehm sein könnte, so biete ich es Euch von ganzem Herzen an.»
liest: Seine Briefe an bedeutende Persönlichkeiten pflegt Aretino nicht nur dem zuzustellen, für welchen sie bestimmt waren, sondern in Abschriften über ganz Italien und auch über die italienischen Grenzen hinaus zu verbreiten.

271 *Druckgerät:* Über den Grund dieses kleinen Zerwürfnisses, das in dem Brief angedeutet wird, wissen wir nichts, ebensowenig darüber, was das «Druckgerät» bedeutet.

274 *besuchen:* Michele Guicciardini; Francesca war seine Frau. Michele war Leonardo bei seinen Eheunterhandlungen um Cassandra di Donato Ridolfi behilflich, deren Tutor, ihr Vater war 1516 gestorben, ein weiterer Guicciardini, Girolamo, der Bruder des bekannten Historikers Francesco, war.
Stadtviertel: Im Stadtviertel von Santa Croce in Florenz.

276 *Varchi:* Benedetto Varchi (1503—1565), italienischer Humanist und Historiker. Als Gegner der Medici wurde er 1530 verbannt, 1543 von Cosimo II. de' Medici wieder nach Florenz zurückgerufen. Beim Tod Michel-

angelos hielt er in der Kirche Santa Croce in Florenz die Leichenrede.

277 *hat:* Gemeint ist Baldassare Castiglione (1478—1529) und sein «Buch des Höflings» (Il libro del cortegiano). Dieses Buch, eine Art Knigge der Renaissance, behandelt den vollendeten Edel- und Hofmann.

280 *einen:* Der neue Papst war Julius III., der am 5. Februar 1550 gewählt wurde. Er war der Sohn des Advokaten Vincenzo Ciochi del Monte, wurde 1487 in Rom geboren, 1536 zum Kardinal von San Vitale ernannt und starb am 23. März 1555.

282 *danken:* Gemeint ist die Abhandlung, die Varchi am 6. März 1547 in der Accademia fiorentina über Michelangelos Sonett «Es hat der beste Künstler keinen Plan...» (Non ha l'ottimo artista alcun concetto...) (vgl. S. 441) gehalten hat. Ungefähr Ende 1549 oder Anfang 1550 wird sie unter dem Titel «Zwei Abhandlungen des Herrn Benedetto Varchi, in deren erster ein Sonett des Herrn Michelagnolo Buonarroti erläutert wird, in deren zweiter mittels eines Briefes desselben Herrn Michelagnolo und noch anderer hervorragendster Maler und Bildhauer über die Frage gestritten wird, welche der Künste, die Malerei oder die Bildhauerei, vornehmer sei» (Due lezioni di M. Benedetto Varchi, nella prima delle quali si dichiara un sonetto di M. Michelagnolo Buonarroti, nella seconda si disputa quale sia più nobile arte la Scoltura o la Pittura, con una lettera d'esso Michelagnolo et più altri eccellentissimi Pittori et Scultori sopra la quistione sopradetta). Der Brief Michelangelos, von dem hier die Rede ist, vgl. S. 276.
Schreiben: Giorgio Vasari.

285 *finden:* Die Gedichte der Vittoria Colonna, die schon zu ihren Lebzeiten große Anerkennung fanden, wurden wahrscheinlich 1538 erstmals gedruckt. Weitere Drucke erfolgten in den Jahren, von denen Michelangelo hier spricht.
Frau: Am 16. Mai 1553 hat sich Leonardo mit Cassandra di Donato Ridolfi vermählt.

288 *Anerbieten:* Cosimo II. de' Medici versuchte Michel-

angelo, den in aller Welt angesehensten Künstler seiner Zeit, zu sich an seinen Hof in Florenz aus dessen freiwilliger Verbannung in Rom zurückzuberufen. Doch Michelangelo war durch die zunehmende Gewaltherrschaft der Medici in Florenz, durch den Untergang der alten florentinischen Freiheit seine Vaterstadt für immer verleidet worden.

289 *Schmerz:* Gismondo starb am 13. November 1555.

290 *Dezember:* Michelangelo irrt sich hier im Monat: Urbino starb am 3. Januar 1556.

GESPRÄCHE

Um 1540 hielt sich der portugiesische Miniaturmaler Francisco de Hollanda in Rom auf. Ungefähr zehn Jahre später, nach der Rückkehr in sein Vaterland, schrieb er seine «Vier Gespräche über die Malerei», worin er die Zusammenkünfte Michelangelos mit Vittoria Colonna in der Kirche von San Silvestro auf dem Monte Cavallo und die dort gepflogene Unterhaltung, der er beigewohnt hat, schildert. Es ist klar, daß Francisco de Hollanda sich nicht im einzelnen an die Gespräche erinnern konnte, die in Rom geführt worden waren, sagt er doch selbst, sogar die Namen von römischen Gebäuden begännen seinem Gedächtnis zu entschwinden. Wahrscheinlich ist, daß Hollanda verschiedene seiner eigenen Ansichten über Zeichnen und Malen Michelangelo in den Mund gelegt hat, und offensichtlich bemüht er sich, seine eigene Persönlichkeit in ein möglichst vorteilhaftes Licht zu setzen. Und «dennoch ist wahr, was Francisco erzählt. Lesen wir nur den von Bottari gedruckten Brief Claudio Tolomeis gerade aus jenen Tagen, worin auch dieser eine Zusammenkunft beschreibt! Wie da im Garten eines reichen Römers der Abend verbracht wurde, wo zum Essen dann schließlich auch Michelangelo erschien. Man war da nicht viel anders zusammen als in der Sakristei von San Silvestro oder im Garten der Colonna. Auch macht sich die innere Echtheit des von Francisco gegebenen Berichtes fühlbar. Er brauchte keine Erfindungen zu machen, er stand Vittoria, Tolomei, Ambrosio,

Michelangelo so nahe, und er gab die Charaktere treu und ohne Zusatz.» (Grimm: «Leben Michelangelos», Phaidon, S. 607.) — Von den vier Gesprächen wurde das letzte, dem weder Michelangelo noch Vittoria Colonna mehr beiwohnten, vollständig weggelassen. Die übrigen drei, besonders das dritte, sind stark gekürzt. Abschweifungen, die mit Michelangelo nichts zu tun haben, wurden nicht berücksichtigt.

Seite

301 *Hollanda:* Francisco de Hollanda war vom König von Portugal, in dessen Dienst er stand, nach Italien gesandt worden. In Rom verkehrte er mit den Persönlichkeiten, die zum Kreise Vittoria Colonnas und Michelangelos gehörten. Über sein Leben ist sehr wenig bekannt. Wie sein Name de Hollanda verrät, entstammt er einer aus Holland oder Deutschland nach Portugal übergesiedelten Familie. Sein Vater Antonio war ebenfalls Miniaturmaler. Nach seinen eigenen Aussagen muß Francisco 1517 zu Lissabon geboren worden sein. Er beteuert selbst, er sei als Maler wie als Schriftsteller Autodidakt. Auf seine Fertigkeiten im Zeichnen tut er sich viel zu gute. Seine Italienreise dauerte ungefähr von 1538 bis 1545. Nach seiner Rückkehr schrieb er zahlreiche Abhandlungen über Kunst. Als Maler hatte er wenig Erfolg. Er starb am 19. Juni 1584.

303 *hatte:* Der König Johann III. von Portugal. Er regierte von 1521 bis 1557.

gewinnen: Der damalige Papst war Paul III.

304 *anzuschließen:* Alessandro Farnese (1520—1584) war ein Gönner und Beschützer der Künstler; doch bestand offenbar zwischen ihm und Hollanda eine gewisse Spannung. Wenn Francisco ihn erwähnt, so tut er es mit verächtlichen Worten. So sagt er von ihm, der Kardinal Farnese wisse gar nicht, was Malen sei. (Vgl. S. 355.)

besuchen: Giulio di Macedonia ist Giulio Clovio (1498—1578), ein berühmter italienischer Miniaturmaler, der aus Grizane in Kroatien stammte.

Baccio: Der Bildhauer Baccio Bandinelli (1488—1560), ein Nachahmer Michelangelos.

Seite

304 *Pierino:* Unter den Schülern Raffaels war Pierino del Vaga von seinen Zeitgenossen besonders geschätzt.

Vicenza: Valerio Belli di Vicenza (1468—1546) stellte Intaglien in Bergkristall und feinen Steinen sowie Goldmedaillen her.

Melechino: Dem Baumeister Jacopo Melechino stand Hollanda persönlich besonders nahe. In den Augen seiner Zunftgenossen war jener nur ein sehr mittelmäßiger Künstler.

Tolomei: Einer der edelsten Familien von Siena entstammte Lattanzio Tolomei, ein Vetter des Vitruvkommentators Claudio Tolomei. Unter Clemens VII. war Lattanzio Gesandter in Rom. Er besaß kostbare Sammlungen und war ein guter Kenner der klassischen und der semitischen Sprachen.

305 *Zeuge:* Don Pedro Mescaranhas war portugiesischer Gesandter in Rom.

312 *darf:* Der Plan der Marchesa ist, wenn ein solcher je bestanden hat, nicht zur Ausführung gekommen.

314 *habt:* Die Malereien in der Sixtinischen Kapelle, d. h. die Decke und das «Jüngste Gericht».

324 *schrieb:* (Vgl. S. 232.)

325 *Gauen:* Non obtusa adeo gestamus pectora Poeni, Nec tam adversus equos Lysia Sol jungit ab urbe. In der Äneis I/567 steht natürlich Tyria statt Lysia.

330 *Spanier:* Çapata war ein Freund und Verehrer der Marchesa von Pescara.

wohnte: Zu San Silvestro in Capite, der Kirche, in welcher das Haupt Johannes des Täufers aufbewahrt wurde, gehörte auch ein Klarissenkloster. Ein Breve Clemens' VII. vom 7. Dezember 1525 hatte Vittoria Colonna kurz nach dem Tode ihres Gemahls erlaubt, sich in dieses Kloster zurückzuziehen, hatte der Äbtissin aber gleichzeitig verboten, dem Wunsch Vittorias zu entsprechen, welche den Witwenschleier mit dem Nonnenkleid vertauschen wollte.

333 *war:* Der Herzog von Urbino, Francesco Maria della Rovere, der Neffe Julius' II., war am 20. Oktober 1538 gestorben.

Seite

333 *ausgemalt:* Die Gemahlin des Herzogs von Urbino war Eleonora Gonzaga.

Cajus Cäsar: Der Triumphzug des Cäsar von Andrea Mantegna (1430—1506).

wurden: Giulio Romano, eigentlich Giulio Pippi (1492—1546), lebte noch, während Hollanda in Rom weilte. Romano schuf die Fresken in der zum Gestüt des Palazzo del Te gehörenden Sal de' Cavalli. Am Hof des Herzogs Federigo II. von Mantua lebte er seit 1536.

Dosso: Aus der Malerschule von Ferrara ging Dosso Dossi (1474—1560) hervor.

334 *Luigi:* Was Hollanda mit der Loggia des Messer Luigi meint, ist nicht erfindlich.

Natur: Tiziano Vecellio (1477—1576) lebte meist in Venedig. Es ist unwahrscheinlich, daß Hollanda ihn gesehen hat. Als Tizian 1545 nach Rom kam, war Hollanda schon wieder nach Portugal zurückgekehrt.

weilt: Der Parmeggiano (Francesco Mazzola), geboren 1504, starb bald nach den Zusammenkünften in San Silvestro am 24. August 1540.

335 *Gestaltung:* Die Sixtinische Kapelle. In allen seinen Ausführungen über Künstler und Kunstwerke beschränkt sich Hollanda auf flüchtige Notizen und Andeutungen.

schließt: Unvollendet nennt Hollanda die Malereien in der Sixtina, weil das «Jüngste Gericht» erst 1541 enthüllt wurde. Als Michelangelo die Sixtinische Decke begann, war er dreiunddreißig Jahre alt. Zur Zeit der «Gespräche» hatte er das sechzigste Altersjahr schon überschritten.

Stanzen: Zwei ist vermutlich eine Verschreibung für drei (Incendio — Eliodoro — Segnatura).

336 *Baumeister:* Baldassare Peruzzi aus Siena (1481—1536), der Schüler und Nachfolger Bramantes, arbeitete besonders am Bau von St. Peter.

Verstorbenen: Die Statue des Herzogs Lorenzo.

338 *Blandino:* Baccio Bandinelli hieß eigentlich de' Brandini, weshalb er hier Blandino genannt wird.

341 *könnte:* Agatharchus war ein Maler zur Zeit des Peri-

Seite

kles. Die zweifache Bedeutung des Wortes γραφειω (schreiben, zeichnen) sowie den Gedanken, die Malerei sei Dichtung und der Dichter male, haben auch andere italienische Kunsttheoretiker, wie Gauricus, Biondo und Lionardo, erörtert.

342 *Poesie:* Den Vergleich von stummer Poesie und redender Malerei hat schon Simonides aufgestellt.

344 *wird:* Hollanda zitiert ungenau, wenn er schreibt:

Omniaque viris ostentant praesentem mortem.

Die Stelle in der Äneis I/91 lautet:

Praesentemque viris intentant omnia mortem.

Sternen: Extemplo Aeneas ... tendens ad sidera palmas. Äneis I/92—93.

entfesselt:

Tres Eurus abreptas in saxa latentia torquet
Emissamque hyemen sensit Neptunus et imis ...

Äneis I/108 und 125. Statt Eurus steht bei Vergil Notus.

Stadtbrand: Hollanda schildert den Brand von Troja aus dem 2. Buch der Äneis; doch scheint ihm auch Raffaels «Incendio del Borgo» und Giulio Romanos «Sala di Troja» vor Augen zu stehen.

347 *Tauben:*

Audieras: et fama fuit; sed opera tantum
Nostra valent Lycida, tela inter martia quantum
Chaonias dicunt aquila veniente columbas.

Vergil Ecl. IX. 11.

351 *barsten:* Auch Condivi erzählt von der Verteidigung der Stadt Florenz und besonders der Kirche von San Miniato durch frei herabhängende Wollmatratzen. Über die andern mit Pulver gefüllten Säcke, die zum Schaden der Angreifer explodieren sollten, ist nichts Genaueres überliefert.

353 *gewährt:* Daß Michelangelo sich durch die verschiedenen Verträge über das Juliusgrabmal oftmals geschädigt fühlte, wußte wohl auch Hollanda.

355 *Portugiese:* Über einen solchen Gehilfen aus Portugal ist sonst nirgends etwas bezeugt.

357 *hätte:* Weder Condivi noch Vasari erwähnen, daß Michelangelo besondern Grund gehabt hätte, die Kardi-

Seite

näle Federico und Paolo Emilio Cesi oder den Andrea della Valle zu loben. Hollanda hingegen war ihnen zu Dank verpflichtet, denn sie hatten ihm Zutritt zu ihren Altertumssammlungen gewährt, wie aus seinem Skizzenbuch ersichtlich ist.

360 *andern:*

Pictoribus atque poetis
Quidlibet audendi semper fuit aequa potestas.
Scimus et hanc veniam petimusque damasque vicissim.

Horaz, Epistola ad Pisones 9—11.

367 *hat:* Hollanda denkt hier an ein archaisches Madonnenbild in Santa Maria del Popolo, das dem heiligen Lukas zugeschrieben wird.

371 *hingeworfen:* Mit diesem Ausspruch Michelangelos stimmt fast wörtlich ein andrer überein, den Pierre Mariette in seinen «Observations sur la vie de Michelange, écrite par le Condivi» anführt: «Soleva dire Michelangelo Buonarroti quelle sole figure esser buone delle quali era cavata la fatica, cio è condotte con si grande arte che elle parevano cose naturali e non di artifizio.» Auch Vasari erwähnt diesen Gedanken (vgl. S. 79).

372 *gehabt:* Polidore Caldara, ein italienischer Maler, 1495 in Caravaggio geboren (daher auch Polidore da Caravaggio genannt), war ein Schüler Raffaels. Er wurde 1543 ermordet.

Martorino: Martorino aus Florenz war ein Freund und Gehilfe des oben genannten Polidore Caldara.

GEDICHTE

Mehr noch als die Briefe gewähren uns die Gedichte Michelangelos einen tiefen Einblick in das Empfinden des Meisters. Die wenigsten seiner Verse stammen aus der Jugendzeit; die meisten verfaßte er in den späteren Jahren. Seine Vorbilder waren Dante und Petrarca; an jenem bewunderte er die Fülle der Gedanken, an diesem die klare Form. Michelangelo sagte von sich selbst, das Dichten sei nicht sein Beruf; trotzdem sind seine Verse alles andere als Versuche eines Dilettanten. Er hat sich um ihre Gestaltung mit demselben Ernst bemüht, wie er es bei seinen Statuen und Gemälden tat. Seine Dichtungen wurden denn auch zu seinen Lebzeiten zum Teil schon gedruckt, vielfach vertont und weit verbreitet.

Seite

377 *kann:* Der Lügner ist vermutlich Bramante, der den Papst gegen Michelangelo einzunehmen gewußt hatte.

379 *umschlingen:* Das Sonett stammt aus der Zeit, da Michelangelo in Bologna lebte, und ist an ein Mädchen dieser Stadt gerichtet.

381 *Pistoja:* Michelangelo beschreibt in launiger Weise seine Mühsale während der Arbeit an der Sixtinischen Decke. Wer Giovanni da Pistoja war, steht nicht fest.

389 *schonen:* Das Sonett ist an eine unbekannte Frau gerichtet.

413 *Tränen:* Während Michelangelo noch seinen vor sechs Jahren (1528) verstorbenen Lieblingsbruder Buonarroto beweinte, starb 1534 sein Vater.

431 *Gaben:* Michelangelo hatte vermutlich von Vittoria Colonna das Bändchen Sonette erhalten, von dem er in einem Brief an seinen Neffen Lionardo schreibt. (Vgl. S. 284.)

433 *Bildnis:* Vittoria Colonna erbittet sich von Michelangelo die Zeichnung eines Kruzifixes (vgl. Anm. zu S. 241).

441 *Tod:* Zu diesem Sonett schrieb Benedetto Varchi seinen Kommentar.

449 *Strozzi:* Giovanni di Carlo Strozzi aus Florenz (1517—1570) brachte sein Epigramm als Huldigung für Michelangelo unter der Statue der «Nacht» an, mit welcher der Meister das Grabmal des Giuliano de' Medici geschmückt hatte. Erst 1545 erfuhr Michelangelo, wer der Verfasser war, worauf er ihm das Epigramm beantwortete.

463 *entschwand:* Vittoria Colonna starb am 25. Februar 1547.

473 *Vasari:* Michelangelo dankte mit diesem Sonett seinem Freund Giorgio Vasari für die Überreichung der ersten Ausgabe der «Vite degli artisti».

Seite

479 *ausgestreckt:* Dieses Gedicht sandte der Meister an Vasari und schrieb ihm dazu in einem Brief vom 19. September 1544: «Teurer Freund Giorgio, Ihr werdet vielleicht darüber spotten, daß ich alter Tor Sonette schreiben will; dieweil aber viele sagen, ich sei kindisch geworden, so habe ich meine Pflicht tun wollen. Euer Michelangelo Buonarroti in Rom.»

481 *froh:* Vasari bittet Michelangelo in diesem Sonett, nach seiner Vaterstadt zurückzukehren. Cosimo ist der Herzog von Florenz, Flora bedeutet die Stadt Florenz. Das Gedicht wurde mehr um zu zeigen, wie Vasari dichtet, als um seiner Schönheit willen angeführt.

495 *Michelangelo:* Lodovico Beccadelli wurde 1501 in Bologna geboren. 1555 reiste er im Gefolge des Kardinals Morone nach Augsburg zum deutschen Kaiser. Papst Paul III. ernannte ihn zum Erzbischof von Ragusa, was als Verbannung galt. Von dort aus richtete er dieses Sonett an Michelangelo.

497 *Ragusa:* Als tröstendes Antwortsonett sandte der Meister diese Verse an Lodovico Beccadelli.

Bildnachweis

Archivio Buonarroti, Florenz S. 464
Ashmolean Museum, Oxford S. 332
British Museum, London S. 217, 259, 281, 400, 465
Casa Buonarroti, Florenz S. 153
Duke of Portland, London S. 133
Galleria degli Uffizi, Florenz S. 94
Louvre, Paris S. 28, 47, 74, 196, 356
Metropolitan Museum, New York S. 401
Musée Condé, Chantilly S. 113
Royal Library, Windsor S. 237, 311

Nicht bei allen Bildern ließ sich der gegenwärtige Standort ermitteln; der Leser möge die mangelhafte Auskunft entschuldigen.

Inhalt